よく受け入れ、意識をより広く行きわたらせることが大切である。このようにして、でき上がった脳をスーパーブレインと名付け、このスーパーブレインを使うことにより、あらゆる局面を切りひらくことが可能である。身近なところでは、なかなかできないダイエット、振り払えない心の傷、仕方がないとあきらめていた体力の減退、脳の老化にかかわる認知症、うつ病まで克服できる可能性があると、本書では述べている。そして、そのための具体的なプログラムが提示されている。

有難いことに、スーパーブレインは、自分の脳から誰もが導くことが可能なものである。つまり、人間の脳は現在も進化しているということだ。環境や心と相互作用しながら、この瞬間も脳はつねに進化を続けている。今やヒトの全遺伝情報（ゲノム）とチンパンジーのゲノムを比較することができるようになった。そこで判明したことは、ヒトにはあるがチンパンジーにない遺伝子は、ひとつもないということだ。それでは、ヒトとチンパンジーのゲノムはどこが違うのか。それは、タンパク質をコード化する配列ではなく、遺伝子のオンとオフに関与する配列であった。人は心を変えることによって、遺伝子のオンとオフを変化させ、さらに進化できる可能性がある。

人の脳には、本能的な働き、感情的な働き、知能的な働き、そして直観的な働きがある。科学者は客観的事実を重視して、知性や理性などの知能的な働きを使って研究を進めている。しかし、これは科学者の一面にすぎない。私はこれをデイ（昼）サイエンスと名付けている。それとペアで、科学者の片面を、ナイト（夜）サイエンスと呼んでいる。ナイトサイエンスでは、脳の直観的な働きを使い、感性やインスピレーションを重視する。大発見の芽は、たいていナイトサイエンスに由来するものだ。なぜなら、大発見は常識を越えるところから生まれるからである。ナイトサイエンスで大切なのは、結果よりも、その結果にたどり着くプロセスである。

本書では、本当の幸せに至るプロセスについても、深い考察を行っている。一般に、頭が良い人と悪い人があると言われているが、脳そのものには良い、悪いの区別はない。使い方によって、良くなったり悪くなったりするのである。脳を上手に使えばスーパーブレインにより想いはかならず実現する。

なお本書は、大西英理子博士を翻訳者として表記した。博士の尽力がなければこの翻訳の成立はなしえなかった。ここに心から感謝の念をささげたい。また、すべての章の文章と用語の統一は監訳者が責任をもって行った。最後に、翻訳のサポートと編集に惜しげもなく時間を費やしてくれたメディカ出版の藤野美香氏に深謝を表したい。

二〇一四年三月六日

村上和雄

SUPER BRAIN
UNLEASHING THE EXPLOSIVE POWER OF YOUR MIND TO MAXIMIZE HEALTH, HAPPINESS, AND SPIRITUAL WELL-BEING

Japanese translation rights arranged with Harmony Books,
an imprint of the Crown Publishing Group, a division of Random House, Inc.
through Japan UNI Agency, Inc., Tokyo

妻と愛する家族へ

SUPER BRAIN

スーパーブレイン

脳に使われるな
脳を使いこなせ
最高の人生を
あきらめない**心**のパワー

もくじ

アリストテレスは、脳とは、血液を冷やすためだけに存在するもので、思考の過程には関与していないと考えていた。これは、ある人々に関してのみ、真実と言える。

——アメリカ人ユーモリスト・書評家、ウィル・カッピー

Part 1

無限の可能性をもつ「脳」、それは最高の授かり物

SUPER BRAIN

第1章

脳の黄金期——脳のもてる力を最大限に活用しよう！——

脳とあなたの関係

私たちは人間の脳について、どこまで「本当に知っている」のだろうか？　著者らがまだ学生だった一九七〇年代、一九八〇年代には、実は「ごくわずか」しかわかっていなかった。当時はよく、こんなふうに言われたものだ。「脳について研究することは、フットボールのルールを学ぶためにドーム型スタジアムの外壁に聴診器を当てるようなものだ」と。

あなたの脳は約千億個の神経細胞（ニューロン）で構成され、その細胞同士は一兆とも千兆とも言われる数のシナプス（接合部）で結ばれている。この様子は今この瞬間も絶えず変化しており、あなたを取り巻く世界に合わせて常に再構築されている。それはまさに自然の驚異であり、ごく小さな細胞が互いに手を伸ばし、途方もない広がりを見せている。

脳に対しては、誰もが畏敬の念をもつ。かつて「三ポンド（一三〇〇グラム強、平均脳重量）の小宇宙」とも例えられたが、まさにそのとおりである。あなたの脳は、目の前の世界を読み取るだけでなく、その世界を生み出している。あなたが見て、聞いて、触って、味わって、嗅いだものはすべて、脳がなければ、像、音、感触、味、においなどの性質をもつことはなかった。今日あなたが経験したことは、朝のコーヒーも、家族に感じた愛も、仕事中に浮かんだ名案もすべて、脳があなたのために特別に用意したものだ。

しかしすぐに、きわめて重大な問題に行き当たる。あなたの世界が、ただ一つあなたに合わせて作られたあなた独自の世界であるなら、その見事な創造力を陰で発揮しているのは誰なのか？あなた？ それとも、あなたの脳？ 答えが「あなた」なら、より大きな創造力へと扉が一気に開かれる。しかし、答えが「あなたの脳」なら、あなたが成しうることは、脳という装置の物理的な機能から大きな制約を受けることになるだろう。たとえば、あなたの遺伝子や、有害な記憶、あるいは自尊心の低さがあなたの自由を制限しているかもしれない。あるいは、期待する気持ちに制限がかかっているために、知らず知らずのうちにあなたの意識が狭まり、そのせいで何かを達成できずにいるのかもしれない。

無限の可能性か、物理的な制約か。そのどちらのストーリーも、科学で説明できる。過去に比べ、現在の科学は驚くべきスピードで飛躍し、それこそ毎月のように革新的な事実が明らかにされている。脳研究は、今まさに黄金期を迎えているのだ。一方で、すべてを現実つまりは脳の物理的な機能に依存している個々人の場合は、どうだろう？「あなたの脳」は黄金期を迎えているだろうか？ 多くの人は、脳本来の驚くべき力と日々の現実との間には大きなギャップがあることに気づいている。医学の世界では、「たいていの人は脳の一〇％しか使っていない」とも言われていた。文字どおりに受け取れば、これは真実ではない。現代の科学では、健康な成人の脳の神経ネットワークはつねにフル稼働している。たとえ最新鋭の装置で脳の活動を調べたところで、『ハムレット』のせりふを書いているシェークスピアと人生初の叙事詩を書いている詩人の卵の脳には、何の違いも認められないことだろう。しかし、こうした物理的な事物にばかりに注目していたのでは、全体像はなかなか見えてこない。

脳に黄金期をもたらす創造者と四人のあなた

あなたの脳に「黄金期」をもたらすには、天から授かった力、創造力を新たな方法で活用する必要がある。人生をより生き生きと活気づかせ、成功にあふれたものにするために必要なことは、神経細胞の数でも、脳の内側で働く魔法でもない。遺伝子は遺伝子なりの役割を果たしはするが、他の因子と同様に活性は日々変化する。脳のなかではつねに、電気的な活性と化学的な活性が嵐のごとく激しく渦を巻いており、その目に見えない渦の中をあなたは日々、進んでいるのだ。この渦の中で脳のもてる力を最大限に発揮するためには、あなたは、あなたの脳のリーダーであり、発明家であり、教師であり、使用者である必要がある。

- リーダーとして、その日の指令を自分の脳に発令する。
- 発明家として、昨日までは存在しなかった新たな回路を脳内に生み出す。
- 教師として、新しい技能を習得できるように脳を鍛える。

・使用者として、脳が正常に働く状態を保つことに責任をもつ。

「今日は何を命令すべきか？」「新しい回路をどのように作ろうか？」などと考えながら脳とやり取りした覚えはないにせよ、これは実際にあなたがしていることだ。あなたが生きている「あなたに合わせて仕立てられた世界」には、創造者が必要である。その創造者とは「あなたの脳」ではない。「あなた」だ。そして、あなたが果たす四つの役割は、あなたの脳が物理的・物質的な制約に縛られるか、あるいは無限の可能性に満ちた状態になるのかを左右する。その違いは果てしなく大きい。本書では、前者を「ベースラインブレイン」、後者を「スーパーブレイン」と呼んでいる。

スーパーブレインとは、あなたのすべてを自覚し、脳のもてる力を最大限に活用している状態を指す。あなたが、リーダー、発明家、教師、使用者という四人の役割を努めて果たすことで、あなたの脳は、ありとあらゆる現実に際限なく適応し続けることができる。そして、今よりもはるかに充実した世界を得ることができるのだ。

①リーダーとしてのあなた

あなたが出す命令は、パソコンの「Delete（削除）」や「Page Down（ページ末尾まで飛ぶ）」などのコマンドキーとは違う。これらは、一定の作動内容を指示する機械的な命令である。一方、あなたが出す命令は、あなたに合わせて指示内容が変化する。それは、まるで生き物である。あなたが「昨日と同じベーコンエッグでよい」と思うなら、あなたの脳はいつもと同じ反応をするだけで、新しい変化はまったくない。しかし、「今朝は何を食べようか？　いつもと違ったものを食べたい」と考えた途端、あなたは創造力の泉と化す。創造力は命の息吹を感じさせ、かつてない新しいひらめきを生む。それは、コンピューターでは決して導き出せないものだ。その力を最大限に利用しようではないか。脳には、あなたがより多くを望むほどに、より多くを生み出すという、奇跡のような素晴らしい力が備わっているのだから。

では、この考えに沿って、今あなたが自分の脳とどのようにかかわり、今後どのようにかかわっていけるのかを考えてみよう。次に挙げるリストをチェックしてほしい。あなたの脳はどちらに当てはまるだろうか？

◎ベースラインブレイン

□私は、昨日とまったく違う行動を取ることはしない。

□私は、同じ習慣のなかで生活している。

□私は、いつもどおりが好きである。それが何より心地よい生き方である。

□正直なところ、いささか退屈ではあるが、家庭、職場、人間関係は、同じことの繰り返しである。

◎スーパーブレイン
□私は、毎日、新しい世界を生きている。
□私は、悪い習慣が身につかないように気をつけており、もし身についても、かなり簡単に悪い習慣から抜け出すことができる。
□私は、アドリブが好きだ。
□私は、退屈が大嫌いで、同じことの繰り返しなんて耐えられない。
□私は、自分の生活の多くの場面において、新しいことに引きつけられる。

②発明家としてのあなた

あなたの脳は、絶えず進化している。その進化は個々に起こるその人の脳に特有のものだ（脳に関する最も深い謎のひとつである）。あなたが生まれもった心臓と肝臓は、基本的には死ぬまで同じ臓器のままである。しかし脳は違う。脳には、一生を通じて進化し、向上し続ける能力がある。その能力を発揮させるには、新しいことを考えることだ。そうすれば、あなたは新たな技能を習得できる。「一万時間の法則」として華々しく登場した理論『天才！成功する人々の法則』（マルコム・グラッドウェル著、講談社）では、かつては才能こそがすべてとされた絵画や音楽のような技能や、ほかのどのような専門技能であっても、その修練に一定の時間を費やせば、習得することができるとしている。シルク・ドゥ・ソレイユの公演を見たことのある読者のなかには、あの息をのむ曲芸を演じているのは、サーカス一座の出身者だと思い込んだ人もいるのではないだろうか。

実際には、シルク・ドゥ・ソレイユの演目は、わずかな例外を除いてすべてカナダのケベック州モントリオールにある専門学校出身の普通の人々に教え込まれたものだ。考えてみればあなたの一生は、歩く、話す、読むところから始まる技能の習得の連続である。ここで私たちが陥りがちな誤りは、技能を習得することに限界を設けてしまうことである。しかし、幼児が立ち上がり、歩き出し、走り出し、自転車に乗るようになるのと同じように、一万時間もあれば（場合によってはもっと短時間で）、超高層ビルの間をロープで綱渡りできるようになる可能性もあるのだ。逆に、日々新たな技能を習得したいと願うのをやめたとき、あなたは自分の脳の進化を止めてしまうことになる。

さて、あなたの脳はどちらに当てはまるだろうか？

◎ベースラインブレイン

□私は、若いころと同じように成長しているとは言えない。
□私は、新しい技能を学ぶときも、ある程度までしか習得しない。
□私は、変化に抵抗するし、時には変化が恐ろしくもある。
□私は、自分の得意分野から出ることはない。
□私は、テレビの視聴など、受け身のことにかなりの時間を費やしている。

◎スーパーブレイン
□私は、一生進化し続けるつもりだ。
□私は、新しい技能を学ぶときは、できる限り習得する。
□私は、変化に素早く順応する。
□私は、初めての挑戦でうまくできなくても気にしない。私は、挑戦が好きだ。
□私は、短い休憩しかとらず、活発に動くのが生きがいである。

③教師としてのあなた

知識は事実に根差すものではなく、好奇心に根差すものである。一人の素晴らしい教師と出会い、好奇心というものを教わったことで、ある生徒の人生が変わることもある。同じことが、あなたとあなたの脳の関係にも成り立つ。ただしひとつ大きく違うのは、あなたは教師であり生徒でもある、ということだ。好奇心を植えつけるのは教師としてのあなたの役目であり、一度好奇心が芽生えたなら、今度は、刺激を受ける生徒側を演じることになる。脳は自発的にひらめいたりしないが、あなたが一旦ひらめきを得れば、それを合図に脳のなかで反応の連鎖が起こり、ふだんは眠っている好奇心旺盛な脳が一気に活気づく（ひらめきのない脳は眠っているだけでなく、神経回路が壊れつつあるのかもしれない。生涯を通じて社会活動に従事し続け知的好奇心を失わずにいれば、老衰と脳の老化を予防できる可能性を示した報告もある）。あなたは優れた教師のように教え子の間違いを監視し、強みを伸ばし、新たな課題に挑む準備が整ったときにはそれに気づいてあげなければならない。その一方で、優秀な生徒のように自分の知らないことに対して聞く耳を持ち、心を閉ざすことなくそれらを取り入れていかなければならない。

さて、あなたの脳はどちらに当てはまるだろうか？

◎ベースラインブレイン

□私は、自分の人生と無難に折り合いをつけている。
□私は、自分の信念や意見に固執する。
□私は、専門家任せにする。
□私は、テレビの教育番組を視聴したり、公開講義に参加したりすることがほとんどない。
□私が最後にひらめきを感じてから、随分たつ。

◎スーパーブレイン

□私は、自己改革が好きだ。
□私は、長らく抱いていた信念や意見を最近変えた。
□私には、少なくとも何か一つは専門と呼べるものがある。
□私は、テレビや地元大学で提供される学びの情報に引きつけられる。
□私は、毎日の基本的な暮らしから、ひらめきを得ている。

④使用者としてのあなた

脳には取扱説明書は存在しないが、それでも、脳にも栄養と修正と適切な管理が必要である。いくつかの栄養素は物質的なものだ。昨今の「脳に効く食べ物」ブームは、人々をビタミン類や酵素類へと走らせた。脳に適した栄養には、物質的なものだけでなく精神的なものもある。また、良いものばかりではない。アルコールとタバコは有毒であり、これらにあなたの脳をさらすのは、脳の正しい使い方ではない。怒り、恐れ、ストレスや憂うつもまた、脳の誤用の一種である。新たな研究によれば、日常のストレスは、意思決定やエラー修正、状況判断をつかさどる前頭前野の働きを停止させる。交通渋滞で人々が狂乱状態になるのもそのためだ。ドライバーが怒りや欲求不満、無力感を感じるのは、前頭前野がストレスの原始的衝動を抑制できなくなってしまったことの証拠だ。本書において私たちは、幾度となく同じテーマに立ち戻ることになる。そのテーマとは、「脳に使われるのではなく、脳を使おう」というものだ。運転中に突然キレるのも「脳に使われている」状態の一例だ。ほかにも有害な記憶、昔のトラウマによる傷、断ち切ることのできない悪習慣などがある。なかでも重篤な例は、抑えきれない依存症であり、これは意識して対処すべき脳の誤用である。

さて、あなたの脳はどちらに当てはまるだろうか?

◎ベースラインブレイン

□私は最近、自分の人生の少なくとも一つの場面で、自分を抑えられないと感じた。

□私が抱えているストレスは強すぎるが、何とか我慢している。
□私は、うつ病になるのではないかと心配している、または、うつ状態である。
□私の人生は、私の望んでいない方向に進みかねない。
□私の思考は、強迫観念、恐怖、不安に駆られかねない。

◎スーパーブレイン
□私は、心地よく自制の効いた状態にある。
□私は、ストレスの多い状況に対しては、距離をおいたり手放したりして、積極的に避けるようにしている。
□私は、いつも機嫌がいい。
□予期せぬ事態が起きても、私の人生は私の望む方向に進んでいく。
□私は、自分の考え方が好きだ。

取扱説明書がなくても、自分の脳を使うことはできる。自分を成長させ、目標を達成し、自分を満足させ、新しい技能を習得するために脳を使おう。たとえあなたにまだ自覚がないとしても、あなたには、脳に飛躍的な進歩をもたらす創造者としての能力が、生まれながらにして備わっている。本書において私たちが目指す最終目標は、「スーパーブレイン」を手に入れることだ。あなたはリーダー、発明家、教師、使用者の四つの役割に努めながら、脳が行うすべてのことを静かに見守る観察者になろう。なかなかに難しいことではあるが、それができれば、あなたは脳のなかで巻き上がる嵐の渦に翻弄されることは、もうない。そして、完全なる平穏と静かな覚醒のなかに身を置くとき、あなたは永遠の謎とされる神や魂のこと、そして死後の世界について真実を見出すことであろう。人生のこのような側面が現実のものであると私たちが信じる理由は、意識が拡大しようとしたとき、それに従う準備が脳にはすでに整っているからだ。

心と脳の新たな関係

一九五五年、アルベルト・アインシュタインが七十六歳で亡くなったとき、二十世紀を代表する最も有名な頭脳に対して強い好奇心が向けられた。物理的（物質的）な要因の何かが、あれほどの天才を生み出したに違いないという推測がなされ、アインシュタインの脳は解剖された。壮大な思考には大きな脳が必要であるとする予想に反し、実際には、アインシュタインの脳は平均的な脳よりも一〇％軽かった。時代は遺伝子の探究が始まる直前のことだ。シナプスの形成について先進的な理論が登場するのも、まだ数十年も先のことだ。遺伝子もシナプスも、どちらも知識の飛躍的進歩を象徴する大発見だ。遺伝子の働く様子を直接見ることはできないが、神経細胞が新たな軸索や樹状突起を形成しながら糸状に伸び、一つの細胞が他の細胞とつながる様子は観察できる。現在では、人生の終盤まで新たな軸索と樹状突起が形成されることが知られている。この事実は、私たちが老化を予防し、あらゆる現実に無限に適応できる可能性を与えてくれている

（新たな回路を作る脳の能力は驚異的なもので、誕生直前の胎児は一分間に二十五万個の脳細胞を新たに生み、一分間に数百万個のシナプスを新たに形成する）。

話をアインシュタインの脳に戻そう。当時の新聞記者たちは、〝アインシュタインの脳は尋常ではなかった〟と世界に告げたくて期待していた。しかし実際は、脳の重さは天才とは無関係であった。こうした事実があるにもかかわらず、私たちはいまだに物理的なものを重視している。そう、私たちは当時の新聞記者と同じくらいに、目に見えるものにだまされやすい存在である。脳の重さのように物理的な要因は総じてあなたの特性に大きく影響しそうだが、実際は、脳の重さと天才には関連性はなく、心の持ちようが脳と強く関連しているのだ。

学校でやる気をなくしている子どものことを考えてみよう。どのクラスにもそのような子が一人はいて、たいていは後ろのほうの席に座っている。彼らは残念な行動パターンに、はまり込んでいる。最初はその子も、ほかの子に遅れずについていこうとする。そして理由は何であれ、ついていけなくなって落胆する。成功して勇気づけられた子どもたちのように懸命に努力するのをやめる。次の段階では感情を行動に表し、注意を引くために破壊的な音を立てたり悪ふざけをしたりする。子どもは誰しも、関心を持たれる必要がある。たとえそれがネガティブなことであっても、注意を引く必要があるのだ。破壊的行動は攻撃的なものにもなりうるが、やがてその子も、そんなことをしても何も良いことは起こらないと気づく。感情を表に出しても、非難や懲罰を受けるだけだ。そして最終段階に入ると、不機嫌に黙り込む。授業についていくための努力をしなくなる。ほかの子どもたちからは、出来の悪い子だと思われのけ者にされる。学校はもはや充実した場所ではなく、重苦しい牢獄と化す。

　このような行動のサイクルが脳にどのような影響を与えるのかを考えるのは、難しいことではない。私たちは、生まれてくる赤ん坊の脳は九〇％完成された状態にあり、数百万個のシナプスが余剰な状態にあることをすでに知っている。つまり、人生の最初の数年は、使われていない不要なシナプスを消失させ、新たな技能につながるシナプスを成長させることに費やされる。落胆し、やる気をなくした子どもでは、この工程が中断されるものと推測できる。有用な能力は発達せず、脳の使われなくなった部分は衰える。やる気の喪失は、脳、精神、感情、行動において、今後の人生すべてにおける好機に悪影響を及ぼす。

　脳をうまく働かせるためには、刺激が必要である。しかし、刺激よりも子どもの感じ方のほうが重要なのも明らかである。それは、精神的かつ心理的なものだ。落胆した子どもと脳との関係は、勇気づけられた子どものそれとは異なっており、脳の反応の仕方も必然的に異なる。

　すべては良くも悪くも、心と脳のかかわり合い方の問題である。決意、意思、忍耐、希望、熱意といった心の持ちようが、すべての違いを決定づけているのだ。つまり、やる気をなくした子どもが残念な行動パターンから抜け出すには、心と脳に新たな関係を築く必要がある。スーパーブレインは心と脳の新たな関係のうえに成り立つものだと、私たちは固く信じている。そのための十カ条を、次に紹介しよう。

スーパーブレインの十カ条

★スーパーブレインの十カ条★

一、心と脳の相互作用の過程には、かならず自己制御回路（フィードバックループ）が含まれる。
二、自己制御回路は、知的で適応性の高いものである。
三、脳は、バランスを崩しては取り戻すことを繰り返しながらも、つねに全体のバランスを図り、一定の状態（恒常性）を維持する。
四、自分の意識に導かれながら、進化し発達するために自分の脳を使う。
五、内省によって未知の領域へと踏み出す。
六、いくつもの脳の部位が、機能を協調させて同時に働く。
七、ある一定の状態に意識が制限されている場合（覚醒状態、睡眠状態、夢を見ている状態など）でも、私たちには多様な意識レベルの気づきを傍受する能力が備わっている。
八、見た目、音、質感、味など、五感で表現される世界は、心と脳の相互作用によって神秘的に生み出される。
九、意識の根源は脳ではなく、心である。
一〇、あなたのすべてを理解できるのは、あなたの意識だけである。脳に関する事実に基づく機械的な説明では、その理解は不十分である。

この壮大な考えを目の前にして、説明しなければならないことはたくさんある。第一カ条の「自己制御回路」という言葉ひとつをとっても、医学部で一年かけて授業をもてるほどだ。人の体は、数兆個の小さな回路からなる一つの巨大な自己制御回路だと言える。すべての細胞が互いに語りかけ、その答えに耳を傾けている。これこそまさに、自己制御（フィードバック）の本質である。フィードバックという言葉は、もともとは電子工学の用語だ。リビングルームにあるサーモスタットは部屋の温度を感じ取り、温度が低すぎる場合には、加熱回路のスイッチをオンにする。部屋の温度が上がると、温度が上がったという情報をサーモスタットが受け取り、その応答として、加熱回路のスイッチをオフにする。

スイッチのオンとオフを繰り返す仕組みは人の体も同じであり、自己制御により体温を調節している。ここまではたいして興味深い話でもないだろう。しかし、次の例を考えてみよう。あなたが何かを意識してある考えを抱いたとき、脳は心臓に向けて情報を発信する。そのメッセージが興奮や恐怖といったたぐいのものであれば、心臓の鼓動を速めることになる。これを受けて、脳が逆のメッセージを発信すれば、鼓動は速度を緩める。もしここで制御回路が正常に機能しなければ、心臓は、ブレーキの故障した車のように激しく鼓動し続けるだろう。

ステロイド薬を服用している患者は、体内の内分泌系によって作られる自身のステロイドとステロイド薬を置き換えている。人工的に作られた合成ステロイド薬を長く服用するほどに、自身のステロイドは減退し、その結果、副腎は収縮する。副腎は激しく鼓動する心臓に向けて、速度を落とすようにメッセージを送る役目を担っている。そのため、患者がステロイド薬の服用を徐々にではなく突然やめると、患者の心臓は一時も休めない状態になりかねない。薬で収縮した副腎の機能が再生するには、時間が必要だからだ。こうなると背後に忍び寄った誰かに「ブー！」とクラクションを鳴らされたかのように、心臓は制御不能なまま走り続けることになる。そしてどうなるか？　心臓発作が起きる。そのような可能性まで考えていくと、自己制御回路の話もがぜん興味深く思えてくることだろう。この話はさらに面白くなる。自己制御回路を利用するための、とっておきの方法があるのだ。特別な人だけでなく誰もが、生体の自己制御の仕組みを利用して、ふだんは自動的に働いている体のメカニズムを制御するすべを、すぐに習得できる。あなたも、たとえば自分の血圧を下げたり、心拍数を変化させたりすることができる。瞑想や芸術的創造性にかかわるα波状態（リラックスした状態）を導くこともできる。

とはいえ、生体に自己制御の仕組みがあればいいというわけではない。次のような練習をしてみよう。まず自分の手のひらを見詰め、見たままを感じよう。次に手のひらが温かくなるところを想像しよう。そのまま見続け、手のひらの温度が高くなるように集中しよう。すると手のひらが赤みを帯びてくるだろう。手のひらの温度を高めるつもりで集中し続ければ、手のひらは温まり、赤みを帯びる。チベット仏教の修道僧は、高度な瞑想術「ツンモ」により自己制御回路をコントロールし、全身を温めている。

この瞑想術の効力はすばらしく、瞑想中の修行僧は、サフラン色の絹の僧衣のみをまとった姿で、凍てつく氷の洞窟に一晩中座っていることができるほどだ。さて、あなたはそろそろ、単純な自己制御回路を容易に制御できる話に完全に引き込まれていることだろう。ただ念じるだけで導き出せることに限界はないのだから。事実、仏僧たちは脳の前頭前野の活動を変化させることによって、慈悲深い状態に到達する。彼らの脳は、勝手にそうなったのではない。心が発する命令に従ったのだ。こうして、私たちはベースラインブレインの境界を越える。自己制御能によって正常な鼓動が維持されるとき、制御は不随意な状態――あなたが脳に使われている状態――にある。しかし、心拍数を意図的に変化させたなら（たとえば、心ときめく素敵な相手のことを考えて鼓動を速めたなら）、あなたが自己制御能を利用していること――あなたが脳を使っている状態――になる。

この考え方は、人生を不幸にも幸せにもできる。たとえば、脳卒中に見舞われた場合に当てはめて考えてみよう。医学は大きな進歩を遂げ、重度の脳卒中であっても患者の生存率は大幅に高まっている。その一部は、治療技術の向上と医療システムの充実のおかげだと言えよう。理想的な対処と迅速な治療によって、過去とは比較にならないほど多くの命が救われている。

しかし、生存と回復は違う。脳卒中患者に最も多くみられる後遺症は麻痺であり、薬で回復できた例はほぼない。やる気をなくした学生の場合と同じで、脳卒中患者の場合もすべては自己制御次第であるように思われる。かつての脳卒中患者は、医学的な配慮を受けながらほとんどの時間をいすに座り、麻痺がない側の体を使って、できる限り負荷の少ない生活を送っていた。現在では、リハビリテーションのために、意図的に負荷の多い生活を積極的に送る。たとえば左手に麻痺のある患者であれば、左手だけを使ってコーヒーカップを持ち上げたり、髪をすいたりするように指導を受けることになる。

最初のうちは、そのような課題は身体的に不可能である。麻痺している手を挙げようとするだけで痛みが生じ、いら立たしい気持ちになる。しかし思うように動かない手を動かそうと繰り返し意図するうちに、脳に新たな自己制御回路が発達する。心（手を動かそうという意識）に脳が順応し、徐々に新たな機能が生まれる。患者は集中的なリハビリテーションによって目覚ましい回復を見せ、普通に歩き、話し、手足を使っている。二十年前なら、麻痺した部分は働きが衰えるか、わずかな改善がみられる程度であっただろう。

あなたの意識が脳の限界を押し広げる

スーパーブレインの十カ条は、心と脳という二つの世界の架け橋となる。生物学は脳で観察される客観的な現実を説明するには優れている。しかし、私たちの主観的な現実である思考、感情、情緒、欲望、記憶などについて、その意味や目的を語るには生物学はまったく不十分である。やる気をなくした子どもや麻痺のある脳卒中患者はどんな気持ちでいるのだろうか？　こうした疑問はその後、どんな現象が脳で起きているのか？　といった生物学的な疑問に続いていく。つまり、わたしたちの「すべて」について理解するためには、心と脳のどちらの世界も必要なのだ。そうでなければ、人間は脳に支配されているという物質主義的な虚偽に陥る。心と脳に関する多様な理論の間にある無数の議論はさておき、私たちの目標ははっきりしている。脳に使われるのではなく、私たちが脳を使うことだ。

十カ条を、さらに詳しくみていこう。神経科学におけるおもな大発見はすべて、脳がもつ無限の可能性を証明している。人間の脳にできることは、いまだかつて誰も考えなかった領域にまで達している。これまでの考え方とは裏腹に、脳ができることに限界を設けているのは私たちであって、脳の物理的な欠陥によるものではない。「記憶」を例に考えてみよう。著者らがまだ医者や科学者を目指し勉学にいそしんでいたころ、記憶の仕組みは完全に謎に包まれていた。当時はこんなぼやきが、しばしばささやかれたものだ。「僕らが脳について知っていることといったら、それが白い塊であることぐらいだ」と。幸い時を長く待たずして、脳の活動を撮影できる時代が到来した。今では、あなたがある特定の物を思い出すとき、脳の特定の領域が活動し、神経細胞が活性化する様子を、画像上の点滅表示によってリアルタイムに観察できる。まるで、ドーム型球場のガラス張りの天窓から試合の様子を観覧できるようなものだ。

それでも記憶というのは、いまだにとらえどころがない。脳細胞に物理的な痕跡は残されず、記憶がどのように蓄えられるのかを本当に知る者はいない。しかし、だからといって脳の記憶力に何らかの限界を設ける理由にはならない。インドの若き数学の天才は、三十二桁の二つの数字を暗算で掛け合わせるよう出題されたとき、問題を聞いてから数秒で六十四〜六十五桁になる答えを出してみせた。一般的に一度に覚えられる数字は、平均で六桁か七桁である。さて、平均的人物と例外的人物を分ける記憶の基準とは、いったい何だろうか？「数学の天才には優れた遺伝子か特別な才能が備わっていた」と言って片づける前に、次のように問いかけてみよう。人並み外れた記憶力を得るために、脳を鍛えたか？　こういった特定の能力を高めるためのトレーニングコースは存在する。平均的な人々もこのコースを受ければ、特別な遺伝子や才能の助けを借りなくても、聖書を暗唱するくらいのことはできる。すべては、あなたが自分の脳とどのようにかかわるかで決まる。期待値をより高く設定すれば、より高い機能を発揮する段階に進むことになる。

人間の脳が興味深いのは、「できると思っていることしかできない」という特性があることだ。「私には以前のような記憶力はない」、「今では、何一つ覚えられない」などと口にした途端、あなたは失いつつある期待に沿うように、実際に自分の脳をトレーニングしていることになる。期待が低ければ、結果も低くなる。あなたの脳はつねにあなたの思いに聞き耳を立てている。まさに、スーパーブレインの第一条である。心の声のとおりに、脳は学習する。あなたが限界について教えれば、脳は限界をつくる。では反対に脳に限界はないと教えれば、どうなるだろうか？

脳はいわば、標準的な市販のピアノのようなものだと思えばよい。鍵盤はすべて所定の位置に並んでいて、指ではじけば音が鳴る状態にある。弾き手が初心者であろうと、ウラジミール・ホロヴィッツやアルトゥール・ルービンシュタインのような世界的な名ピアニストであろうと、楽器自体は物理的（物質的）に同じである。しかし、そこから生み出される音楽はあまりに異なる。初心者はピアノがもつ可能性の一％も使っていないが、名ピアニストはピアノの力をめいっぱいまで使って限界に挑戦する。

音楽の世界に名ピアニストがいなければ、普通のピアノであんなにも素晴らしい演奏ができることに誰も思い至らなかっただろう。幸運なことに、脳がもつ無限の可能性について注目されるようになったおかげで、これまで使われずに眠っていた能力が輝かしく開花した驚くべき実例を、私たちは目の当たりにしている。そのような驚異的な人々の脳について、最近ようやく画像撮影で調べられるようになったが、調べるほどにその能力に驚かされ、謎は深まるばかりである。

ノルウェーのチェスの名手、マグナス・カールセンについて考えてみよう。彼は十三歳のときにチェスのランキングで歴代一位となり、史上三番目の若さで国際チェス連盟認定のグランドマスターになった。ちょうどそのころに、チェスの元世界チャンピオンであるガルリ・カスパロフと早指しチェスで対戦し、引き分けに持ち込んだ。「緊張しておじけづいてしまったが、そうでなければ勝てたかもしれない」とカールセンは回想している。この難度でチェスを闘うために、グランドマスターは記憶している数千もの試合内容を、瞬時に無意識のうちに、参照する。脳が単なる白い塊でないことはわかっていても、個々の動きを記憶に蓄えた巨大な保管庫――無数の可能性の宝庫――から、いったいどのようにして必要な記憶を引き出せるのかは、まったくの謎である。二十一歳となった若きカールセンは、あるテレビ番組で十人の相手と同時に早指しチェスで対戦し、その能力を実証してみせた――それも、チェス盤に背を向けた状態で。

つまり、一枚につき三十二個の駒が異なる展開を見せる十枚のチェス盤を、わずか数秒の制限時間内に同時に記憶していなければならない。カールセンの実演は、記憶力の限界または記憶の小さな断片がどういうものかをはっきりさせた。それだけのものを同時に記憶するのは、普通の人にとっては想像するのも難しいことだが、実のところ、カールセンは脳に負担をかけているわけではない。彼いわく、まったく自然なこととして行っていた。

並外れた知的偉業のすべてがスーパーブレインへの道しるべである、と私たちは信じている。あなたが自分の脳の限界を試し、その限界を押し広げるまでは、あなたの脳に何ができるのかはわからない。たとえ今、あなたの脳の使い方がいかに非効率であっても、一つ確かなことがある。それは、未来はこれから始まるということだ。人生における成功は、脳とあなたの関係によって左右される。理由は単純だ。私たちが経験することは、すべて脳を介して経験されるのだから。

だからこそ問題解決能力をできる限り高めるために、私たちはスーパーブレインを欲しがる。ベースラインブレインでは解決が非常に困難または不可能な問題も、スーパーブレインなら簡単に解決できるのだから。本書では、各章の最後に「スーパーブレインで解決」と題して、人生で行き当たる困難の数々を取り上げ、それらを乗り越えるために役立つ革新的な提案をたっぷりと提供していく。

第2章

脳に関する五つの通説を取り払おう！

脳との付き合い方を一新すれば、現実を変えることができる。神経科学者が脳について多くを知れば知るほどに、脳にはまだ隠された力があるように思えてくる。脳はあなたが抱く願望、あなたが思い描く心の声に忠実に従って、人生という素材に手を加える力を秘めている。その力には、揺るぎない存在かのような物質的な世界も抵抗できない。しかし、脳が持つ未知の力を解き放つには、新しい考え方が必要になる。あなたの脳は、「できる」と思っていることしかできない。逆に言えば、あなたが「できない」と考えていることは、できないのだ。

一般に「できない」と考えられていることのなかでも、とくに次に挙げる五つの通説は、脳に秘められた「現実を変える」力を抑制し、妨げる。いずれも、かつては事実として受け入れられていたが、それは今から十年も二十年も前の話だ。現在では、これら五つの通説が誤りであったことが、すでにわかっている。

① 傷ついた脳が自然に治ることはない

今や私たちは、昔なら思いもよらなかったような驚異の治癒力が脳に備わっていることを知っている。

②脳の配線を変えることはできない

実際には、神経回路のハード面とソフト面を分ける境界は絶えず変化し、脳の配線を組み換える。この能力は、生まれてから死ぬまで衰えることはない。

③脳の老化は避けられず、脳が若返ることはない

この古い通説に対抗するかのように、脳の若さを保ち、頭の回転を良くするための新しい手法が日々生み出されている。

④脳では毎日、数百万もの細胞が失われ、失われた細胞の代わりは存在しない

実際には、脳内には幹細胞（あらゆる細胞に分化できる未分化の細胞）が存在し、一生を通じて新しい脳細胞へと成熟できる。脳細胞がどのように失われ増えるのかは複雑な問題であるが、多くの新しい知識は、加齢による知力の低下を心配するすべての人に希望を抱かせるものだ。

⑤原始的な反応（恐れ、怒り、ねたみ、敵意）が高次の脳を支配している

私たちの脳には、幾千もの世代を経て受け継がれた遺伝的記憶が刻み込まれている。進化的に古い大脳古皮質や大脳旧皮質（低次脳）は今も健在で、本能や原始的な情動を生み出している。一方でヒトは、進化的に新しい大脳新皮質（高次脳）をよく発達させてきた。高次の機能をもつ新しい脳が発達したおかげで、私たちは選択と自由意志によって低次脳を制御できるようになった。

たとえば、近年誕生したポジティブ心理学という分野は、幸福感を高め、マイナス思考を克服するために、自由意思の力を最大限に生かす方法を教えてくれる。
従来の考え方では、脳は固定的で、機械的で、確実に衰えていくものだと思われていた。しかし、実際の脳の姿はまったく異なることがわかっている。この瞬間もあなたの脳は変化を続けており、新しい現実を生み出している。その機能が健在で活発なら、あなたの脳はこの先何年も働きつづけることができるだろう。

それでは、これら五つの古い通説を頭から追い払い、あなた自身の経験と期待に照らし、生かしていくにはどうすればいいのか、詳しくみていくことにしよう。

◆通説一◆……傷ついた脳が自然に治ることはない

【神経可塑性《かそせい》――神経は環境に応じて柔軟に変化する】

たとえば自動車事故や脳卒中で脳が損傷すると、神経細胞（ニューロン）も、神経細胞同士のつながり（シナプス）も失われる。私たちは長い間、脳がひとたび傷つくと負傷者はどうすることもできず、残された脳の機能を駆使するしかないと信じてきた。しかし、過去二十年で大きな発見がなされた。なんと損傷によって喪失した神経細胞とシナプスが、近隣の神経細胞によって補われ、失われた接続が回復し、傷ついた神経ネットワークが見事に再建されたのだ。この事実は、他の数多くの研究によっても裏付けられている。近隣の神経細胞は手際を向上させながら、主だった突起部（主幹となる軸索と、枝部にあたる糸状の樹状突起）を「代償的に」再生していく。こうした細胞の新たな成長が、細胞同士のつながりを取り戻し、複雑な神経網が再建される。

振り返ると奇妙なことに何世紀もの間、中枢神経系（脳と脊髄）にはこのような回復力はないと信じられていた。一方で、末梢神経系（脳と脊髄を除いて体中を走る神経）が再生可能であることは、一七〇〇年代後半にすでに考えられていた。一七七六年、スコットランド生まれの解剖学者ウィリアム・カンバーランド・クルックシャンクは、イヌの頸部の迷走神経から約一・三センチメートルを切り出した。迷走神経は、咽喉の頸動脈に沿って脳まで走る末梢神経である。心拍、発汗、発話のための筋肉の動きなど、いくつかの主要な機能の調節にかかわり、呼吸のために喉頭が開いた状態を保つ。この神経の両枝が切断されれば、死を招く結果となる。クルックシャンクは一つの枝のみ切り出し、そこに生じたすき間がすぐに新たな神経組織で埋められることを明らかにした。この発見は当初、英国王立協会から懐疑的な目を向けられた。しかしその後、数十年の時を経てようやく論文が出版され、末梢神経は切断されても治癒が可能であることが認められた（深手の傷で指の感覚を失った場合にも、同様の現象を体験できる。しばらくすれば指の感覚は戻る）。

中枢神経系には末梢神経系ほどのたくましい回復力はなく再生にも時間がかかる、というのは事実である。しかし、神経には、環境に応じて柔軟に変化する力があり、この性質を「可塑性《かそせい》」と呼ぶ（神経可塑性）。可塑性のおかげで、脳は損傷を受けたあとに神経細胞同士のつながりを再生したり、つなぎ換えたりすることができる。このようなシナプスのつながりの変化こそが、神経可塑性の機能上の定義である。神経可塑性については、盛んに議論が展開されている。神経可塑性という用語は、英語の neuroplasticity の訳であり、neuro は神経に関係し、plasticity（可塑性）は適応性があって融通の利く性質を表す。乳幼児は自然な発達の一環として神経ネットワークを張りめぐらせていくが、古い理論では、発達が停止したあとは接続が固定されるものと考えられていた。現在では、脳内の神経細胞から伸びる突起は、まるで細長い虫のようにうごめきながら、経験や学習や損傷に応じて絶えず成長し変化するものと考えられている。治癒と進化は、密接にかかわっているのだ。

あなたの脳は、今この瞬間も再構築されている。その働きを始動させるのに、神経を傷つける必要はない。生きているだけで十分だ。そのうえで新たな経験に触れれば、神経可塑性を促進することができる。新しい技能の習得に意図的に取り組むのは、なおよい。情熱をもって熱心に取り組めれば、さらによい。たとえば高齢者なら、ペットをプレゼントして世話をしてもらうだけで、生きる意欲を高めることができる。新しい経験によって脳が刺激を受けるからこそ、変化が生まれる。この変化は、神経突起の形の変化や遺伝子の活性の変化として確認されている。ただ私たちは、神経細胞があくまで「使われる側」であることを忘れてはならない。高齢者が活力を取り戻した真の理由は、新たな生きがいを得たこと、愛情を注ぐべき新たな対象を得たことにあるのであって、脳の変化はその過程にすぎない。

ここで述べていることは、あなたが抱える身体的な問題を気力でどうにか克服しようとする精神論とは違う。あなたの思いや考えに応じて神経が新たに成長する。それは、形のない心（意識）

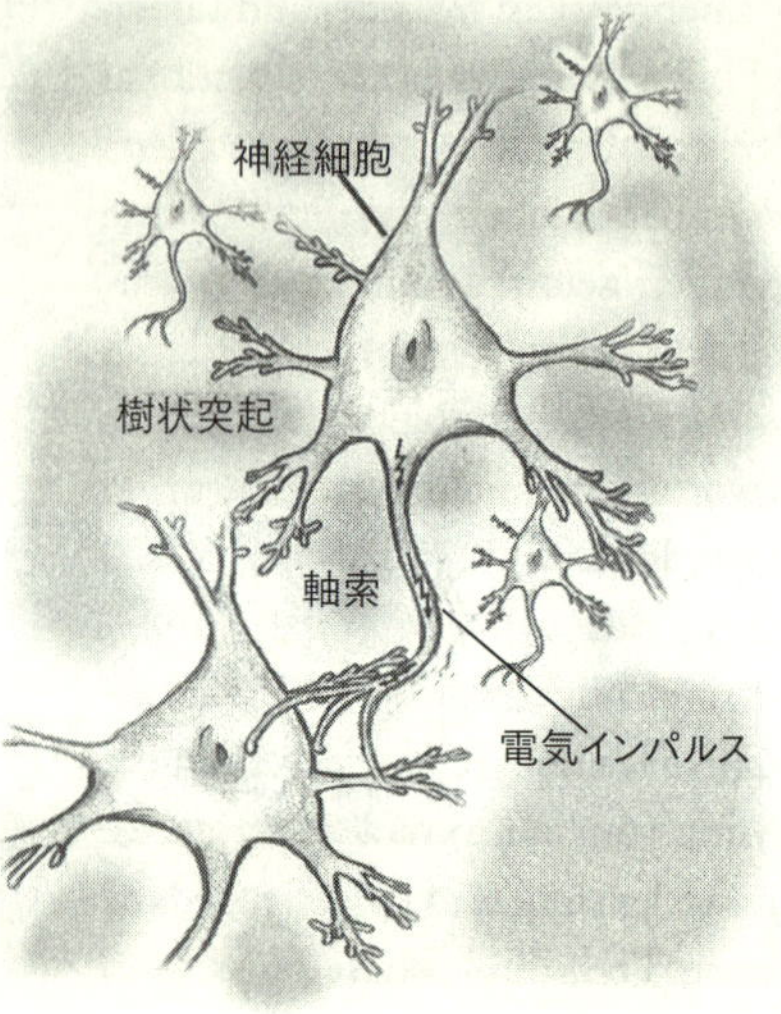

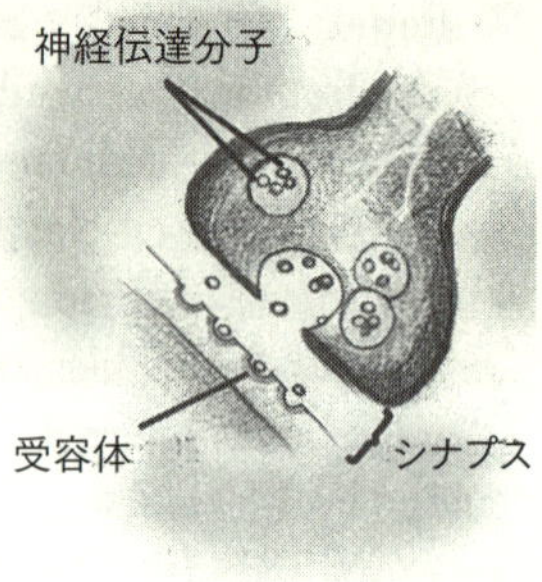

図１　神経細胞とシナプス

神経細胞（ニューロン）の能力は、まさに自然の不思議である。神経細胞は互いに結び付き、巨大で入り組んだ神経ネットワークを形成する。あなたの脳は 1,000 億個を超える神経細胞と最大 1,000 兆個のシナプスで構成されている。

線虫のようにうごめく糸状の突起は、軸索と樹状突起として知られ、シナプスの末端のわずかな間隙を横断して、化学的シグナルと電気的シグナルの両方を届ける。神経細胞には、他の細胞から情報を受け取るために多くの樹状突起が備わっている。長く伸びる軸索は１本のみで、その長さは 1m を超えることもある。成人の脳には、全長にして約 16 万 km を超える軸索と無数の樹状突起が含まれる。これは、地球を４周できる長さだ。

が、形のある物質に変わるということだ。神経可塑性の概念は当初、一笑に付され、この言葉を用いる神経科学者は軽んじられた。だが後に主流となって、大きな影響力をもつ新概念の多くは、意味がない、役に立たない、と非難される可能性が高い。神経可塑性についても最初は厳しかったが、それを乗り越え注目されるようになった。

心の力が物質に影響を与えるという考えは、当時の著者らにとってきわめて重大であった。一九八〇年代、ディーパックは心と体のつながりの精神的側面に注目し、瞑想と代替医療を推進していた。彼は、若いころに偶然出合った言葉に感銘を受けていた。「過去の自分の思想を知りたければ、今の自分の体を見ればいい。将来の自分の体がどのようになるのかを知りたければ、今の自分の思想に目を向ければいい」という言葉だ。

【自己治癒力を持つ脳――アルツハイマー病の新たな可能性】

一方、ハーバード大学医学部大学院で神経科学を学んでいたルドルフは、神経可塑性の大発見に強く心を打たれていた。従来の考え方を一八〇度転換させたこの新事実は、彼のアルツハイマー病に対する見方を根底から変えることになった。

一九八五年から一九八八年まで、ルドルフは、ボストン小児病院に所属しながらアルツハイマー病のおもな原因とされる脳毒素、アミロイドベータタンパク質（Aβペプチド）の遺伝子を、混じりけのない純粋な状態で取り出そうとしていた。Aβペプチドは粘性のある物質で、脳内に蓄積すると、神経細胞の正常な働きが失われたり、細胞が消滅したりする。この有毒アミロイドは、アルツハイマー病ではβアミロイドとして登場し、狂牛病関連の疾患ではプリオンアミロイドとなって登場する。彼は、βアミロイドの遺伝子を見つけることに集中していた。来る日も来る日も、共同研究者のレイチェル・ネーヴェと肩を並べ、にぎやかに音楽を流しながら研究していた。とくによく聞いたのは、史上最高のジャズピアニストと言ってもよいキース・ジャレットのアルバムだった。

ルドルフは、キース・ジャレットがコンサートで繰り出す天才的な即興演奏が大好きだった。ジャレット本人は自分の演奏を「その場しのぎ」と言っていた。つまり、自然にまかせた完全な思いつきで演奏していたのだ。ルドルフにとってジャレットの演奏は、日常の世界における脳の働き方を音楽で表現したものだった。それまでの人生経験を踏まえて、創造力のおもむくままに瞬時に反応していく。その瞬間、英知は一新され、眠っていた記憶から新しい何かが生まれる。ルドルフが、病院にある小さな研究室で最初のアルツハイマー遺伝子となるアミロイドβ—前駆体タンパク質（APP）を発見したときも、キース・ジャレットの音楽が智の女神ミューズとなってルドルフにほほ笑んでいたのだろう。

同時期の一九八六年、アルツハイマー病患者の脳再生に希望を与える論文が登場した。ボストンの冬としても例年になく寒い日だった。ルドルフはハーバード大学医学部図書館の三階開架の閲覧室で、新着論文のなかに「アルツハイマー病における海馬回路の可塑性（Plasticity of Hippocampal circuitry in Alzheimer's Disease）」という好奇心をそそる表題を発見した。サイエンス誌に掲載されたジム・ゲッデスらの論文だ。ざっと目を通すなり、ルドルフは両替機に急ぎ、コピー機に使うための小銭を手に入れた（学術誌のオンライン化などというぜいたくはまだ先の話だ）。その論文をレイチェルと一緒に真剣に読んだ。読み終えた二人は目を丸くし、顔を見合わせたまま動かなかった。だいぶたってからようやく、「すごい！」と声を上げた。自己治癒力をもつ脳の謎が、ふたりの人生に入り込んできた瞬間だった。

未来を照らしたこの研究の概要について説明しよう。アルツハイマー病で最初に表れる兆候の一つが、短期記憶の低下である。短期記憶とは、感覚情報をごく短時間だけ保持する能力である。短期記憶が低下するとき、脳内では感覚情報を保存するうえで重要となる神経突起が実際にぷつりと切断される（イヌの迷走神経を切り出したときのクルックシャンクと同じ場面に立ったことになる）。もう少し詳しく説明しよう。脳内には嗅内皮質と呼ばれる神経細胞からなる小さな袋状の膨らみがあり、あらゆる感覚情報の中継地となっている。短期保存される情報は、ここで受け渡され海馬に届く（ルドルフにはレイチェルという名の共同研究者がいた、ということをあなたが覚えているなら、それはあなたの海馬がきちんと働いている証拠だ）。海馬とは、脳の側頭葉（こめかみの内側あたり）に位置し、短期記憶をつかさどる脳領域である。見た目がタツノオトシゴ（海馬）に似ていることから、その名がついた。英語でも、海馬を意味するラテン語の hippocampus と名づけられている。両方の手のひらを向かい合わせた状態で、親指と人差し指で c の字を二つ作ると、ほぼ正しい海馬の形となる。

想像してみよう。ある人物がショッピングから帰ってきた。お店で見かけた赤い靴が友人によく似合いそうだったので、そのことを友人に話そうとする。脳内では、その靴のイメージが嗅内皮質にさしかかり、貫通線維路と呼ばれる神経突起を経由しながらリレー式に伝わっていく。そして、ある場所にたどり着く――アルツハイマー病患者がこの靴のことを思い出せない生理学的理由となる場所。アルツハイマー病患者では、貫通線維路が海馬を貫通する領域に決まって大量の神経毒βアミロイドが含まれ、感覚情報の伝達を妨げる。それだけではない。その領域では、神経末端の委縮と脱落が始まっており、貫通線維路は事実上、断たれている。

神経末端が脱落すると、その根元にあたる嗅内皮質の神経細胞も間もなく死滅する。なぜなら、頼みの綱となる増殖因子（細胞の生存を支えるタンパク質）は、新たに伸びていく神経末端には集まるが、毒素により脱落した神経末端には寄りつかないからだ。そうなると、この人物はもはや短期記憶を獲得することも学習することもできず、認知症が始まる。その結果は深刻である。よく言われるように、車のキーをどこに置いたのか思い出せないからといってアルツハイマー病とは言えない。車のキーを見たときに、それが車のキーであることを思い出せなくなるのがアルツハイマー病だ。

ゲッデスらはこの論文で、神経細胞の大量崩壊がみられる領域で摩訶不思議としか言いようのない現象が起きていることを示した。生存する近隣の神経細胞が新たな突起を発芽し、失われた神経細胞の埋め合わせを開始するのだ。これは神経可塑性の一つの形態であり、代償性再生と呼ばれている。脳が見せる最も奇跡的な性質のひとつを、ルドルフは初めて目の当たりにした。一輪のバラを摘み取ると、その隣の木が新たにバラを一輪咲かせて摘み取られた元の場所にそれを差し出すかのようだ。

不意に、ルドルフは人間の脳がもつ精緻な能力と回復力を深く理解した。脳には深刻なダメージを回避する道を模索する力があったのだ。脳には回復力がないなんて二度と言わせない、とルドルフは思った。神経可塑性のおかげで、脳は、素晴らしい適応力と目覚ましい再生能力を備えた器官へと進化してきたのだ。アルツハイマー病に侵された脳であっても、早期に発見しさえすれば、神経可塑性が作動してくれるかもしれないという希望が持てる。将来の研究に向けた最も輝かしい可能性のひとつだと言える。

✦通説二✦……脳の配線を変えることはできない

【脳回路は、思考、記憶、願望、経験によって配線を変える】

神経可塑性が受け入れられるのを待たずとも、医学界は、スイスの哲学者ジャン＝ジャック・ルソーの主張に耳を貸すこともできただろう。ルソーは一七〇〇年代半ばに、自然はよどむことがなく、機械のようなものでもなく、生き生きとした動的存在である、と論じた。さらには、脳は経験に応じて絶えず再構築される、とも提唱していた。そのためにも、身体的訓練と同様に精神的訓練を行うべきである、と。その趣旨と目的からして、脳には環境に応じて変化するための適応能力が備わっているとする彼の主張は、脳の柔軟性と可塑性を認めた最初の宣言だったのかもしれない。

それから長い年月が過ぎた二十世紀の半ば、米国人心理学者カール・S・ラシュレーによってその証拠が示された。ラシュレーは、迷路内で報酬のえさを探し出すようにラットを訓練したあと、そのラットの大脳皮質を少しずつ除去していく実験を行った。脳組織がいかに繊細であり、生き物がいかに脳に依存しているかを思えば、ほんの一部を除去しただけで重度の記憶喪失に陥ってしかるべきだ、と彼は推測していた。ところが衝撃的なことに、大脳皮質の九〇％を除去してもラットは以前の学習を記憶しており、迷路内のえさを探し出すことに成功したのだ。あとでわかったことだが、迷路学習において、ラットは五感に基づいて多種多様なシナプスをたくさんに生み出している。脳では多くの異なる部位が相互に作用し、重なり合う感覚がさまざまに連係している。つまり、ラットは迷路内のえさに至る道筋をただ「見て」知っていたわけではなく、嗅覚と触覚も働かせていたのだ。大脳皮質が少しずつ除去されたとき、脳は新たな突起（軸索）を発芽させ、別の感覚を生かすために新しいシナプスを形成し、ごくわずかでも残された手掛かりがあれば利用したと考えられる。

「配線」というと金属線を想像するが、脳の配線は生きた組織で作られている。さらに重要なことは、脳の回路は思考、記憶、願望、経験によって配線を変える。ディーパックは、一九八〇年に議論を呼んだ「脳は本当に必要か？（Is the Brain Really Necessary?）」という冗談まじりの表題が付けられた医学論文のことを思い出した。この論文は英国の神経科医ジョン・ローバーの研究に基づくもので、ローバーは、水頭症として知られる脳の疾患を持つ患者を診察していた。水頭症は脳室内に脳脊髄液が過量にたまる病気であり、脳室内の髄液で脳が圧迫される。水頭症は精神遅滞や他の重度の障害をきたし、死を招くことさえある。

ローバーは以前にも、大脳皮質を持たずに生まれた乳児の症例二例を報告していた。このようにまれで致死的な欠損があるにもかかわらず、両児とも正常に発達しているように見え、障害の外見的徴候はなかった。一方の乳児は三カ月、もう一方は一年の命だった。ローバーのところにはさらに、シェフィールド大学の同僚から、頭部の肥大した青年が紹介されてきた。青年は大学の数学科を主席で卒業しており、ＩＱは一二六であった。一見して水頭症の症状は認められず、青年は普通の生活を送っていた。しかし、コンピューター断層撮影（ＣＴスキャン）で調べたところ、ローバーの言葉を借りれば、「脳がないも同然」であることが判明した。頭蓋骨の内側を、厚さ約一ミリメートルの層を成した脳細胞が覆っており、残りのスペースは脳脊髄液で満たされていた。

これはなんとも驚くべき障害であり、熟慮すべきものだが、その後もローバーは研究を続行し、六〇〇件を超える症例を記録していった。そして彼は、脳内の脳脊髄液量に応じて患者を四つのカテゴリーに分類した。重症度の最も高いカテゴリーに分類された患者はわずか一〇％で、脳室内（頭蓋骨の中の空間）の九五％が髄液で満ちていた。このカテゴリーの患者の半数に重度の精神遅滞がみられたが、残りの半数はＩＱが一〇〇を超えていた。

彼の研究には、当然ながら懐疑派の攻撃が続いた。ＣＴ画像を読み間違えたにちがいない、と疑い出す人もいたが、確かな証拠があるとローバーは断言した。残存する脳の質量を実際に量ったわけではないといって異を唱える人もいたが、そのような批判には、「数学科の天才青年の脳の重さが五〇グラムなのか一五〇グラムなのかはわかりませんが、正常な脳の重さである一三〇〇グラムにはほど遠いのは明らかです」と素っ気なく返した。より賛同的な神経科医からは、これらの結果は、脳はいかに無駄が多いか――いかに同じ機能が重複しているか――を示すポジティブな証拠であるとする意見も聞かれた。しかし周囲はこの説明に肩をすくめ、「自分に理解できないことがあると、何でも無駄という言葉で片付けようとする人がいるものだ」という反応を見せた。いまだに全貌は謎に包まれているが、ローバーが示した数々の症例は、心にとどめておく必要があるだろう。これも、心(意識)の力で脳――劇的に縮小した脳ではあるけれど――に命令を実行させた極端な例だと言えないだろうか?

【脳はみずから再配線する】

脳に損傷が起こったとき以外にも、神経の再配線をみることができる。最近の事例を紹介しよう。カリフォルニア大学サンフランシスコ校の神経科学者マイケル・メルゼニッチらは、指を使ってえさを探し出すように訓練された七匹のサルを用いて、次のような実験をした。バナナ風味の小さな固形のえさをプラスチック板で仕切られた小さな穴の底に置く。広口の浅い穴もあれば、細口の深い穴もある。サルがえさを取り出そうとするとき、当然ながら広口の浅い穴のほうが成功しやすく、細口の深い穴のほうが失敗しやすい。しかし時間がたつにつれ、すべてのサルがすっかり上達し、最終的には毎回成功するようになった。

そのうえで彼らは、体性感覚皮質という、指の動きを調節する特定の脳領域のCT画像を撮った。サルの脳が学習の経験により実際に変化することを示せるのではないかと期待してのことだ。期待は適中した。脳は、将来より多くのえさを発見する確率を高めるべく再配線されていた。体性感覚皮質が他の複数の脳領域と新たに相互作用をし始め、再配線されることで脳に新たな回路が生み出されたとメルゼニッチは論じた。ここでは、共に発火するニューロンは、共に配線する。このような神経可塑性は日常生活にもあてはまる。新しいことを意図的に学び始めたり、なじみのことに新しい方法で臨んだり（新しい経路で通勤したり、車のかわりにバスを利用したり）すれば、脳の再配線が効率よく行われ脳の力は向上されるということだ。体を鍛えれば筋肉が築かれるのと同じように、心を鍛えれば新たなシナプスが生み出され、神経ネットワークが強化される。

脳は停滞したまま変化することがないとする従来の理論が誤りであることは、他の多くの事例によっても裏づけられている。たとえば脳卒中患者は、血管が破れたり詰まったりして生じた脳損傷に対して、手をこまねいている必要はない。脳細胞が死滅しても、近隣の細胞が埋め合わせてくれれば神経回路の全体としての働きはうまく保たれる。みずからを再配線する脳が驚異的な能力を示した例として、ある自動車整備工の症例がある。彼は交通事故に遭って車から放り出され、重度の脳外傷を負った。ほぼ全身麻痺の状態になり意思疎通を図るには、まばたきするか軽くうなずくしかなかった。だが、十七年後、この男性は半昏睡状態から自然に目覚めた。その翌週には驚異的回復をみせ、流暢に話し、手足をいくらか動かせるようにまでなった。その後の一年半で回復の様子は脳画像にも表れ、脳機能を復活させるような新しい経路が再生されていた。健康な神経細胞から新たな軸索（主幹）と樹状突起（多数の糸状の枝）が生じ、死滅した神経細胞を補うような神経回路を再生していた。これこそ典型的な神経可塑性である。

これらの事実からわかることは、私たちの「脳の配線」は生まれつき固定されているわけではない、ということだ。脳には信じられないほどの回復力がある。神経可塑性という素晴らしい能力のおかげで、あなたは、自分の思考、感情、行動を、自分が選んだどの方向にでも発展させていくことができるのだ。

✦通説 三✦……脳の老化は避けられず、脳が若返ることはない

【脳の老化は人それぞれ】

「ニュー・オールド・エイジ（the new old age）」という老いについての新しい考え方が、一世を風靡《ふうび》している。高齢者についての社会通念は、かつては受動的でみじめなものだった。老人は、揺りいすに身を委ねながら、心身共に衰えていくものと思われていた。今ではその逆が正解だ。いつまでも活動的で若々しくいたいと期待する気持ちは、高齢になればなるほど高まる。その結果、高齢期の定義も変化している。ベビーブーム世代を対象としたある調査では、「高齢期に入るのは何歳から？」という質問に対する回答の平均は八十五歳だ。期待値が高まるにつれ、明らかに脳もそれに歩調を合わせ、新たな高齢期に適合しなくてはならない。

脳は固定されたまま停滞するとした古い理論では、脳の老化は避けられないものとされていた。年齢を重ねるにつれ脳細胞は絶えず死滅、再生しない、と一般に考えられていたのだ。しかし、脳がいかに柔軟で動的であるかがわかった以上、細胞の喪失は不可避だとする見解は無効である。三十歳を越えたあたりから、毎年約一％の割合で老化が進行するとされるが、実際は人それぞれだ。

同じ遺伝子をもって生まれた一卵性双生児でさえ、七十歳になると遺伝子の活性パターンは大きく異なり、それぞれが選んだ生活スタイルの結果が身体にも劇的な違いとして表れる。その違いは、二人の生まれもった遺伝子に足し引きされたのではない。そうではなく、生活のほぼすべての側面（食事、活動、ストレス、人間関係、仕事、物理的環境）が、二人の遺伝子の活性を変化させたのだ。そういう意味では、老化のどの側面をとっても回避は可能だ。身体的機能だろうと精神的機能だろうと、年齢を重ねるほどにその機能を向上させている人々がどこかにいるのだから。株式仲買人のなかにも、年を追うごとに記憶力を高めながら複雑な取引を行っている九十代の現役が何人もいる。

【老化の原因は、精神活動の低下】

問題は、これまでの社会通念に固執する人があまりに多いことだ。高齢になるにつれて不精になり、学ぶことに無関心になる傾向が私たちにはある。わずかなストレスでいら立ちやすくなり、そのストレスが長く後を引くようになる。かつては「年寄りのわがまま」として片付けられてきたが、今では、その原因を「心と脳のつながり」にまでたどることができる。時には、脳がこの関係の主導権を握ることもある。あるレストランで、予約客の席案内が遅れたとしよう。若い客の場合は、並んで待たなければならないことに軽くいら立ったとしても、席に着けばいら立ちは消える。年配客の場合は、強い怒りがこみ上げ、席に通されたあとも怒りは治まらない。このような身体的ストレス反応の違いを生む原因は、脳にある。同様に、感覚入力があまりに多い場所

(交通渋滞による騒音、デパートの人混みなど)で圧倒されるようであれば、それはおそらく脳の老化の表れである。雑然とした世界から押し寄せる情報の波を取り込む機能が、衰えつつあることの表れだろう。とはいえ、心と脳のつながりにおける主導権は、心に握られている時間のほうが長い。高齢になるにつれ、私たちの精神活動は単純化される傾向にあり、防御メカニズムや安心感を与えてくれるものに向けられることが多い。知っているものに安心感を覚え、何か新しいことを学習するのを全力で避けようとする。こうした年配者の行動は短気や頑固として若い人を悩ますが、その本当の原因をたどっていくと、心と脳の間の主導権争いに行き当たる。それはまるで、心と脳が向かい合って踊るダンスのようだ。一方が押せば、一方が引く。そのダンスのテンポは全員とは言わないまでも、多くの年配者で遅くなる。非常に重要なのは、テンポは落ちてもダンスをやめるわけではないということだ。そんなことをしたら、心も脳も下降の一途をたどることになる。脳は新たなシナプスを形成するかわりに、すでにあるシナプスの配線を維持しようとする。年配者がこのような精神活動の下降スパイラルに陥ると、大脳皮質の神経細胞一つあたりの樹状突起とシナプスの数は少なくなっていく。

幸いどうするかは、意識的に選択することができる。脳内で呼び起こされる思考と感情をつねに意識しながら過ごす道を選択することもできる。何歳になっても、上向きの学習曲線を描く道を選択することもできる。そうすることで、新しい樹状突起、シナプス、神経回路を生み、それは脳の健康促進になり、アルツハイマー病の歯止めにも役立つ(最新の研究による知見で示唆されている)。

【意識して覚えれば物忘れは解消できる】

脳の老化が回避できるということを疑うなら、老化の影響についてはどうだろうか？　戻ることはないのだろうか？　多くの人は、加齢にともない記憶力が徐々に低下するのを感じている。部屋に入ってきた理由を思い出せず度忘れしたことを、言い訳のように笑いの種にする。ルドルフには忠犬のようにどこにでもついてくる飼い猫がいるのだが、彼は、リビングのいすから立ち上がり、足元に猫を付き従えてキッチンに向かい、キッチンで猫と顔を見合わせることを繰り返している。いったい何をしにきたのか、彼にも猫にもわからない。このようなささいな物忘れを、私たちは老化にかかわる記憶喪失の例として持ち出そうとするが、実際には、これは学習（新しい情報を脳に登録すること）の欠如によるものだ。たいていの場合、自分がしていることに対する感覚が鈍り、他に気を取られるあまり注意力が散漫になり、学習の欠如を起こしているだけのことだ。鍵をどこに置いたかといった簡単な事実が思い出せないのは、そもそも、鍵を置いた場所を学習（登録）していなかったからだ。脳の使用者として、鍵を置くという行動の間に、感覚情報を短期記憶に登録して固定する操作をしなかったからだ。学習したこともないのに、思い出せるはずがない。

油断せずにいれば、健康な脳は年齢を重ねても持ち主のために働き続ける。機能低下と老衰を恐れるよりも、注意を怠らないようにすべきだ。われわれの見解――ルドルフはアルツハイマー病研究の第一人者の一人として語っている――では、老衰について不安をあおるようなキャンペーンは、社会に悪影響を与えることになる。期待することが、脳を動かす強力なスイッチとなる。

記憶力の低下を予想し、取るに足らない過ちのたびに不安を覚えていたのでは、本来なら自然に楽に覚えることも、邪魔されてしまうことになる。生物学的には、七十歳以上の人の八〇％には、問題になるほどの記憶喪失はみられない。私たちは、心にひそむ根拠のない不安ではなく、確かな見解に基づいて期待値を高めるべきだ。

自分の人生に対する興味や感覚を失ったり、単純にその時々の体験に熱くなれなくなったりするのは、学習能力が低下しているのだ。神経科医なら、短期記憶に必要なシナプスを、身体的所見として示すこともできるだろう。しかしほとんどの場合、シナプスの喪失という身体的所見よりも、学習を怠るという精神面の変化が先行している。要するに、忘れてしまったと思い込んでいる内容は、そもそも一度も学習されていなかったのだ。

【感情が記憶を強化する】

感情ほど記憶を確かにするものはない。若いうちは学習に対する情熱と熱意が自然に備わっているため、子どもは苦もなく学習するものだ。喜びや驚きの感情も、恐怖や不安の感情も、学習を強化する。感情によって記憶はしっかりと固定され、一生忘れないことも多い（初めて夢中になった趣味やファーストキスのことを思い出してみよう。一方で、初めて自分が投票した議員や十歳のときに隣の家にあった車の型式を思い出せるだろうか？　通常、前者はすぐに思い出せるのに、後者は簡単には思い出せない——早くから政治や車に熱心だった場合を除いては）。

子どもに対して働くこのような感情要素は、ときには大人にも働く。強い感情が鍵になることも多い。九・一一のテロ事件が起きたときに自分はどこにいたのかは、誰もが覚えている。ちょうど、アメリカ人高齢者なら誰もが、一九四五年四月十二日、ジョージア州ウォーム・スプリングスにある「小さなホワイトハウス」で、休暇中だったルーズベルト大統領が急死したときに自分がどこにいたのかを覚えているように。脳機能という観点で言えば、記憶の全貌は未解明だ。このため、なぜ強い感情がきわめて詳細な記憶の蓄積を生じさせるのかは、わからない。また反対に、強い感情が記憶を喪失させることもある。たとえば幼少期の性的虐待による強烈なトラウマの場合、集中治療や催眠療法を受けないかぎり、失った記憶はなかなか取り戻せない。このような問題は、いくつかの基本的な疑問に答えが出るまで解決できない。記憶とは何か？　記憶はどのようにして脳に蓄積されるのか？　脳細胞の内部に記憶の痕跡が物理的に残されるのだとすれば、どのような痕跡が残されるのか？

これらの疑問に答えが見出されるまで、私たちは行動と期待が鍵を握ると信じている。子どもがそうであるように、あなたも今一度、情熱と興奮をもって学習に向き合うようになれば、樹状突起とシナプスが新しく形成され、若いころと同等の強い記憶力をもう一度取り戻すことができる。また、積極的な働きかけ（過去を正確に思い出すために、時間をかけて記憶をたどるなど）を通じて古い記憶を呼び起こせば、新たなシナプスが作られ、古いシナプスも強化されるため、それ以降同じ記憶を思い出す確率は高くなる。すべては、脳のリーダーであり使用者であるあなた次第だ。あなたは、脳を超えた存在である。あなたは脳に支配されているのではなく、あなたが脳を支配しているのだ。このことを決して忘れないでほしい。

✦通説四✦……脳では毎日、数百万もの細胞が失われ、失われた細胞の代わりは存在しない

【神経発生とプログラム細胞死】

人間の脳は、一日あたり約八万五千個、およそ一秒に一個の割合で皮質ニューロンを失っている。だがこれは、大脳皮質に含まれる約四百億個のニューロンのごく一部（〇・〇〇〇二％）にすぎない。このペースでは、脳内のニューロンの半数を失うのに六百年以上かかる。私たちは通説として、ひとたび脳細胞を失えば、取り戻すことはできず、代わりが生まれることもない、と聞かされて育った（思春期には、飲酒の危険性について親から諭されるときに、決まってこの警句を聞かされた）。ところがここ数十年で、永久に失われるわけではないことがわかってきた。ロチェスター大学の研究者ポール・コールマンは、脳内の神経細胞の総数を二十歳時と七十歳時で比較しても、大きくは変わらないことを示した。

新しい神経細胞が成長することを神経発生と言う。脳内での神経発生が最初に観察されたのは、約二十年前、ある特定の鳥類でのことだった。キンカチョウは、交尾の相手を見つけるために、発達過程で新しいさえずりを学習する。この際、脳の大きさが著しく成長する。学習プロセスを加速するために、神経細胞が新生されるのだ。さえずりを習得し終えると、新生された脳細胞の多くは死滅し、脳の大きさも元に戻る。この過程はプログラム細胞死（アポトーシス）として知られる。遺伝子は、新たな細胞を生み出すタイミング（乳歯と生え変わらせるために永久歯を成長させたり、

思春期の変化を起こしたり）だけでなく、細胞を死滅させるタイミングも心得ている。皮膚細胞の新陳代謝や、生成後数カ月で破壊される赤血球など、例を挙げられればきりがない。この事実を知ると、ほとんどの人が驚く。死は、命の営みのなかにつねに存在する。この考えにあなたは抵抗を覚えるかもしれないが、あなたの細胞は完全に理解している。

【身体的運動、精神的活動、社会的つながりが神経発生を促す】

鳥類での発見に続く数十年のうちに、神経発生は、ほ乳類の脳、なかでも短期記憶をつかさどる海馬で観察された。今では、海馬では毎日数千個の神経細胞が新生されると言われている。ソーク研究所の神経科学者フレッド・ゲージは、身体的運動と環境強化（つまり刺激の多い状況）によって、新生ニューロンの成長が促進されることをマウスで示した。動物園でも、同じ原理が働くのを目にすることがある。ゴリラなどの霊長類は、何もすることのない檻《おり》の中に閉じ込められていると元気がなくなるが、木々、ブランコ、遊具を備えた広い囲いの中では、健康で活発になる。人間の脳内で神経発生を安全に誘導する方法を厳密に学ぶことができたなら、アルツハイマー病、外傷性脳損傷、脳卒中、てんかんなど、脳細胞の喪失や重度の損傷による病状の治療を、もっと効果的に行うことができるだろう。年齢を重ねながら脳の健康を確実に保つこともできる。

シカゴ大学でアルツハイマー病を研究するサム・シソディアは、アルツハイマー病を誘発するヒト遺伝子変異体をマウスのゲノムに組み込んだ。そしてこうした遺伝的素因をもつ場合でさえ、身体的運動と精神的刺激がマウスのアルツハイマー病を予防することを示した。げっ歯類を用いた他の研究でも、身体的運動と精神的活動が脳を正常な状態に保つ結果が報告されている。毎日運動する生活を選べば、新しい神経細胞の数を増やすことができる。新たに学ぶべきことを積極的に探すようにしても、同じ効果が得られる。数が増えると同時に、新生された細胞や細胞間の接続が長く存続するようになる。これとは対照的に、感情的なストレスや外傷は、モデル動物の脳において、神経発生を阻害するグルココルチコイドという毒素の産生を促す。

毎日、数百万もの脳細胞が失われるという通説を、私たちは安全に切り捨てることができる。アルコールが脳細胞を殺すという親たちの警告でさえ、半分はウソであることが分かった。飲酒が原因で実際に死滅する脳細胞の数は、ほんのごくわずかだ。これはアルコール依存症の人でも同じである（ただし、飲みすぎが健康上の危険を数多く招く事実は、本当である）。飲酒によって実際に失われるのは樹状突起だが、研究によれば、その損失はたいてい取り戻せるようだ。現時点での結論では、年齢を重ねながらも、記憶と学習にかかわる脳の主要領域では神経細胞が継続的に新生されており、その工程は、身体的運動、精神的に刺激を受ける活動（本書を読むのもよい！）、社会的つながりによって促進させることができる。

✦通説五✦……原始的な反応（恐れ、怒り、ねたみ、敵意）が高次の脳を支配している

【脳は多次元的にできている】

ここまでの四つの通説については、ほとんどの人が、真実ではなさそうだという気配ぐらいは以

前から察していたことだろう。しかし五番目の通説には、固い支持基盤ができているように思われる。人間は原始的な情動に駆られるものだと断言する論理的根拠は、一部は科学に、一部は道徳に、一部は心理学に基づく。これを一文で表せば、「人間は生まれながらにして悪であり、だからこそ神は人間を罰しておられ、科学でさえも人間が性悪であることを認めている」となる。あまりにも多くの人が、すべてではなくとも部分的にこの一文を信じている。

まずは論理的見解、すなわち科学的論拠らしきものがどこにあるのかを検討してみよう。私たちはみな、生存に必要な基本的な本能が遺伝子に記憶されて（プログラムされて）生まれてくる。進化の目的は、種の繁栄を確実なものにすることだ。そのために、本能的な欲望は、食糧を集め、すみかを見つけ、権力を求め、子孫を殖やしたいという衝動的感情と密接にかかわって働く。そして、本能的な恐怖は、自分や家族の生命を脅かす危険な状況を避けるために働く。

このような進化的論拠をもって主張する人々は、支配権を握るのは本能であり、遺伝子にプログラムされた欲望や恐怖が、理性と論理を備えたより高次でより進化した脳を支配下に置くのだと、われわれを説得しようとする（つまり、自分の高次脳をフル回転させることで、高次脳の地位を本能より下に降格させている。ごまかそうにも、ごまかしようのない皮肉である）。本能的な反応が脳の構造に組み込まれていることは、疑いようがない。一部の神経科学者は、不安症、うつ病、自閉症、認知症になるようにプログラムされている人々がいるのと同じように、ある特定の人々は、反社会的犯罪者や暴力依存症になるようにプログラムされているとする説を押し通そうとしている。

しかし、本能をつかさどる低次脳を重視するあまり、強力な真実が見落とされている。脳は、起こりうるすべての経験を許容するために、多次元的にできているのだ。どの経験が優勢となるかは、自然と決まるわけでも遺伝的にプログラムされているわけでもない。欲望と抑制、選択と強要の間には、バランスが存在する。遺伝などの生物学的要因を変えることのできない宿命として受け入れてしまえば、人間の存在意義そのものが無に帰すことになる。つまりわれわれにとって、運命に屈するのは絶望の先にある最後の選択肢でなければならないのに、低次脳が支配するという主張は、服従を第一選択としている。そのようなことが許されていいのか？　それなのに、がっかりだ。エデンの園で禁断の実を食べたアダムとイヴの罪を継承しているからといって、われわれの祖先が自分たち人間を罪深き存在とする考えに屈していたとは。道徳的な一文も、進化という「科学」の衣をまとってはいても、祖先と同じ「服従」の危険をはらんでいる。

【脳の回路はいつでもつなぎ直せる】

外界に対する自然な反応として、私たちは日々恐怖や欲望を経験してはいるが、だからといって恐怖や欲望に支配されているわけではない。ロサンゼルスの高速道路で息苦しいスモッグのなか立ち往生していら立ちを募らせるドライバーは、アフリカのサバンナでレイヨウを狩っていた祖先や、北欧でサーベルタイガーを狩っていた祖先と同じように、闘うか逃げるかの身体的反応を感じることになる。この闘争逃避反応は、ストレスに対する本能的な衝動として私たちの脳に組み込まれているが、だからといってドライバーたちは、一斉に車を乗り捨てて逃走したり乱闘したりはしない。フロイトは、文明とは、より高次の価値観を優先させるために、原始的な衝動を抑圧することによって成り立つものだと考えていた。これは十分に真実味を帯びている。しかし彼は、その代償は大きい、と悲観的に考えていた。低次の衝動を抑圧しても、その存在を消し去ることや、深層にある恐怖や攻撃性と和解することは決してできない。その結果、高次の価値感と低次の衝動の間に世界大戦のような集団暴力の爆発が起きる。抑圧されたエネルギーのすべてが制御不能な残虐な形で噴出し多くの命を奪うのだ。

この闘いについて書かれた何千冊もの本の概要をここにすべて記すことはできないし、完璧な答えを出すこともできない。それでも、動物的本能の操り人形というレッテルを人間に張るのが誤りなのは確かだ。そもそも、それではあまりにバランスが悪い。高次脳も低次脳に劣らず合理的で、強力で、進化的である。脳内最大の回路は、高次脳と低次脳の間で自動的に制御されており、融通が利く。あなたがプロアイスホッケーの選手で攻撃を仕掛けるポジションにいるとしたら、攻撃を好む脳回路を形成する選択を重ねてきたことだろう。しかし、それはつねに一つの選択であって、いつかその選択を悔やむ日が来れば、引退して仏門に入り、慈悲について瞑想し、脳の回路をつなぎ直してより高みを目指すこともできる。いつでも選択し直せるのだ。

【意識的な気づきで脳を使いこなそう】

選択の自由は、まれな例外を除いて、脳にあらかじめプログラムされた回路によって妨げられることはない。「私の脳がそうさせたのだ」という言葉は、ほぼすべての望ましくない行動に対するお決まりの言い訳となっている。私たちは自分の感情を自覚することもできるが、自分の感情を無視する選択もできる。双極性障害（躁うつ病）、薬物依存症、恐怖症に苦しむ人にとっては、「言うは易し、行うは難し」だろう。しかし健康な脳に至る道は、意識的な気づきから始まる。その道の行きつく先も、意識的な気づきで終わる。その道を一歩ずつ歩いていけるのも、意識的な気づきのおかげである。脳内では、意識的な気づきの起きている場所にエネルギーが流れる。

エネルギーの流れが止まると、あなたは硬直する。硬直状態というのは錯覚だが、それが自分の身に起こると、とても現実的に思える。クモを死ぬほど怖がる人のことを考えてみよう。恐怖症とは、身動きができなくなる反応である。クモ恐怖症の人は、クモを見た瞬間、恐怖の波に襲われる。低次脳が複雑な化学反応の連鎖を引き起こす。ホルモンが血流を駆けめぐり、心拍を速め、血圧を上げる。筋肉は闘争または逃避に備える。両眼の焦点は恐怖の対象に固定され、視野が狭くなる。心の目に映るクモは拡大されている。恐怖反応はあまりに強力で、ほとんどのクモが小さくて無害であることを知る高次脳の働きを失わせる。

これは、脳にあなたが使われている状態の典型例と言える。脳が、偽りの現実像を押しつけてくるのだ。基本的に恐怖症というものはすべて、現実を歪曲して見せる。高所は、パニックの原因にはならない。開放的空間も、飛行機のフライトも、恐怖症の人が怖がる他のありとあらゆるものも原因ではない。恐怖症の人は、脳の使用者たる権力を放棄することで、硬直反応を起こして身動きできなくなるのだ。

意識を目覚めさせ、脳の使用者たる支配権を本来の持ち主の手に取り戻させることによって、恐怖症は治療できる。その治療法の一つに、患者に恐怖の対象をイメージさせる方法がある。たとえばクモ恐怖症の場合、まず患者にクモを見せる。次にクモのイメージを思い浮かべてもらい、そのイメージを大きくしたり小さくしたり、前後に動かしたりしてもらう。恐怖の対象を動かすという簡単な行為は、恐怖が心を凍結させようとする力を払拭するのに非常に有効だ。この療法では、ガラスの箱の中にいるクモに少しずつ近づいてもらう。患者は、パニックにならずに済む範囲で、できる限り箱に近づくように指示される。どの程度の距離まで近づくかは、患者の安心の度合いに応じて変更可能であり、いずれは近づく距離の選択の自由に、主体性がみられるようになる。恐怖症の人は、逃げる以外にも選択肢があるということを学習する。

高次脳は、間違いなく最も本能的と言えるたぐいの恐怖にも打ち勝つことができる。そうでなければ、登山家（高所の恐怖）、綱渡りの軽業師（転落の恐怖）、ライオン調教師（死の恐怖）はこの世に存在しないだろう。とはいえ不幸なことに、誰もがみな、クモの姿をイメージするだけで冷や汗をかく恐怖症患者のようなものであるのも事実だ。私たちは、恐怖に屈する。クモに対する恐怖ではなく、失敗、屈辱、拒絶、高齢、病気、死など、「日常」のことに対する恐怖に屈するのだ。恐怖を克服できるはずの脳が、同時に、暮らしのなかの恐怖に私たちを従わせるとは、なんという皮肉だろう。

いわゆる下等生物は、心理学的恐怖とは無縁である。チータがガゼルを襲うとき、ガゼルはパニックを起こし、必死で闘う。しかしガゼルは、われわれの知る限り、捕食者さえ存在しなければ、悩みのない一生を送る。ところが私たち人間は、心の内に広がる内面世界に大きな苦しみを抱え、その苦しみが身体的問題となって表出する。脳に振り回されるがままにしておくのは、非常に危険だ。しかし逆に、脳を使いこなせるようになれば、その恩恵は無限である。

✦スーパーブレインで解決――物忘れ

【意識して記憶する】

ここまで、脳とのかかわり方を一新する必要がある、というテーマで話を進めてきた。このテーマはとくに、記憶についての真実をはらんでいる。記憶に完璧さを求めることはできない。そして、記憶のあいまいさにどのように対処するかは、あなた次第だ。ちょっとした度忘れをすべて、加齢に伴う後戻りのできない老化の前兆とみなしたり、認知症の表れととらえたりしていると、その思いが現実となる可能性は高まっていく。「記憶力が落ちている」とこぼすたびに、自分の脳にそう言い聞かせていることになるからだ。心と脳のバランスにおいて、たいていの人は、すぐに脳のせいにしすぎる。本来は脳を責める前に、自分の習慣、行動、注意、意欲、関心の的など、心のあり様に目を向けるべきなのに。

新しい何かを学習することへの関心を失いあきらめてしまうと、記憶力に発破をかけられなくなる。脳には、「何でも目をかけてやれば、育つ」というシンプルな原則が成り立っている。そのため、記憶力を伸ばしたければ、自分の人生がどのように展開していくのかに目を向ける必要がある。では、具体的にどうすればいいのか？　方法はいくらでもあるし、簡単にできることもある。年齢を重ねることで生じる唯一の違いは、若いころよりも選択を意識的に行わなければならない、という点である。

◆意識的な記憶増進プログラム

・自分の人生と、自分の経験に対して、情熱を注ぐこと。
・新しい何かを熱心に学ぶこと。
・後で思い出す必要のあることに注意を払うこと。ほとんどは記憶していないのではなくて、大切なことととして覚えようとしていないだけだ。
・昔の記憶を積極的に呼び起こすこと。メモなどの助けをあまり借りずに思い出してみよう。
・ありのままを完全に記憶するつもりで覚えること。記憶の喪失を「正常なこと（老化現象）」として正当化してハードルを下げようとする人々の意見に流されないようにしよう。
・たまにある失敗を責めたり恐れたりしないこと。
・すぐに思い出せなくても、「どうせ忘れたのだ」と簡単に片付けないこと。忍耐強く時間をかけて、脳の検索システムが働くのを待とう。失われた記憶に関連のある人や物に意識を集中させると、思い出せる可能性が高い。すべての記憶は、それ以前の他の記憶と関連しているものだ。それが、学習の基本である。
・あらゆる場面で頭を鍛えよう。クロスワードパズルを解くときに使われる脳の場所は、スーパーで買うべきものを思い出すときに使われる場所とは異なるし、新しい言語を習得するときや、少し前に会った人の顔を思い出すときに使われる場所とも異なる。簡単に記憶できる場面に偏らず、記憶のあらゆる側面を積極的に鍛えよう。

このプログラム全体に一貫しているのは、心と脳のつながりを高いレベルで保持することだ。一日も休んではならない。あなたの脳は、つねにあなたの言葉に耳を傾けており、即座に応答できる。ディーパックの長年の友人である医学系編集者は、子どものころから自分の記憶力に自信を持っている。その彼が言うには、写真を撮るように記憶するのではなく、あらゆる情報に「つねにアンテナを張っている」そうだ。毎日の生活のなかでつねに注意を払っていれば、すぐに確実に思い出せるのだと言う。

その彼も、最近六十五歳の誕生日を迎えた。彼の友人の多くも同じ年代である。それぐらいの歳になると、年寄りの記憶力について苦笑いを混じえたジョークが飛び交うようになる（たとえば、「私の記憶力はこれまでどおり健在だ。ただ、あいにく即日配達がなくて」という具合に）。この男性は、自分の記憶にところどころ抜けがあることに気づき始めていたが、研究者としての仕事をこなすうえでは不便を感じていなかった。

「とくに気に病むこともなく、買い物リストを作ることにしたよ」と彼は言う。「これまでは、リストなんて作ったこともなかった。お店に行き、必要な物を思い出すだけだった。キッチンの食糧が底をつき、何袋分もの買出しが必要だったときでさえ、それでよかった」

「パソコンで買い物リストを作成するようになって、いや驚いたよ。二～三日もすると、何を買うべきだったかまったく思い出せなくなった。リストが手元にないとどうしようもなくて、ジャガイモなりメープルシロップなり、何かを見た途端に何を買いにきたのかを思い出せればと願いながら、スーパーの棚の間をうろうろとさまようようになったんだ」

「最初は笑い飛ばしていたが、一週間もすると、二度も砂糖を買い忘れた。今は買い物リストをやめようとしている。しかし、そのつもりでいても、すぐにリストに頼ってしまう」

この男性の例に学んで、メモに頼る頻度を減らし、もっと注意を払えるだろうことについて、腰を据えてよく考えよう。さきに掲げた「意識的な記憶増進プログラム」も良い指針となるだろう。注意を払うべき重要な事柄にきちんと注意を払う。あまり重要には思えないかもしれないが、ごく当たり前のことが重要なのだ。

あなたは、思い出せることについてリストを作成するのをやめられるだろうか？　買い物リストを持ってスーパーに行き、リストを見ないようにしよう。できるところまで記憶だけを頼りに買い物をしてから、リストを確認しよう。リストを見なくても買い忘れないようになったら、リストを完全に卒業しよう。

あなたは、記憶違いがあっても自分を責めずにいられるだろうか？　「あれ、思い出せない」とか「これだから年寄りの頭は」などとつい言ってしまわないように、自分の言葉に注意してみよう。そして忍耐強く待とう。思い出せるような気がするときは、たいてい思い出せるものだ。

【記憶に適した環境を整え、脳を鍛える】

自分の記憶を閉ざすような真似はやめよう。記憶を呼び起こすのは、なかなか繊細な作業である。

思い出すまでの道のりに足を踏み入れるのは簡単だ。しかし忙しかったり、心乱れていたり、心配事があったり、ストレスがたまっていたり、睡眠不足で疲れ果てていたり、一度に二つも三つも用事を抱えて過剰な精神的負担を背負っていたりするだけで、思い出せなくなってしまう。自分の脳を責める前に、まず、これらの点に留意しよう。

記憶に適した環境を整えよう。さきに述べた記憶を邪魔する条件と逆の環境を整えればいい。つまり、ストレスを解消し、十分な睡眠をとり、規則正しい生活を習慣化し、いくつもの用事を抱えて精神的に追い詰められることのないようにする、といったことだ。脳は反復によってより働きやすくなるので、規則正しい生活の習慣化は役に立つ。雑然とした乱れた生活では、脳への感覚的負荷が不必要に重すぎてダメージを与えてしまう。

それなりの年齢になって、記憶の喪失が起こりうると感じていたとしても、取り乱したり、避けられないことだと諦めたりしてはいけない。そのかわりに、脳機能を高めるような頭の体操に集中的に取り組んでみよう。いわゆる「脳トレ」のようなゲームソフトや、デューク大学の神経生物学者ローレンス・カッツの共著書『脳を活性化させる65の魔法の習慣――ニューロビクス＝新・頭の体操』(飛鳥新社)のような書籍などは、脳を体系的に鍛えるためにデザインされている。脳の体操によって軽度～中等度の記憶喪失が回復に向かったという報告もある。まだ事例証拠にすぎないが、それでも明るい話題だと言えよう。

最後に、このプロジェクト全体をごく当たり前のこととしてながめてほしい。あなたの脳は、リーダーであるあなたに従うようにデザインされており、あなたがリラックスすればするほど、あなたの心と脳のパートナーシップはより良いものとなる。最高の記憶というのは、ただ明快にあなたに自信を与えてくれるものだ。

第3章

脳に使われるのではなく、脳を使おう！

——スーパーブレインの英雄たち

脳の複雑な神経回路

五つの誤った通説を一掃したことで、スーパーブレインへと至る道がはっきりと見えてきた。しかし、新たな障害物が行く手を阻んでいる。それは神経回路の「複雑さ」だ。脳はいわば体のコンピューターだが、同時に人生のコンピューターでもある。どんな小さな経験でも、あらゆる経験を情報として取り込み、過去の経験と照らして記録する。「またスパゲッティー？　先週も二回食べたよ」と文句が言えるのも、脳がつねに今日と昨日を比べながら情報を蓄えているからだ。こうした繰り返しから、あなたの好き嫌いが生まれ、退屈が生じ、変化を求めて新たな人生のステージを開こうと準備する。そのすべてが、脳で起こる。神経回路は、絶えず新たな情報と過去に学習したことを結びつけている。神経回路は秒単位でモデルチェンジされ磨かれていくが、あなたの経験する世界もまた、秒単位で移り変わる。現存する最大のスーパーコンピューターも、私たちが当然のように成し遂げているこの偉業にはかなわない。

こうした延々と繰り返される膨大な日々の作業を前にしても、脳はひるんだりしない。あなたがより多くのことを依頼するほど、脳は多くを成し遂げる。脳は、一〇〇〇兆個ものシナプスを形成することができる。その一つひとつが顕微鏡レベルの電話のようなもので、他のどの電話にもかけ放題だ。ノーベル賞を受賞した生物学者ジェラルド・エデルマンは、脳内の神経回路の数は、一〇の後ろにゼロを百万個並べた数にまで及ぶと指摘している。既知の宇宙に存在する粒子の数の推測値が、一〇の後ろにゼロをわずか七十九個並べた数であることを思えば、これはとんでもない数字である。

ハイパー記憶症候群とスーパーブレイン

あなたは今この瞬間、この本のこの一文を読んでいる、あるいは、窓の外を眺めて天気を確認している、と思っているかもしれないが、実際はそうではない。今あなたの脳がしていることは、宇宙をもしのぐ行為にさえなる可能性がある。これは事実であって、ＳＦの世界のできごとではない。この事実がときどき日常生活に入り込み、驚くような結果を招くことがある。そうなると神経回路の「複雑さ」は敵にも味方にもなりうるし、両方の顔を同時に見せることもある。二〇〇六年に、不可解な状態を共有する一握りの人々の存在が確認された。彼らをクラブ会員に例えるなら、「ハイパー記憶症候群（hyperthymesia）」クラブ。これは世界でも有数の排他的な会員制クラブと言えるだろう。彼らはすべてを記憶し、すべてを思い出せる、完全記憶能力の持ち主だ。彼らが一堂に会せば、「これまでの人生で最良の四月四日は？」といった頭脳ゲームも楽しめる。各自一斉に、心の中にある回転式カードホルダーを高速でたぐっていくが、実際に検索しているのはメモカードではない、これまでの人生で四月四日に実際に起きた出来事すべてを検索しているのだ。一分とたたないうちに誰かが言うだろう。「ああ、一九八三年は間違いなく素晴らしかった。新調した黄色い夏物ドレスを着た私は、ビーチで母と搾りたてのオレンジジュースを飲んでいて、そばで父が新聞を読んでいました。そうやって午後を過ごしたあと、夕方六時からシーフードレストランに行き、ロブスターを食べたのです」

彼らは一生のどの一日についても、完全に正確に思い出すことができる（hyperthymesia の語源は、「想起」を意味するギリシャ語の thymesia と、「過剰」を意味する hyper に由来する）。これまでに研究者によって確認されたハイパー記憶症候群のアメリカ人は七〜八人しかいないが、これは病気ではない。脳に損傷のある人は一人もいないし、ある日を境に突然、人生のすべてを詳細に覚えていられるようになった人もいる。人並みの記憶力から、飛躍的な進化を遂げたのだ。

ハイパー記憶症候群の診断を受けるには、不可能とも思える記憶検査を受けなければならない。ある女性は一九八〇年代に二回分しか放送されなかったお笑いドラマのテーマソングを聴かされた。二回の放送のうちの一回しか見ていなかったが、すぐに番組名を答えた。別の女性は、野球ファンだった。何年も前の、ある特定のピッツバーグ対シンシナティーの試合についてスコアを尋ねられると、「ひっかけ問題ですね。飛行機の故障でピッツバーグは現地に到着できず、没収試合になりました」と答えた。

前章で私たちは記憶について考察したが、ハイパー記憶症候群は、誰もが超人的レベル（といっても人間のままだが）にまで達しうる能力を備えていることの動かぬ証拠と言える。しかし完璧な記憶力をもつことができて嬉しいかと質問されたとき、一人は「あなたは太り過ぎ、と母にいつも言われていたことまで思い出すのです」と言ってため息をついた。ハイパー記憶症候群の人々にとっては、過去を思い出すのが非常につらい場合もある。彼らは共通して、人生最悪の経験については考えないようにしているという。そのような出来事を思い出すのは、誰にとっても不快だろうが、彼らの場合はとくに、実際に目の前で起きているのと同じように鮮明に思い出されるのだ。彼らの完全な記憶のなかの大部分は、時間を制御できない。話題が日付に触れただけで、彼らの心の目には、現在の視界と並行して過去の映像の軌跡が流れる（「まるで画面分割表示のようです。誰かと話しながら、他のものを見ています」と一人が語ってくれた）。

あなたも私もハイパー記憶症候群ではないだろう。この話は、スーパーブレインというゴールとどのように関係してくるのか？　実はそこに、神経回路の複雑さの問題がかかわってくる。完全記憶能力と脳の記憶中枢については、科学的に研究が行われている。ハイパー記憶症候群の人はいくつかの記憶中枢が肥大しているが、その原因は不明だ。研究者らは、強迫性障害（ＯＣＤ）が関連しているのではないかと考えている。というのもハイパー記憶症候群の人は、やるまいとしても抑えられない行為をしてしまう強迫行動を見せることが多いからだ。あるいは、完全記憶能力は一旦あふれ出した記憶を中断することができないため、さまざまな形態の注意欠陥が関連しているとも考えられる。もしかしたらこの人たちは、忘れる能力が発達していないのかもしれない。人間の脳の複雑さについて、確かに言えることが一つある。それは、あらゆる側面から脳を見なければ、脳については何もわからないということだ。

スーパーブレインの英雄たち——最高の人生を手に入れるための三つの能力——

脳についてもっと簡単に考えるには、逆転の発想をすることだ。脳が宇宙をしのぐ存在であるならば、そこに秘められた可能性は、誰もが想像する域をはるかに超える大きさに違いない。千兆個の接続のことは、神経科学者に任せておけばいい。私たちは、普通の健康な脳で最高の人生を手に入れるための三つの能力（柔軟性、統合力、意識の拡大）について、これから取り上げよう。どの能力にも、その道を開拓した人物がいる。あなたはこれまでに、彼らのことをそんな目では見たことはなかったかもしれないが、彼らはまさにスーパーブレインを持つ英雄たちだ。

①優れた柔軟性——アルベルト・アインシュタイン

【生き残るための能力、柔軟性】

一人目の英雄は、偉大な物理学者アルベルト・アインシュタインである。彼を選んだ理由は単に知力に優れているからではない。アインシュタインは他の天才たちと同様、典型的な成功者だ。そのような人々は、標準的な人よりもずば抜けた知性と創造性に富んでいる。その秘訣がわかれば、誰もがより大きな成功を収めることだろう——たとえどのような成功を求めているとしても。非常に成功している人々は、後に出てくる「より柔軟でいるための七つの習慣」を実践しているだけではない。彼らは自分の脳を、成功の鍵となるように使う。正しい使い方を拒否すれば、成功の可能性が限られるだけだ。また、成功は単なる遺伝子の善し悪しの問題でもない。アインシュタインのような脳の使い方は、誰でも学ぶことができる。その鍵を握るのが、柔軟性である。

スーパーブレインは、あなたが生まれもった柔軟性を利用する。柔軟性は、生き残るために必須の能力である。あらゆる生き物のなかでもとくに私たち人類は、地球上のありとあらゆる環境に適応してきた。最も厳しい気候や見知らぬ食べ物、最悪の病気、自然の力によってもたらされる数々の恐ろしい危機に直面し、適応した。人類はそれを信じられないほどうまく成し遂げてきたため、今、私たちはそれを当然のことのように思ってしまっている——アインシュタインが、柔軟性をより高次な分野で活用してみせるまでは。

【困難に向き合うときにこそ柔軟性を活用しよう】

アインシュタインは、未知なるものと正面から向き合い、それを乗り越えることによって適応した。彼が活躍した分野は物理学だが、未知のものには誰もが日常的に直面している。人生は、経験したことのない困難に満ちあふれている。未知のものに適応するために、アインシュタインは三つの強みを育て、三つの妨げを回避した。

- 三つの強み……リラックスすること、素直でいること、心配しないでいること。
- 三つの妨げ……習慣に縛られること、条件付けされていること、硬直した状態でいること。

ある人物の柔軟性を量るには、その人物が困難に直面したときに、心をいかに解放できるか、頭をいかに柔軟にできるか、そしていかに気楽でいられるかを見ればいい。柔軟性の乏しさは、その人物が古い習慣や条件付けにどれほど縛られているかでわかる。過去の衝撃や挫折の有害な記憶を繰り返し思い出すことは、自分の能力に限界をつくることになる。アインシュタインは、周囲の考え方の古い習慣を無視することができた。リラックスした状態で夢想したり直感を働かせたりしながら、新しい発想が生まれるに任せた。問題について学べることはすべて学び、そのうえで未知の可能性に身を委ねた。

これは、ぼさぼさ頭のまま黒板を数式で埋め尽くすずば抜けた頭脳の持ち主、という一般に知られているアインシュタイン像とは異なる。しかし私たちは、独自の観点から彼のキャリアを見ていこうと思う。本人の弁によると、アインシュタインの強いモチベーションは、自然の神秘を前にしたときに感じる畏敬と感嘆の念から生まれていた。これは高い精神性を持ったスピリチュアルな心境であり、彼は、宇宙の秘密を理解することは、神の御心を読むのに似ているとも言っていた。宇宙を、まずは一つの不可解な謎として見る。そうすることでアインシュタインは、宇宙のことを算定や測定が可能な動く部品で構成される巨大マシンとして考える習慣を拒絶した。アイザック・ニュートンが物理学に臨んだ姿勢も同様であった。注目すべきことに、アインシュタインは、重力や空間といったニュートン力学系の最も基本的な概念さえも白紙に戻して考え直し、新たな理論を考案したのである。

その後しばらくして全世界が知ったとおり、彼は、相対性理論と有名な$E=mc^2$の方程式によって成功した。高等数学が用いられてはいるが、それは本質ではない。アインシュタインはかつて若い学生たちに向けて、「数学が苦手でも気にするな。私の数学力に比べれば、君たちのほうがはるかに上なのだから」と言っていた。見せかけの謙遜ではなかったらしい。彼の創造力は思考するというより、夢想するのに近い形で発揮された。あるときふいに時間と空間の仕組みが「見えて」、それを後からかなり苦心しながら数学的証明に落とし込んでいったのだ。

新たな問題に行き当たったとき、あなたはその問題を従来の方法で解決することもできるが、新しい方法で解決することもできる。たとえば、言い争いの絶えない熟年夫婦の場合。前者のほうがはるかに簡単にたどることができる。両者ともに一歩も譲るつもりはない。その結果が、お決まりのパターンだ。同じ主張をかたくなに繰り返し、口やかましく文句をたれ、いつまでたっても相手の考えに耳を傾けようとしない。熟年夫婦がこの苦難から脱するための新しい道はないものか？　従来の行動（すでに配線されている回路）に固執し続けるかわりに、自分たちの脳を次のように使うこともできるだろう。

【柔軟性を発揮する十のステップ】

①うまくいかなかった方法を繰り返すのを、まずやめる。
②一歩引いた視点から、新たな解決策を探る。
③問題に遭遇したからといってあがくのをやめる——答えはそこにはない。
④自分が行き詰まっている問題に取り組む。

⑤相手の問題は相手に任せる。
⑥古いストレスが引き金になっている場合は、そのストレスを放棄する。
⑦正論に聞こえる怒りでも、本当は何に対する怒りなのかを考える――建設的でない怒りがポジティブに聞こえるように飾られていないか考える。
⑧ほどけたきずなを結び直し、関係を立て直す。
⑨自分が引き受けるべきだと思う分よりも多めに負担を引き受ける。
⑩正しくあろうとしすぎるのをやめる。大きな枠組みで見た場合、正しくあることは、幸せであることに比べれば、さほど重要ではない。

これらのステップは、単に健全な心理状態であるというだけではない。あなたの脳が変化できるような空間を生み出す。古い習慣は反復により脳に固着される。ネガティブな感情を心に抱くことは、ポジティブな感情を最も確実に遮ることになる。そのため、熟年夫婦が同じ怒りを再燃させるたびに、その怒りは脳にますます深く刻み込まれることになる。皮肉なことに、物理学に対しては驚異の適応能力を示す達人であったアインシュタインも、夫として父としては自分のことを失敗者だと思っていた。最初の妻ミレヴァとは、五年間別居したあと、一九一九年に離婚した。婚姻関係にない女性との間に一九〇二年に生まれた娘は、彼の人生から姿を消している。二人の息子のうち、一人は統合失調症を患い精神科病院で亡くなり、もう一人は、子どもながらに両親の離婚に心を痛め、二十年間、父親と疎遠だった。このような状況は、アインシュタインをひどく苦しめた。天才であっても、感情は、冷静な思考より原始的かつ切迫したものであった。思考が稲妻のように動くのに比べて、感情はもっとゆっくりと、時にはほとんど気づかないほどの動き方をする。

ここで、感情と理性の切り離しはまったくの作為的なものであり、形だけのものにすぎないことを指摘しておこう。この二つは入り混じっている。人が冷静な決断を下すとき、脳画像撮影では、おもに感情をつかさどる辺縁系の光る様子が確認されている。脳の回路は全体的に相互に接続されているのだから、これは避けようがない。研究によれば、人は、気分が良いときには不合理な代償も快く払う（ジョギングシューズが三〇〇ドル？　買いましょう、今日は最高の気分ですから）。しかし、気分が落ち込んでいるときも、財布のひもは緩む（チョコチップクッキーが六ドル？　買いますとも、これで自分を元気づけます）。要するに私たちは、そんなことはないと理屈をこねても、結局のところ感情を背景として決断を下すのだ。

経済学者のマーティン・シュービックは、風変わりなオークションを考案した。一ドル札を競売にかけたのだ。落札価格は当然一ドルになるとあなたは予測するだろうが、そうはならなかった。というのも、このオークションでは、二番目に高い金額を入札した人が、その金額を競売人に支払うことになっていたからだ。私が二ドルで落札し、あなたが一ドル五〇セントで競り負けた場合、あなたは何も得ないのに一ドル五〇セント支払わなければならない。

この実験が行われているあいだ、入札価格は一ドルを上回る金額で推移した。たいていは二人の男子学生が、最後まで競り合った。彼らは競争心を抱いていた。どちらも相手に痛手を負わせたいと思っていたし、自分が敗者に回って支払うのは嫌だった。動機は何であれ、不合理な要因が入札額を釣り上げていった（なぜ、金額が一気に跳ね上がらなかったのか、一方の学生がお金を使い果たすまで続かなかったのかは不思議である）。

この実験が示すように、意思決定に際して感情面を排除するのは難しい。また逆に、被験者が純粋に論理的な決定を下すような実験が実施された例はない。私たちは、感情、習慣、記憶、信念に支えられ、自分の見解に固執するゆえに、高い割増金を支払う。こうした感情を否定するかわりに、感情の成り立ちを意識することも、柔軟性の一部である。それができなければ、脳に支配されるという危険を冒すことになる。そのために、より柔軟性を発揮する七つの習慣を実践しよう。

ポイント

どの分野であろうと、成功したければ、アインシュタインのように柔軟になることだ。自分の脳の柔軟性を最大限に生かそう。

★より柔軟でいるための七つの習慣★

①自分を笑い飛ばせる。

②状況に対して、自分が理解している以上のものがあると思える。

③自分と意見が一致しないからというだけで、他人を敵対者のように見たりはしない。

④交渉が動き始め、あなたはその交渉に正面から参加する。
⑤妥協が前向きな言葉に変わる。
⑥油断していない状態でも肩の力を抜きながら気楽に過ごせる。
⑦これまでとは違う見方で物事を見て楽しめる。

②バランス能力――新生児
【すべてを受け入れ世界を広げる赤ん坊】

次の英雄は、有名でもなく、天才でもなく、特別な才能があるわけでもない。その英雄とは、新生児たちだ。生まれて間もない赤ん坊は、健康と幸福を体現したような存在である。体中すべての細胞が生き生きと活力にあふれている。彼らの目に映る世界は、果てしない発見の場所なのだ。毎分とは言わないまでも、毎日が新しい世界のように彼らは感じている。赤ん坊たちが確固として幸福な状態でいられるのは、上機嫌で生まれてきたからではない。彼らの脳がつねに忙しく動いて、世界の広がりに合わせて再構築されているからだ。赤ん坊であろうとなかろうと、昨日の経験をさらに広げていけるなら、今日という一日は、まったくの新しい世界だと言える。

赤ん坊は活動を停止することもないし、時代遅れの古い条件付けに縛られることもない。前日に脳が何を吸収したにせよ、新たな地平線が開けていくその場所につねに身を置いている。歩いて、話して、かかわり方や感じ方を学んでいく。しかし私たちは成長すると、私たちは無垢な子ども時代を懐かしがるようになる。何かを失ったように感じる。赤ん坊が豊富に持っていて、私たち大人が失ったものとは何だろうか？

【心と体と外界のバランスを取る自己制御回路】

その鍵を握るのが、バランス能力である。

あらゆる生き物のなかでもとくに私たち人類は、取り込めるものはすべて吸収し、バランスを取って一つの全体像を作り上げる。この瞬間もあなたは、生まれたての赤ん坊とまったく同じように、外界からの膨大な量の情報を通してＳＩＦＴ（吟味する——感覚で受け止め、思い描き、感情を生み、思考する）することにより、首尾一貫したまとまりのある世界を形成している。「ＳＩＦＴ」とは、精神医学者ダニエル・シーゲルによって提唱された専門用語で、次の意味を表す略語である。

Ｓ——Sensation（感覚・感動）

Ｉ——Image（映像・心に描かれた姿や形）

Ｆ——Feeling（感情）

Ｔ——Thought（思考）

これらの経路を通過しなければ、何も現実とはならない。つまり、外からの情報を、痛みや喜びとして感じたり、視覚的に描いたり、嫌だ、嬉しいと思ったり、考えを巡らせたりしなければ、現実とはならない。そこには謎も多いが、ＳＩＦＴによる一連の工程は絶えず続いている。目を閉じて美しい夕日を思い浮かべてみよう。網膜には一筋の光も届いていないのに、本物の夕日を眺めているかのように感じられることだろう。視覚野を照らす光は存在せず、脳のなかはどこも同じく暗闇に沈んでいる。それでも、脳内ではごく微少な電力で送り出された信号が神経細胞を伝って行き来し、まるで魔法のように光あふれる映像を映し出す。その美しさは言うまでもなく、これまでに見た他のすべての夕日にまつわる出来事まで次々に連想させる（脳が物理的手段を介して映像とあなたの想像の産物とをどのように関連づけているのかは、心と脳のつながりにおいて主要な謎となっている）。

断片的でかつ何も加工されていない外界の情報を、バランスよく取り込み現実像にする工程は、突き詰めれば細胞レベルに行きつく。脳が行うことはすべて、全身の細胞によって伝えられる。気分が沈むときも、素晴らしい考えを思いついたときも、身の危険を感じるときも、すべてに細胞が関与している。厳密には、心と体と外界のバランスを取る自己制御回路が細胞を介して一つの機能として働いている。入力データが神経系を刺激する。応答が起きる。この応答についての報告が各細胞に向けて送り出され、その報告についてどう思うかという返事が細胞から送り返される。というように。

赤ん坊は、生まれながらの完全な自己制御装置だ。「すべてを受け入れ、バランスの取れた一つの現実を作り上げる」とは、本来どういうことなのか。その答えを、大いなる成功を収めている赤ん坊たちから学ぶことができる。私たちは、未発達の脳のなかにごく自然に組み込まれていることを、意識的に行えばいいのだ。

◆自己制御回路のバランスを取るには

・できる限り多くのものを取り込めるように、つねに心を開いておくこと。
・批判、凝り固まった考え、偏見によって自己制御回路を遮断しないこと。
・入ってくる情報を否定的な見方で検閲しないこと。
・自分とは違う立場に立って、別の視点から考えてみること。
・自分の人生のすべてに自分で責任をもつこと。自分のことは自分で行い、自分で自分を満足させること。
・羞恥心や罪悪感といった心理的妨害に対処すること。そのような心理的妨害は、あなたの目に映る現実を不当にゆがめる。
・感情に振り回されないこと。感情面の回復力が強ければ、かたくなになりそうな気持ちを押しとどめる最強の防御となる。
・秘密を持たないこと。秘密を持てば、精神に暗い影を生むことになる。
・自分自身について、認識を日々新たにするのをいとわないこと。
・過去を悔やまず、未来を恐れないこと。どちらも自己不信によって苦しむ行為である。

自分のなかに現実像を作り上げるとき、人はどうしても、自分の視点を中心に据えてしまう。先入観を完全に排除して世界全体をバランスよく受け止める人はいない。では、より完成された、全体が調和した現実像を作り上げるにはどうしたらいいのか？　それは、赤ん坊から教わることができる。私たちは、世界を丸ごととらえられるように自然に生まれついている。一部を切り取って経験するとき、一体性は損なわれ分解される。そして、現実のなかで生きるかわりに、自分だけの現実という断片的な幻想に惑わされながら生きるようになる。

たとえば、絶対的権力に君臨する独裁者について考えてみよう。独裁者は恐怖支配と秘密警察によってその地位にとどまっている。敵が現れれば、賄賂を贈るか、真夜中に始末する。そのような独裁者は、対抗勢力が立ち上がると驚き、退陣するか暴徒に殺されるそのときまで、自分は正しいと信じ込んでいる。なぜそんなことが起こったか理解できず、自分は国民に愛されているという勘違いまでしている。権力の抑圧に苦しむ国民が、迫害者を愛するわけなどないのに。自分だけの現実という幻想は、度を過ぎるとこんなことになる。

独裁者の失墜は、別のレベルでも私たちの興味をそそる。支配者の独裁と同じようなことが私たちにも起こるかもしれないと、どこか心の奥底で感じているからだ。それはまるで闇の魔術か何かが目を覆い、人々を欺くかのようだ。しかし、誰もが現実という幻想のなかで生きている世界では、闇の魔術などありえない。あるのは、「ありのままを受け入れられない」ということだけだ。人はみな、ありのままをとらえる能力を備えて生まれてくるのに、その能力を発揮するかわりに、否定や抑圧、忘却、不注意、選択的記憶、個人的偏見、古い習慣を選んでしまう。その影響力は克服しがたい。惰性もその一例と言える。しかし人は、赤ん坊が生まれながらに持つバランス感覚を取り戻してこそ、ようやく、均衡、安全、幸福、調和を感じることができる。それこそが、心の幸福と体の健康へと至る鍵にほかならない。

完全にバランスの取れた人物でいるには、赤ん坊を健康で幸せにしている三つの強みを備え、大人を苦しめる三つの妨げを回避することだ。

三つの強み……コミュニケーションをとること、バランスを保つこと、大きな視野に立つこと

三つの妨げ……孤立すること、衝突すること、抑圧すること

心も体もバランスのとれた状態にあるときは、率直なコミュニケーションが交わされる。自分の気持ちを知り、その気持ちを表現し、周囲にいる他者からの情報を受け入れる。しかし実際は、数えきれないほどの大人が、コミュニケーションに支障をきたしている。そして、あらゆる類のものから切り離されたように感じている。自分の気持ちからも、他者からも、毎朝通勤していく仕事からも。葛藤にからめとられ、その結果、自分の本当の気持ちを抑え、心からの欲求もすべて抑え込むようになる。気持ちというのは、単なる心理的要因ではない。脳に影響し、ひいては、体中のすべての細胞に影響する。

ポイント

本来の健康で幸せな状態に戻りたければ、新生児のようになればよい。孤立して葛藤を抱えた状態で生きるかわりに、すべての経験を統合して一体性をもたせるのだ。

★バランス能力を活かすと、あなたはこうなる★

・自分が自分らしくいられる安全な場所を作り出せる。
・その安全な場所に招かれた人も、自分らしくいられる。
・自分自身について知りたいと思う。
・否定してきた部分に目を向け、受け入れがたい真実を受け入れ、現実を直視できる。
・自分が抱える負の側面と、友としてうまく付き合える。負の側面は、秘密の協力者でもなく、恐ろしい敵でもない。
・罪悪感や羞恥心を正当に評価して癒やすことができる。
・より高い目的意識が芽生える。
・希望を持っている。
・他の人のために何かしたくなる。
・より高次の現実像が、現実的で実現可能に思えてくる。

③ 意識の拡大――ブッダ（仏陀）

【意識の拡大が人生を価値あるものにする】

人は何よりもまず、意識的でいるために脳を使う。なかには、自分の意識を他の人よりもはるかにうまく使いこなす人もいる。英雄として紹介したい内面的成長の達人たちは、どこの生まれであろうと、みな人類の精神的指導者たちである。なかでもブッダは際立った英雄であり、人間の完成された姿を体現する聖人、賢者、リーダーの象徴とも言える存在である。人生の意味を考えながら生き、最高の価値を求めるに至る。価値は内から生じ、俗世の域を超える。五感に流れ込む情報には意味はない。旧石器時代の洞窟に住む人々や昔の狩猟者や採集者たちの短くも過酷な人生について調べていくと、彼らの脳に、計算力、哲学や芸術を生み出す力、高度な理性が備わっていたことは疑いようがない。人にはこうした能力がすでにあった。そしてブッダはさらに、私たちが人生の意義を知りたいと願いさえすれば、人にはまだまだ秘められた力が眠っていることを教えてくれている。

その鍵を握るのが、意識を広く持つことである。

経験の種類は問題ではない。はっきりと意識した状態で経験することが意識をひろくもつ前提となる。人間は、誰もが意識的である。問題は、どの程度、意識的でいるかだ。宗教や神秘主義の意味合いを完全に抜きにしても、ブッダが体現する意識をより高めた状態は、誰もが本来受け継いでいることの一部である。インドの古いことわざでは、意識は戸口の明かりに例えられる。家の中と外の世界を同時に照らすように、意識は「外の世界にある」ものと「心の内にあるもの」を同時に感じ取ることができる。そのような意識の覚醒した状態が、両者の間に一つの関係を生み出す。

外と内の関係は、良いものか悪いものか？　人間の心に宿る天国も地獄も、すべては思考の産物である。地獄に落ちようが極楽に行こうが、あなたが考えることだ。「危険か安全かは心の持ちよう」という金言もある。しかし危険で物騒な考えにせよ、安心で信頼できる考えにせよ、それらはどこから来るのか？　それらはすべて目に見えない意識の領域で生じる。心にとって、意識が覚醒された状態は、創造の源である。価値ある人生に達するためには、より意識的でいるための方法を見つけ出さなくてはならない。そうすることでようやく、自分の運命の書の著者になれる。

【意識を拡大するには】

・覚醒し、気づき、そして感じ取っている状態にあることの価値をより重んじること。
・周りに染まらないこと。他の人と同じように考えて行動していてはいけない。
・自分を尊重すること。自分の正当性を確認するのに他人の承認を待つ必要はない。他人に認められたいと願うかわりに、他人の力になろうと努力すること。
・芸術、詩歌、音楽を通じてより高い理想像に心を触れさせること。世界中の聖典や経典、聖句や経文を広く読もう。
・自分の核となる信念について自問すること。
・自我から生まれる要求を減らすこと。「私が」「私を」「私の」と自分ばかりを主張する狭い了見を超えて、心を広げること。
・自分の人生にもたせうる最高の意義を目標とすること。
・内面を成長させることに終わりはないと信じ続けること。
・どのような定義づけでも構わないので、とにかく、精神的な道を、誠意と希望をもって歩むこと。

意識というのは、興味深いものだ。誰もが持っているのに、誰も十分には持っていない。ただ、意識によってもたらされるものは無限である。この永久に続く意識の拡大を自ら体現した人物だからこそ、ブッダは仏教よりも偉大なのだ。この偉大な精神的指導者は、意識について三つの強みを体現し、三つの障害を遠ざけた。

三つの強み……発展すること、拡大すること、刺激されていること
三つの障害……縮小すること、境界をつくること、周りに染まること

ここに挙げた言葉はどれも宗教色の強い言葉ではない。どれもより意識した状態の自分と向き合う姿勢を表す言葉だ。言い伝えによれば、ブッダは、シッダルタという名の悩める探求者であった。彼の父は王であり、王子として生まれた息子のシッダルタが偉大な統治者に成長することを願っていた。シッダルタの精神的探求心を抑えるために、父である王はシッダルタを城壁の中に閉じ込め、ぜいたく品で取り囲み、日々の生活にあふれる苦しみに接することがないように心を砕いた。これは、私たちが自分の意識に対して行っていることの例えとも言える。私たちは、自我という壁の中に縮こまっている。心に境界をつくり、その境界を超えた見方を拒む。そして、消費社会が提供する快楽や所有物を追い求める。

より高い意識とは、必ずしも精神性の高いスピリチュアルな状態とは限らない。意識の拡大した状態のことを言っているのだ。スピリチュアルな状態は、意識がより高度に拡大した状態であ

り、スーパーブレインを得るために、いずれは現れることになっている。ストレスと悲しみに満ちた人生は、自然と意識を萎縮させる。意識の委縮は生き残るためのひとつの反応であり、ライオンの接近によってレイヨウの群れが身を寄せ合うのと同じである。萎縮によって生み出されるのは生命の安全であって、同時に緊張、恐怖、持続的警戒、不安感といった代償を伴うということは認識しておく必要がある。意識を広く持つことによってのみ戸口の明かりは灯され、恐れずに世界を見ることも、不安を抱かずに自分自身を見詰めることもできるようになるのだ。

> **ポイント**
> 内面の成長を望むなら、意識に対してブッダと同じ方法を取ることだ。意識を広げ、心の中に築いた壁を超えた見方をしよう。

★意識を拡大すると、あなたはこうなる★

- 自分の本音を話せる。
- 善と悪を固定された対立構造として見ることはもはやない。グレー（どちらでもない）の領域が生まれ、その状態を受け入れる。
- 他の人々の事情を理解できるため、より容易に許せる。
- 世間に身を置きながら、より安全を感じられるようになる。世間も自分と同じであるとわかる。

・孤立感や孤独感がやわらぎ、自分の幸せは他人ではなく自分次第だとわかる。
・不安や恐怖はもはや、かつてほどの説得力をもたない。
・現実とは可能性に満ちた世界であるということがわかり、その世界を探索したいと願う。
・宗教、政治、社会的地位について、「こちら側対あちら側」という対立構造にとらわれない。
・未知のものを脅威に感じたり不安に思ったりしない。未来はほかならぬ、未知のなかから生まれる。
・不確実なもののなかに英知を見ることができる。そのような態度のおかげで、物事に白黒をつけずとも人生が自然に流れていく。
・ここに存在すること自体を恩恵として考える。

スーパーブレインを持つ英雄たちは、スーパーヒーローとは違う。彼らは変革を目指す実在する人物モデルである。スーパーブレインを継続的に発達させることによって、脳はより健康でより高機能になっていくものと私たちは考える。感情と思考が意図的な目的のために働き、そのなかで生きていきたいと深く願うような現実を生み出す。より高い意識を経験するのも自由なら、あなたが本当になれると思う人物像をより強く感じ取るのも自由だ。

✦スーパーブレインで解決──うつ病

【うつ病と脳の関係】

本章では、脳に使われるのではなく脳を使う方法について、さらに一歩踏み込んだ方法を示してきた。この原理を多くの人を悩ませているうつ病に適用すれば、大いに役立つことだろう。アメリカでは、うつ病は、十五歳から四十五歳の主要な障害となっている。自分の脳に振り回される痛々しい例として、これ以上のものはない。元患者の一人はうつ病について、「朝起きようと思ったら、まるで落ちていくような感覚に襲われ、そのようなパニック状態がその瞬間だけでなく何日も何日も続き、それでいて自分が何を恐れているのかわからずにいたのです」と語った。うつ病に苦しむ人々は、脳のつまずきによって被害妄想に陥る。

うつ病は気分障害に分類され、内部ストレスと外部ストレスに脳が適切に反応できない状態である。その影響は全身に及ぶ。体のリズムを狂わせ、睡眠が不規則になる。性への関心が失われ、食欲がなくなる。食事をするのも性行為をするのも面倒で無関心になる。社交面では周囲と断絶されているように感じる。他の人に話しかけられても、何を言われているのかはっきりとは理解できない。自分がどのように感じているのかを相手に伝えることもできない。他の人と一緒にいるだけで心がかき乱され、何が何だかわからなくなる。

これらすべての全身症状に、脳がかかわっている。うつ病の人の脳を画像撮影すると、特有の活性パターンが見られる。脳の一部の領域が過剰に活性化し、他の一部の領域で活性の低下が見られる。うつ病は通常、前帯状皮質（ネガティブな感情や共感にかかわる）、扁桃体（感情をつかさどり、新たな状況への対応を担う。うつ病の人はたいてい新しい物事にうまく対応できない）、視床下部（性欲と食欲にかかわる）に影響する。これらの相互に接続された領域が、ある種の減衰回路にリンクしている。私たちは、このネットワークを正常に戻すために、ポジティブな影響を与えたいと考えている。

うつ病は、あるきっかけによって引き起こされるが、そのきっかけは、あまりに小さくて見過ごされることもある。ひとたび引き金が引かれると脳が変化し、その後、うつ状態を引き起こすきっかけはますますささいなことになっていき、やがて、きっかけはほぼ不要になる。そうなると、その人は、気分障害を引き起こしうる感情の暴走から逃げられない状態になる。

【うつ病の症状と全人的アプローチ】

「鬱（うつ）」という言葉はふだん何気なく使われるが、悲しかったり気分が沈んだりして憂うつになることとうつ状態になることは、同じではない。うつ病と診断されるということは、急性（短期）と慢性（長期）のいずれであっても、正常な気分変動パターンが停止するということだ。悲愴感、無力感、絶望感をうまく振り切れなかったり、身の周りのことに興味をもてなくなったりする。フロイトはうつ病を悲しみと結びつけた。うつ状態と悲嘆に暮れる状態は似ている。多くの場合、悲しみは時とともに自然に薄れる。うつ状態もしだいに薄れる可能性はある。しかし、長引いた場合、その人は気が晴れる望みもないまま日常に直面することになる。その人は、自分の人生を完全な失敗とみなし、生きていく理由がないように思うかもしれない（自殺の約八〇％は大うつ病の発作が原因である）。

長期にうつ病を抱える人々は、自分たちの症状がいつ、なぜ始まったのかを特定できないことが多い。家族にうつ病の人がいれば、遺伝的要因が鍵になっていると考えるかもしれない。あるいは、いつも悲しい気持ちでいたり、明らかな理由もないのに絶望感を覚えたりすることに最初に気づいたのはいつなのか、その記憶も曖昧かもしれない。うつ病は、自閉症と並んで、最も遺伝的な精神的疾患とみなされている。うつ病の患者の八〇％は、家族のなかにうつ病の人、またはうつ病だった人がいる。しかしほとんどの場合、遺伝子は単にその人が気分障害になる素因となるだけで、発症を確実なものにするわけではない。遺伝子と環境が協働することで、精神疾患は引き起こされる。

うつ病患者の多くは、鬱々とした気分になること自体は問題ではないという。むしろ問題なのは、彼らが経験するどうしようもない疲労感だ。誰かが言っていたとおり、うつ状態の反対は幸福な状態ではなく、元気な状態なのだ。疲労感は、うつ状態をより一層深める。あなたはひとたび、はっきりと覚醒した状態で意識的に、ゆるぎない意図をもって、自分は自分の脳の言いなりにはならないと決心すれば、外の世界に対して自分の感情と反応を示せるようになる。あなたが脳のリーダーとして行動すれば、自分のなかで起こる神経化学的な活性や遺伝子の活性さえも、積極的にプログラミングし直すことができる。それができればもう、気分障害に振り回されることはない。

重要なのは、脳のバランスを崩して凝り固まった部分をもう一度動かすことだ。いったん動けばそのまま徐々に動かせるようになり、脳に自然なバランスを取り戻せる。私たちはそのゴールを目指して進んでいくための後押しをしたいと思っているし、それこそが心と体をつなぐ全人的なアプローチでもある。

【うつ状態は病気ではない】

ひとたび脳がしつけられると、その応答こそが正常に感じられる。うつ病の人々は、時に友人や医者や療法士から「元気がないね」と言われて驚くことがある。うつ病の人の脳については、遺伝的影響や化学的不均衡に関するさまざまな理論がいまだに広まっているが、そのような説はどれも疑わしいものばかりだ（うつ病患者の遺伝子と他の人々の遺伝子に違いが見られないことは、基礎研究で明らかにされている。抗うつ薬が化学的不均衡を矯正することによって効くというのも定かではない。しかし、うつ病患者が適切な心理療法を受け、自分の気持ちについて詳しく話し続けると、彼らの脳に変化が起こる。その変化は、薬によって引き起こされる変化と似ている。そうなると新たな謎が加わる。話を聞いてもらうことで、薬剤を飲んだ場合と同じ生理学的結果が生まれるなんてことが、どうして起こりえるのか？　それは誰にもわからない）。

テーブルマナーの悪い若者に出会ったとしよう。あなたはその原因はどこにあると考えるだろうか？　たいていの人は、そのような食事の仕方は子どものころに身についたもので、それが習慣化したのだろうと考える。その習慣が改善されなかったのは、改めなければならない理由がその若者には思い当たらなかったからだ。それと同じような側面がうつ病にもあるとしたらどうだろう？　もしそうなら、うつ病が発症するまでのステップを逆にたどることで、元に戻すことができるだろう。

そこで今度は、うつ病を脳に固定された行動として見ていこう。そこには次の三つの要素が関与する。
・たいていは忘れ去られてしまっている初期の外部要因。
・何らかの理由で不健全に身につけた自滅的反応。
・無意識のうちに行われるようになった長年の習慣。
これらについて考える前に、まずは、あらゆる種類の気持ちの落ち込みをすべて病気と呼ぶ風潮から解放されよう。なかでも、多くの人が経験している軽度から中等度のうつ状態については、とくにそうだ（もちろん、重度の慢性うつ病については、他の重度の精神障害と同様に対処すべきである）。

ひどい離婚劇のあとに気分が沈み込むのは病気ではない。

失業したときに悲嘆に暮れたり落ち込んだりするのも病気ではない。

最愛の伴侶を失った人がいると、私たちは「彼女は悲しみのあまり正気を失っている」などと言うかもしれないが、深い悲しみは自然な感情であり、その悲しみとともに訪れる鬱々とした気分も自然なことで、病気ではない。

つまり気持ちの落ち込みは、そもそも自然な反応なのだ。しかしなぜ、落ち込んだ状態が悪化し、うつ病に至るのか？　そこには、外部要因、自滅的反応、長年の習慣の三つの要素がすべて関係する。

【うつ病に陥る三つのステップ】

①外部要因

外の世界で起こる出来事は、誰にとっても落ち込みの原因になりうる。二〇〇八年の深刻な経済不況の際には、職を失った人の六〇％が不安を抱き、気を滅入らせた。この数値は、一年以上にわたり一時解雇の状態に置かれた労働者の間でさらに高くなった。このように、ストレスが長期にわたると、うつ状態に陥る可能性はさらに高まる。長期ストレスは、ほかにも退屈な仕事、不快な人間関係、長く続く孤独な時間、社会的な孤立、慢性疾患などによっても引き起こされる。うつ状態にある人は、何かしらの外部要因によって現在または過去に悪い状況に置かれ、その状況に対する反応を示しているのである。

②自滅的反応

外部要因が存在しても、あなたがある特定の反応をしない限り、うつ状態にはならない。うつ状態にある人は、ずっと以前に人生において何かがうまくいかなかったときに、次に挙げるような自滅的反応を身につけたのである。

・悪いのは私だ。
・まだまだ不十分だ。
・何をやっても無駄だ。
・どうせうまく行かないとわかっていた。

・何も打つ手がなく、どうしようもない。
・こうなるのは時間の問題だった。

このような反応を示す幼い子どもたちは、これが現実だと本当に思っている。目の前の世界について、偏ったひとつの見方を自分の脳に報告しているのだ。脳は、こうして教えられた現実像に従う。幼い子どもには、自分の人生をコントロールする力はほとんどない。弱く、傷つきやすい存在だ。親の愛情に満たされないと、このようなゆがんだ反応を生むことになる。家族の死のような悲惨な出来事に見舞われた場合にも、同じ反応を生むことがある。しかし大人がこのような反応を示すのは、過去が現在をむしばんでいるときだ。

③うつ状態の習慣化

自滅的反応をひとたび示すと、次に外の世界から新たなストレスを受けたときには、その反応が強化される。初めて付き合った恋人に振られた？　すると、次の恋人にも振られるかもしれないと不安に思うのは自然なことだ。そのような不安にうまく対処する人もいるが、うまく対処できなければ不安が大きくのしかかってくる。もっと愛情深くて誠実な恋人を新たに探すかわりに、自分を責めながらびくびくしている。そんな内面から生まれる後ろ向きの反応を続けるうちに、やがてうつ状態が習慣化される。

【うつ病の解決策――過去の行動の取り消し】

うつ状態の習慣化は、おそらく本人が悲しみや絶望を自覚するより早く、数年前には起きているものと思われる。ひとたび習慣化されると、もはや外部からのきっかけは必要ない。うつ状態にある人は、自分がうつ状態にあるという事実だけで悲観的な気分になる。すべてが灰色の膜に覆われているように思える。楽観的には到底なれない。このような打ちのめされた状態は、脳の経路が固定されてしまっていること、そしてもしかしたら、いや、おそらくは遺伝子や神経伝達物質が関与しているだろうことを私たちに教えてくれている。その人にとっての現実を生み出す全人的なサポートシステムが、うつ状態の習慣化に関与しているのだ。

自滅的反応が習慣に取り込まれると、くすぶり続ける熱い石炭のように、ほんの少しあおるだけで火が燃え上がる。タイヤのパンクや不渡り小切手のようなささいな出来事でさえも、「これは自分にとって厄介事になるのか、ならないのか？」を判断する余裕が持てなくなる。自滅的反応の回路がすでにでき上がっているからだ。うつ病の人は朗報に接したときでさえ、悲しい気持ちになる。彼らは習慣的なうつ状態にとらわれているため、つねに不安な気持ちで次に起こる出来事を待っている。不安は、脳がバランスを失う原因となる。実際に、うつ病患者の脳画像からも、不安と脳のつながりがはっきりと見て取れる。心理療法を開始し、沈み込んだ気持ちについて詳しく話すことができた患者の脳画像では、抗うつ薬の効果で活性化するのと同じ領域に活発な動きが見られた。話すというひとつの行動が不安を解消し、脳の活動に変化をもたらしたのだ。

行動することでうつ状態から抜け出せるのであれば、行動がうつ状態を招く可能性があると考えてもおかしくはないだろう（医学用語で器質的原因と呼ばれる多くの疾患や老人性認知症、また、質の悪い食事や環境有害物質などの物理的原因によるうつ病についてはここでは考えないことにする。通常は、物理的原因が修正されれば、うつ状態は自然に治る）。重要なことは、うつ病に至った過去の行動を取り消すことだ。ここにおいて私たちは、うつ的反応に陥るのを避ける方法（予防）と、うつ状態に陥ってしまったときに後戻りする方法（回復）について考えることができる。それでは、さきに述べた〝うつ病に陥る三つのステップ〟をたどりながら、その解決策を探っていこう。

①外部要因への解決策

「夕方のニュースを見た？　世界情勢について考えると、まったく気が滅入るよ」などと言う人もいれば、「九月十一日の前後はしばらく沈んだ気持ちで過ごしたよ」と言う人もいる。外の世界の出来事は、たしかに私たちの気持ちを沈ませることもある。しかし実際には、うつ病を引き起こす要因としての威力は非常に小さい。あなたが自滅的反応を示しやすい人であれば、失業によってひどく落胆するだろうが、そうでなければ失業を機に奮起し、さらに上を目指すこともありうる。悪いことが起きるのは避けられないが、その状況が悪化するには要因はある。

- ストレスが繰り返される。
- ストレスが予測不可能である。
- ストレスをコントロールするすべがない。

たとえば、暴力を振るう激情家の夫を持つ妻について考えてみよう。夫は繰り返し妻をなぐる。

夫がいつ怒り出すのか、妻には予測がつかない。彼女には、夫のもとを去る意思も強さもない。このような女性は、ストレスの三大要素がすべてそろっているため、うつ病患者の有力候補となる。彼女に向けられる虐待は繰り返され、予測できず、彼女のコントロールできる範囲にない。

このような状況が続けば、彼女の心と体をつなぐ全人的システムは遮断されるようになる。同じようなことは、マウスに弱い電気ショックを与えたときにも起こる。不規則な間隔で何度もショックを与えると、マウスは逃げることができない。電気ショックは無害なものだが、そんなことは関係ない。間もなくマウスは諦め、行動が不活発になり、無力な様子を示し、そのまま死んでしまった。つまり、誘発されたうつ状態があまりに極端で、生きる気力を破壊してしまったのだ。

うつ病になるのを避けたいと願う者にとって、これは何を意味するのか。まずは、繰り返されるストレスに身をさらすのをやめることだ。悪い上司や暴力を振るう夫のほかにも、日常的に増強されていくストレスはすべて回避の対象となる。予測不可能な類のストレスも避けること。もちろん、人生とは不確定なものだが、それでも、許容できる限度というものがある。予兆もなく突然怒り出す上司は許容できない。セールスの仕事も、客に暴言を吐かれたり、鼻先で扉を勢いよく閉められたりするかもしれず、多くの人にとっては先の読めない堪えがたい仕事だろう。浮気するかもしれないし、しないかもしれない配偶者も、一歩間違えば予測不可能な存在となる。

これと同じ理由から、ストレスに対抗する一助として、予測可能なお決まりの行動を増やすべきである。夜は良質の睡眠をとり、定期的に運動し、安定した人間関係を築き、安定した職を得るのは、誰もが必要とすることだ。規則正しい習慣は、一般的な意味で漠然と良いというだけでなく、脳をポジティブな方向にしつける(訓練する)ことにより、うつ状態を回避するのにも役立つ。

無力感と絶望感の一部とも言えるが、うつ状態にある人は、ストレスの多い状況で受け身になりがちである。そのような状況を修正する有益な方法がわからず、うまくいくかもしれない重要な決定を自分で阻み、何の決断も下そうとしない。このような態度が功を奏することはめったにない。あまりにも長く、悪い状況を耐え忍びすぎるのだ。うつ症状がなければ、改善すべきこと、我慢すべきこと、放棄すべきことを把握することもできるだろう。本来それは、一生を通して重ねていくべき基本的な選択である。

自分はうつ病になりやすいとわかっている場合は、そうでない場合よりも、問題に対して即座に直接的に対処することが重要である。なぜなら、長く待つほどに自滅的反応の入り込む余地が増えるからだ。ここで話題にしているのは、職場で起こりうる衝突や、門限を破る十代の若者や、家事の分担を守らない配偶者のように、ごくありふれた状況についてである。うつ病になると、ほんの小さなきっかけにも過敏になり、無力感への屈服を招く。しかしこの段階に達する前に、早いうちに行動すれば、日々のストレスをどうにかする余地もそのための決断を実行するだけのエネルギーもある。決断を素早く下し、波風を立てないようにと警告する小さな声を無視する方法を習得しよう。別に、波風を立てたいわけではないのだから。自滅的反応を途中で食い止めようとしているだけだ。

②自滅的反応への解決策

うつ病に至る要素のなかでも、自滅的反応はより繊細であり、外部ストレスよりも消し去るのが難しい。太り過ぎの状態になりたくなければ、身についた体重をあとから落とすよりも、最初から体重を増やさないようにしたほうが、ずっと簡単である。それと同じことが、うつ病にも言える。誤った反応を解消するよりも、正しい反応を身につけるほうがだんぜん簡単だ。正しい反応には感情の回復力が関係しており、回復力があれば、ストレスを取り込むのではなく手放すことができる。誤った反応を取り消すには、脳を再教育する必要がある。しかしそれでも、太り過ぎた人がどうにかして減量するように、自滅的反応を覚え込んだ脳を教育し直すことも可能である。

私たちはみな自滅的反応を示しはしても、それによってもたらされる結果を好む人はいない。自滅的反応をより好ましい別の反応に置き換えるには、時間と労力を必要とする。しかし、考え方を変えることでうつ病が快方に向かう可能性があることは、現在では十分に認識されている。考え方というのは、同じ命令を繰り返すソフトウェアプログラムのようなものだ。ただし、繰り返されるたびにより深く掘り下げられていくので、その意味ではプログラムよりも悪質である。

自滅的反応は、うつ状態の人々に深く刻み込まれた誤ったプログラムである。そこで、さきに挙げた六つの自滅的反応に対抗する正しいプログラミング方法を紹介しよう。

◆誤ったプログラムを書き直そう

1.「悪いのは私だ」という考えを捨てる。

悪いのは私ではないし、誰のせいでもない。失敗だと決まったわけではないし、責任の所在を明らかにすればよいわけでもない。問題の解決に集中すべきである。

2.「まだまだ不十分だ」という考えを捨てる。

今の自分で十分だ。他人と自分を比べる必要もないし、そもそも善し悪しの問題でもない。「これで十分」というのは相対的なものだ。今日よりも明日のほうが良くなっているだろう。自分はまだ学習曲線を描いている途中なのだ。

3.「何をやっても無駄だ」という考えを捨てる。

きっと何か思いつくだろう。物事にはうまくいく方法があるものだ。誰かに助けを借りることもできる。一つうまくいかないことがあっても、かならずほかに何かある。悲観的に考えても答えを見つける役には立たない。

4.「どうせうまくいかないとわかっていた」という考えを捨てる。

いや、わからなかった。後からとやかく言っているが、それは単に不安を感じているからで、今だけのことだ。後ろを振り返ってもろくなことはないが、より良い未来を導くためなら振り返るのも悪くない。

5.「何も打つ手がなく、どうしようもない」という考えを捨てる。

何かできるはずだ。何とかしてくれる人を見つけることならできるだろう。やめるのはいつでもできる。必要なのは、現状についてもっと徹底的に調べることだ。敗北主義では物事を良くする役には立たない。

6.「こうなるのは時間の問題だった」という考えを捨てる。

私は運命論者ではない。こうなることは予測できなかったし、物事にはかならず終わりが来る。やまない雨はない。運命論を信じると、選択の自由を奪われる。

このような考え方に変えればすべてがうまくいく、と言っているわけではない。大事なことは、頭を柔らかくすることだ。自滅的反応のたちの悪いところは、すべてを同一視させることだ。たとえば車の変速装置の修理なんてできない（誰だってできないだろう）と感じるのと同じように、起床して今日一日に直面するなんてできない（うつ病のサイン）と感じる。柔軟に対応するには、新たなプログラムで自滅的反応を返り撃ちにしなければならない。

しかし、どうやって？　あなたの自然な反応に悲愴感、無力感、絶望感が伴っていれば、それを受け入れることを拒むことだ。一瞬の間をおいて、深呼吸し、正しい反応リストを参照する。そして効果のあるものを見出す。これには時間と労力を要するが、それだけの効果がかならずある。新たな反応を学習することで、新たな神経経路が脳内に形成される。それは次々に新しい扉を開くことにもなる。どんな種類の扉かって？　うつ状態にあるときは孤立し、孤独を感じ、感動を覚えず、活力を失い、受け身になり、変化に対して心を閉ざす傾向にある。新しい扉には、それとまったく逆の効果がある。新たな反応を取り入れることで、古く陳腐な考え方に頼りたくなる誘惑に打ち勝つのだ。受け身でいるかわりに、責任を引き受けることが自分にとって良いことだとわかる。

もうひとつ戦略がある。抑えきれない自滅的反応を、扱いやすいサイズの断片に細分化するのだ。最良の戦術は、扱う準備が整っていると思える断片を選んで、一つずつ対処することだ。凝り固まった習慣はうつ病の親友である。実際に何かポジティブな行動を起こせるようになるまでには、乗り越えるべき峠があるものだ。その峠をヒマラヤ山頂にしないようにしよう。

一番小さな峠でも登ろうとすれば、脳は古いやり方を捨てて、新たなやり方を生み出さざるを得なくなる。その源から新鮮な欲求が流れ込むままにしておけば、あなたの意識は実際に拡大されていく。それこそが、本来のあなたである。固定した反応に縛られた行動である「うつ」の仮面の陰に、本来のあなたがいる。治癒の過程を指揮できる核となる自己、あなた自身が隠れているのだ。つまりは、治癒を生み出す力を持つのはあなただけだ。うつ病は、あなたの力がすべて剥ぎ取られたかのような幻覚を作り出す。しかし事実は、そのきっかけさえ見つければ、本来の自分を着実に取り戻すことができる。

③うつ状態の習慣化への解決策

アルコール依存症患者や他の依存症の人の身近で暮らしたことのある人なら、彼らの行動が予測可能な振り子のように揺れ動くことをご存じだろう。酔っていないとき、または薬を断っているときには心から後悔し、もう二度とお酒は飲みたくない、薬を使いたくないと願う。ところが依存症患者が、酒、薬の注射、過食、激怒（何に対する依存症かによる）に直面すると、そのような良い心掛けは吹き飛んでしまう。意思に力は消え去り、習慣が支配し、やめられない楽しみのことで頭がいっぱいになる。

うつ病にも常習的側面があり、そこでは悲しみや絶望が支配する。「ほかにどうしようもない」という嘆きは、依存症とうつ病の人に共通して聞かれる。多くの場合、「良い自分」と「悪い自分」が互いにせめぎ合っている。アルコール依存症であれば、「悪い自分」が酒を飲み、「良い自分」が後悔する。うつ病であれば、「悪い自分」は悲しく絶望し、「良い自分」は幸せで前向きだ。しかし実際には、最良の瞬間は、揺り戻しの前兆でしかない。「悪い自分」が最後には勝つ。「良い自分」はその手先にすぎない。

この闘いに勝者はいない。勝利はつかの間にすぎず、振り子は行ったり来たりと揺れ続ける。勝者なき闘いであるならば、なぜ闘うのか？　凝り固まった習慣を打ち破る秘訣は、自分自身を相手にして闘うのをやめ、戦争状態にない場所を自分のなかに見出すことだ。スピリチュアル用語では、その場所は「真の自己」ということになる。その場所に至る道は、瞑想によって開かれる。瞑想は、意識を拡大する伝統的な手法であり、世界の英知として人はみな、平和、平穏、静寂、喜びに満ちた充足感、命に対する畏怖《いふ》の念が与えられるものであると断言している。これに眉をひそめ、瞑想など信じないと私に告げる人がいれば、私は、それでは脳の存在も信じていないに違いない、と返すだろう。なぜなら、四十年間の脳研究によって、脳が瞑想によって作り替えられることが証明されている。最近ではさらに、瞑想によって遺伝子の活性が変化し、ストレスに対する反応が緩和されることが、科学的根拠をもって示されている。つまり、正しい遺伝子のスイッチが入り、誤った遺伝子のスイッチが切れる。

自滅的反応に対抗するためには、単に内面を掘り下げるだけでは不十分だ。真の自己を活気づけ、それを世界に送り出さなければならない。新しい反応と新しい考え方が有効であることを証明できるまでは、古い反応と古い考え方が意識のなかで居座り続けるだろう。あなたは古いやり方にすっかり慣れているし、逆戻りするための近道を知っている。そのため、うつ病の習慣を打ち砕くには、次のように内面の働きと外面の働きを組み合わせて取り入れることになる。

◆考えと行動の両方から自分を変える

内面の働き……考え方と感じ方を変える

- 瞑想すること。
- 自分のネガティブな考えについて、よく吟味すること。
- 人生の難題に対する自滅的反応を拒むこと。
- 人生を前進させるような新しい反応を学習すること。
- 自分の人生について、より高いビジョンを採用し、それに沿って生きること。
- 自己判断を認識し、それを拒むこと。
- 不安や恐怖は強力だからという理由だけで、不安や恐怖を肯定するのをやめること。
- 憂うつな気分を現実と間違えないこと。

外面の働き……行動を変える

・ストレスの多い状況を減らすこと。
・充実した仕事を見つけること。
・うつ状態を助長する人々とかかわらないこと。
・なりたい人物像に近い人を見つけること。
・自分を惜しみなくささげることを学習すること。寛大な心でいること。
・良質な睡眠習慣を取り入れ、毎日一度は軽く運動すること。
・気晴らしと終わりのない消費主義の代わりに、人間関係を重視すること。
・愛することができ、受け入れ上手で、批判しない、そんな感情的に健康で成熟した人々を見つけることによって、自分を再教育するようになること。

【本来の元気な自分を取り戻す】

医師や心理療法士たちが出会う何百人ものうつ病患者のうち、回復に向かうのは何人ぐらいだろうか？　たいていは薬を信頼するか、疲れ切って辞職する状態に陥るかだ。なかには薬によって症状から解放されることもあるだろうが、軽度から中等度のうつ病には無益であることが多い。このことは現在、実証されている。すなわち軽度から中等度のうつ病の場合、抗うつ薬の効果は平均して、患者の三〇％で改善がみられるものの、それは、偽薬を投与したときの反応をわずかに上回る程度でしかない。薬がより高い効果をみせるのは、うつ病がもっと重症になってからだ。

私たちが注目してきた、①外部要因、②自滅的反応、③うつ状態の習慣化の三つの要素は、うつ病の解決に新たな手がかりを提供するものだ。うつの根底にある状態を快方に向かわせるための力を提供してくれる。うつ病の原因が見つかったと言っているわけではない。なぜなら、結局のところ、うつ病には患者の生活のすべて、すなわち患者の体内で起きていることすべてが深くかかわっているのだ。

それゆえに、多くの側面で生活を立て直さなければならないが、それは意識しさえすれば可能なことだ。嫌な仕事や我慢できない結婚生活から逃れるのを簡単だと思えるなら、そうすることで、ほんのわずかな期間でうつ病から抜け出せることもたまにある。少なくともこれは直接的な方法だと言える。また時にうつ病は、まるで霧のようにまったくつかみどころがないように思える。しかし、霧ならばいつかは晴れる。一番の朗報は、本来のあなたは今もこれまでも、決してうつ状態ではない、ということだ。本来のあなたを探す旅に出ることによって、うつ病を治す以上のことが成し遂げられる。あなたは光の中に歩み出て、人生を新しい見方で見ることになるのだ。

Part 2

スーパーブレインが夢を現実のものにする

第1章

あなたの脳、あなたの世界

本書を読み進めるほどに、心と脳と体が継ぎ目なく一体となって働いていることがわかるだろう。生命におけるこの一連の工程をより深く理解し、習得すればするほど、私たちはスーパーブレインという目標に近づくことになる。神経可塑性《かそせい》に関するデータと日々向き合っているルドルフのような研究者でも、脳が新しい回路を生み出す様子には驚かされるという。だが、それ以上に驚くべきことがある。なんと、心（意識）の力で物質を生み出すことができるのだ。それは現に脳内で起きていることであり、一秒間に数千回は生じている。宝くじに当選したあとに恍惚感に浸ることができるのも、ツグミの鳴き声が詩人ロバート・ブラウニングの耳に「繊細で伸びやかで曇りのない歓喜の声」として響いたのも、そのような心理状態を表す物質的な変化が脳内で起きたからにほかならない。喜びに浸るには、脳内で喜びを表す化学反応が起こらなければならない。他のあらゆる思考、感情、感動の場合も同じである。これは、神経科学の分野において明らかにされている事実である。

では、これからあなたを、スーパーブレインを極めた者だけが達する境地へとご案内しよう。そこでは、「脳」は頭蓋骨に覆われた狭い空間から解放され、その上空を「心」が軽やかに漂っている。脳の持つ可能性にふたをして閉じ込めているのは、人間の思い込みと誤解である。心と脳は融合される。心と脳をコントロールする方法をあなたが習得できたときに、スーパーブレインは誕生する。

意識の力

意識というのはとらえどころのない領域だが、そこに真の力が宿っている。アカデミー賞最優秀作品賞の受賞者は、壇上に昇るときに「夢がかなった！」と叫ぶことが多い。夢というのは、つかみどころのないものだ。しかし、強い力を持つ。あなたが心に描いた独自の理想像が、人生の進路を定めて動かしていく。ただし、そのためには最初に脳を動かさなければならない。行動、可能性、好機、幸運といった、夢を実現するために必要なものはすべて、そのあとに続く。この過程を、私たちは〈現実化〉と呼ぶ。現実化の工程は絶えず展開していく。その様子を、科学ではシナプス、電位、神経化学物質といった脳が生み出すものに注目して追いかけているが、それではあまりに大ざっぱ過ぎる。現実化は、もっと繊細で目に見えない領域から始まる。

では、現実化をコントロールするにはどうすればいいのか？　それにはまず、現実化に働く次のルールを覚えておく必要がある。

◆現実化のルール

・あなたはあなたであって、あなたの脳ではない。

・世界の見え方も感じ方も、すべてはあなたが生み出している。
・知覚は受動的なものではない。あなたは、すでに存在する固定された現実をただ受け入れているのではなく、自身で現実を形作っているのだ。
・自己認識が知覚を変える。
・あなたの意識が拡大すれば、現実に対して及ぶあなたの力も増す。
・意識には、あなたの世界を変える力が含まれる。
・意識がより拡大された領域において、あなたの心は宇宙の創造力と融合している。

このルールについては、話を進めるなかでさらに説明していくつもりだが、そもそも現実を生み出す能力は、努力をしなくても生まれつき備わっているものだ。それでいて、にわかには信じられないような働き方をする。たとえば、宇宙には「バラ星雲」と呼ばれる場所がある。夜空を眺める人々は、宇宙が星を生み出すその場所に、心の目で大輪のバラの花を見出したのだ。さて、このような信じられない話がなぜ本当の話だと言えるのか、その根拠を示せるかどうかは、私たちの腕しだいである。

あなたはあなたであって、あなたの脳ではない

【うつ病は脳がつくり出す】

「あなたはあなたであって、あなたの脳ではない」。これは、現実化の第一ルールである。すでに見てきたように、うつ病に苦しむ人々にとっては、非常に重要な本質である（うつ病のほかにも、不安症など、流行しているすべての気分障害に苦しむ人々にとって重要と言える）。私たちは、風邪で寝込んだときには、どれほどひどい風邪であっても「風邪になった」とは言わずに、「風邪をひいた」「風邪をもらった」などと言うはずだ。風邪をひいても、あなたはあなたのままである。ところが、うつ病の場合は、「うつ病になった」と言う。「私そのものがうつ病になってしまった」と言うのだ。沈んだ気持ちで不安を抱える多くの人にとって、この表現の違いは大きな意味を持つ。気分は世界の色を変える。うつ状態にあるとき、世界は灰色になるだろう。しかし、あなたが見ている灰色の世界は、あなたの脳が生み出したもので、あなた自身ではない。うつ病の場合も同じように考えるべきなのだ。うつ病は脳が生み出したもので、あなた自身ではない。うつ病は、心が脳を使って生み出した世界だ。心と脳は生理学のレベルで密接につながっており、そのつながりをうまくコントロールできれば、どんな状況でも変えることができる。

あなたは何者なのか。その答えを脳に一任してしまうと、「私はうつ病になった」と言うのと同じ理屈で、「私は灰色になった」と言い出しかねない。しかし、そうは言わない。灰色の世界は自

分自身ではないと把握できる一方で、うつ病患者があまりに早急に自殺に走るのはなぜか？　そこには感情が作用することが、生物学的な知見からある程度わかっている。記憶をつかさどる海馬は、恐怖感情をつかさどる扁桃体と密接に結びついている。被験者に、脳の活動を血流の増加によってリアルタイムに観察できる画像撮影を受けてもらいながら、恐ろしい顔写真を見せると、扁桃体がまるでクリスマスツリーのように明るく光って見える。恐怖反応の波が大脳新皮質に到達してから、これは写真なのだから恐ろしがる理由などないと気づくまでには、少し時間がかかる。そのため現実的な原因がなくても、抑えきれない恐怖によって、慢性的な不安症とうつ病が引き起こされる。

しかし、この作用を打ち消すように脳が働くこともある。最近の研究では、扁桃体で生じたネガティブな感情を、海馬の新たな神経細胞によって阻害できることが示されている。体を動かしたり、何か新しいことを学習したりしてストレスを軽減させると、新たな神経細胞の誕生が促進される。すると、すでに見てきたように、神経可塑性が高まり、新たなシナプスと神経回路が生じる。神経可塑性は気分を直接調節し、うつ病を予防することができる。このように、成人の海馬で新しい神経細胞が誕生すれば、うつ病などの気分障害を引き起こす脳内の不均衡を克服する助けとなる。

神経科学の分野ではこの考え方は新しいが、実生活ではすでに多くの人が、ジョギングに出かけると憂うつな気分から抜け出せることに気づいている。海馬の神経発生を促進する新しいタイプの抗うつ薬が、少なくとも部分的には効くかもしれないことは、いくつかの研究で示されている。この考え方を裏づけるように、抗うつ薬を与えられたマウスは生き生きと活動するようになるが、海馬における神経発生をあらかじめ意図的に阻害しておくと、いくら薬を与えても変化は起こらない。

【うつ病は抗うつ薬では治らない】

注意深い読者なら、すでにお気づきだろう。われわれは、持論に異議を唱えているかのようだ。新しいタイプの抗うつ薬で気分が改善されるなら、抗うつ薬を飲んで脳内の望ましい効果を促進すればいいのでは？　だが、そうはならない。

第一に、薬剤では気分障害は治せない。軽減させることしかできないのだ。患者が、抗うつ薬や気分安定剤の服用を中断すると、息をひそめていた障害がぶり返す。

第二に、薬剤にはかならず副作用がある。

第三に、薬剤の効能は時間とともに弱まっていくため、同じ効果を得るには、薬の量を増やしていかなければならない（やがて、まったく効果がみられなくなることもある）。

第四に、抗うつ薬には製薬会社がうたうほどの効果はない。研究によれば、うつ病の最も一般的な症例の場合、精神分析を行う心理療法でも、薬と同じ効果が得られる。欧米文化では、錠剤の常用を特効薬のように考え依存しているが、実のところ、うつ病を脱していく過程を語るだけでも治療効果があり、薬剤はその助けになる程度で、治療効果がない場合も多い。

脳が変わるにつれて、現実も変わっていく。うつ病の人は、悲しい気分で暮らしているだけでなく、悲しい世界で生きている。日差しは灰色を帯び、色彩は明るさを欠いて見える。一方、気分障害のない人は、世界をもっと陽気で明るい特性に染めていく。赤信号が赤いのは、脳がそれを赤とみなすからで、赤と緑を区別できない色弱者には、赤信号も灰色に見える。砂糖が甘いのは、脳が甘いとみなすからで、けがや病気などで味蕾《らい》（舌の上の味覚を感じる部分）を失った人にとって、砂糖は甘くも何ともない。そして、ここにもちょっとした心の機微が働く。自分は糖尿病予備軍かもしれないと気にしている場合、砂糖の味に感情が加わる。過去に自動車事故に巻き込まれたときの嫌な記憶が呼び起こされる場合は、赤信号に感情が加わる。私情を現実から切り離すことはできない。現実とは主観的なものだ。極端な言い方をすれば、そのすべてが、現実化の工程に取り込まれ、反映される。そこから逃れられるものは何もない。

【現実を生み出す力】

外界に存在するあらゆる特性は、あなたが生み出したからこそ存在している。あなたの脳は創造者ではなく、翻訳装置である。真の創造者は、心だ。

現実のすべてを生み出しているのは自分であると確信を持つまでには、もっと時間が必要だろう。「外の」世界と心がどのように相互作用するものなのか、疑念が生じるのは当然だ。それを知るには、知識がまだあまりにも乏しすぎる。

現実化の工程を、鳥を例に考えてみよう。人間には翼がないため、ハチドリの経験についてはわからないが、飛行機の窓から外を眺めるのと実際に飛ぶのとは、わけが違うことは簡単に想像がつく。ハチドリは、急降下して花弁の内側に潜り込み、空中でバランスを取り、全方向に視線を投げながら蜜を吸う。ハチドリの脳は、一秒間に最大八十回の高速で羽ばたく翼と、一分間に千回以上も脈打つ心臓を連動させる。ハチドリは、振動する姿勢制御装置が翼を高速旋回させながらバランスを保っているようなものなのだ。鳥の世界記録の一覧を眺めたなら、ただただ驚くしかないだろう。世界最小の鳥であるキューバのハチドリの重さは、一・八グラム。一ペニー硬貨の半分強の重さしかない。それでも基本的には、体重約一六〇キログラムという世界最大の鳥、アフリカのダチョウと生理学的には同じ身体構造を持つ。

鳥は、飛行とはほど遠い体験についても探求してきた。たとえば、水鳥は潜水できるようにデザインされている。皇帝ペンギンは、深さ四八二・八メートルまで潜った記録がある。最速記録は、ドイツの研究で観察されたハヤブサが保持している。潜水角度にもよるが、ハヤブサの記録は時速約一五七〜三四六キロメートルに達する。このような現実を可能にしたのは、鳥の翼でも心臓でもなく、脳である。つまり、神経系が新たな体験に即座に対応し、その限界を押し広げるように適応していくことで、飛行や潜水という現実を鳥にもたらしたのだ。

この議論を人間の脳に当てはめれば、より一層深い議論を展開できるだろう。なぜなら、鳥の意識（意識というものがあるならば）は純粋に本能によって操作されるが、私たち人間の心には自由意志が宿っているからだ。人類にとって現実を生み出す力は、大きく飛躍する可能性を持っている。

【すべての現実はあなたの心がつくり出している】

しかしまずは、ディーパックがとくに情熱を傾けている事柄に注目しよう。脳が思考や体験や知覚を「生み出す」という表現は、的確ではない。ラジオがモーツァルトを生み出すという表現が的確でないのと同じである。脳の役割は、ラジオにおける増幅器のようなもので、ラジオがあなたに音楽を聞かせるのと同じように、脳は全身に向けて思考を提供する。バラの花を愛で、その芳香をかぎ、そのなめらかな花びらをなでたとき、ありとあらゆる種類の相関が脳内でわき起こる。その相関が起きる様子は、脳画像診断装置で見ることができる。しかし、バラの花を見て、嗅いで、触っているのは、あなたの脳ではない。こうしたことはすべて経験であり、経験できるのは「あなた」だけだ。この事実はきわめて重要である。この事実は、あなたがあなたの脳以上の存在であると示しているのだから。

この違いについて説明しよう。一九三〇年代、脳神経外科医の先駆者であるワイルダー・ペンフィールドは、運動皮質として知られる脳領域に刺激を与えた。その領域に微弱な電流を流すと、筋肉が動くことを見出したのだ（その後の研究で、この発見は脳の広い範囲に応用された。記憶中枢に電気刺激を加えると、鮮やかな記憶がよみがえる。感情中枢を刺激すると、突然、感情が爆発することがある）。その一方でペンフィールドは、心と脳を区別することがきわめて重要であることも把握していた。なぜなら脳組織は、手や足で感じられるような肉体的な痛みを感じることができず、開頭手術は患者の意識がある状態でも行うことができるからだ。

ペンフィールドが運動皮質の局所領域を刺激すると、患者の腕がはね上がる。何が起きたのかと尋ねると、患者は「腕が勝手に動きました」と答える。そこで今度は、腕を上げるようにと患者に頼む。何が起きたのかと尋ねると、「私が腕を持ち上げました」と答える。このシンプルかつ直接的な方法で、ペンフィールドは、誰もが本能的に気づいていたことをはっきりと示した。自分の腕を動かすことと、腕がひとりでに動くことは、大きく違う。その違いは、心と脳の間にある不思議なギャップをあらわにするものだ。腕を動かそうとするのは心の働きであり、腕の不随意な動きは、脳内で誘発されたものだ。この二つは、同じではない。

細かいことのように思えるかもしれないが、この小さな違いを区別することが、後々きわめて重要になってくる。差し当たっては、あなた自身とあなたの脳は別物だということだけ覚えておけばよい。真の創造者になれるのは、脳に命令を与える心だけだ。ちょうど、ラジオから流れる音楽を作曲したのは増幅器ではなく、モーツァルトであるのと同じである。「外側に広がる」世界に存在する何かを受動的に受け取るのではなく、まずは能動的に、創造者としての自分の役割をはっきり意識することだ。それができなければ、現実化の学習を本当に開始したとは言えない。

【創造力があなたの世界を新しくする】

創造力の根本は、物事を新しくすることにある。パブロ・ピカソは、顔の片側に両目を寄せた絵をよく描いた。自然な顔立ちとは言いがたい（稚魚のころから成魚になるまで一貫して両目が片側に寄っているヒラメやカレイのような平らな魚でもない限り）。ピカソのミスだと批判する人もいる。近代美術館を訪れた小学一年生のクラス担任を笑いの種にしたこんなジョークもある。教師が抽象画の前に立ち、「これは、馬の絵だと言われています」と言うと、集団の最後列から小さな男の子が、「馬にしか見えないよ」と可愛らしい声を上げるのだ。

抽象画とは、新しい何かを生み出すために、あえて「間違い」を犯すものだ。ピカソは、人間の顔を新しい見方で見ている。知覚というのは、際限なく適応可能なものだ。もしあなたがピカソに出会う機会があるとするならば、あなたは、顔というものに対する一般的な見方をゆがませることになるだろう。ゆがんだ視覚に笑い出す人もいれば、不安におののき身震いする人もいるだろうし、抽象的スタイルの美しさを見出す人もいるだろう。あなたは新しい見方に興奮し、参加するようになる。誰だって、物事を新しい目で見ることはできるのだ。脳は、そのようにデザインされているのだから。脳をコンピューターに例えるなら、情報を蓄え、さまざまな方法で並び替え、電光石火の速さで計算する、といったところか。

創造力は、脳を超えていく。脳を使い、目の前にある素材をこれまで誰も見たことのないまったく新しい絵に生まれ変わらせる。日々の生活に変化がないと思うなら、何か新しいものを作ればいい。素材はすべて生活のなかにそろっている。あとは今すぐ、自分の世界を新たに組み上げていくだけだ。

◆世界を新しくする——自分の知覚を変化させるには

・自分の経験に責任をもつこと。
・自分についても、他人についても、いつもどおりの反応を疑ってかかること。

・古い条件づけに真っ向から立ち向かうこと。条件づけは無意識の行動を導く。
・自分の感情に敏感でいること。自分の感情がどこから来るのかを意識する。
・自分の核となる信念について考え直すこと。自分の信念を明らかにし、その信念に縛られているように感じたら、その信念を手放す。
・現実のどの部分が気にくわないのか、自問すること。周りの人がどう思っているのかも、ためらわずに尋ねてみよう。そのうえで、他の人たちに見えているものを尊重する。
・他の人の目線を通して世界を体験できるように、共感する練習をすること。

以上のポイントはすべて、自己を認識している状態を中心に据えている。朝食を食べ、愛を営み、宇宙について考え、ポップミュージックを作曲するときも、ほかの何をするときもあなたの心は、無意識な状態、意識的な状態、自己を認識している状態のうちのどれか一つでしかありえない。無意識な状態では、心は外の世界から流れ込む情報を受動的に受け入れ、最小限の反応しか示さず、新しいことは何も生み出さない。意識的な状態では、流れ込む情報に注意を払い、選択、決断、並べ替え、加工を通して何を受け入れ、何を拒絶するかを選んでいる。自己を認識している状態では、自分のしていることを振り返り、自分にとってどうなのかを自問する。いついかなるときも、この三つが共存している。ハチドリのような生き物でも同じかどうかは、私たちにはわからない。心臓が一分間に千回以上の速さで脈打っているときに、ハチドリが「疲れたなあ」と思っている？　だとしたらそれは、自己を認識している状態から発せられたものだ。「心臓が早鐘のようだ」と考えている？　それは、単に意識的な状態だ。真実を知らないまま私たちは、ハチドリは自己を認識することはなく、意識すらしていないものと推測している。ハチドリの一生は、無意識のうちに過ぎていくのだろう、と。

無意識・意識・自己認識

【無意識の瞬間を減らし、意識的・自己を認識した状態を増やす】

人間は、無意識・意識・自己認識の三つすべての状態になれる。どの状態が優勢かは、その時々のあなた次第だ。スーパーブレインの基本は無意識の瞬間を減らし、意識的な状態や自己を認識した状態を増やすことにある。前述のリストで四番目に挙げた「自分の感情に敏感でいること。自分の感情がどこから来るのかを意識すること」という項目について考えてみよう。前半の「自分の感情に敏感でいる」は意識に関する内容であり、後半部分の「自分の感情がどこから来るのかを意識する」は自己認識に関する内容である。「私は怒っている」と思うのは意識的な思考であり、急に怒り出して自制心を失うのは無意識的な行動である。たとえば、自動車事故に遭遇して突然怒り出した人が大目に見られる理由もそこにある。その怒りが過ぎ去り、本人が冷静になるまで、その人の言動は真剣には受け取られない。法制度によっては無意識を許容し、激情で理性を失って犯す罪に対して寛大な措置がとられる場合もある。自分の妻とほかの男の浮気現場に遭遇し、その場で相手の男に危害を加えたとしたら、それは無意識の行動であり、完全な意識を伴っていない。

意識した状態は良い状態だが、自己を認識している状態はさらに良い。単に怒りを抑えることが目的であれば、「私は怒っている」と意識するだけでよい。しかし、その怒りがどこから来るのかがわかれば、自己認識の要素が加わる。すると、自分の行動パターンがわかるようになる。過去に感情を爆発させたことがあり、良い結果を生まなかったのであれば、その事実に思い至ることもできる。ひょっとして配偶者に家を出ていかれたり、誰かに警察を呼ばれたりしたのではないか。自己を認識している状態にできれば、現実は変わる。自制できるようになり、自分を変える力が発達し始める。

意識は、間違いなく人間以外の動物の世界にも存在する。ゾウは、亡くなった赤ちゃんゾウの周りに集まる。その場にしばらくとどまるだけでなく、一年後にかつての死の現場に戻ってくる。わが子を失った母ゾウのそばに身を寄せて集まる。「共感」の意味を広くとらえるなら、ゾウはまさに互いに共感し合っているように見える。私たちの知る限り、メキシコからミネソタまで三〇〇〇キロメートル以上を移動する小さなハチドリは、飛行中に自分の進行ルートについて、視覚的な道しるべや星の動き、地球の磁場までを含めて意識している可能性がある。

だが私たちは、自己を認識するのは人間だけだと思っている（このプライドも、いずれ打ち砕かれるかもしれない。カーペットにお漏らしをして叱られた犬は、どう見ても恥じているかのようだ。あれは自己認識による反応ではないのか）。私たち人間は、意識的であることを意識している。つまり、われわれの自己認識力は、脳内の単純な学習や記憶の能力を超えている。

【意識的であるという意識を持つ】

意識のどのような働きのおかげで、私たちは自分自身と脳の活動とを区別できているのか？　それは、物事を構成要素に分けて考えようとする還元主義的な神経科学では説明できない。還元主義では、データを収集して事実を明らかにする。本書の共著者であるルドルフは、アルツハイマー病とその関連遺伝子をおもな研究分野としている都合上、研究者の肩書きでいるときは還元主義的である。しかし、還元主義に立つ神経科学では、感情や思考を実際に経験しているのが誰なのかは、説明していない。意識と自己認識の間には、深い溝がある。「私はアルツハイマー病と診断されています」という発言は、意識から生まれる。意識を働かせていない人は、自分の記憶力がどこか正常でないことに気づかないだろう。「私は、自分がアルツハイマー病にかかっていることが嫌で、不安です」という発言は、自己認識から生まれる。このように、この病気に関する事実には、無意識、意識、自己認識という三つの状態がすべて含まれるが、これらの状態と私たちがどのように関係しているのかは、神経科学はまったく説明していない。脳はただ、翻訳装置としての機能を果たしているだけだ。脳と三つの状態に関連をもたせるには、心が必要になる。

もちろん、この「意識的であるという意識」を可能にするのも脳だ。しかし還元主義的な言い方をすれば、私たちも、意識と自己認識が脳のどの場所にあるかを知っているとは言わないし、どこか特定の場所に収まっているとも思えない。このパズルを解いた人はまだいない。脳が配信する感情や思考にあなたが共鳴し一体化しているあいだにも、スーパーブレインは、あなたの中にいる観察者につねに呼びかけている——思考や感情と切り離された立場で、みずからを静観する役目に徹するようにと。

すぐにカッとなる性格の人は一歩引いた見方ができず、感情が爆発したときに何が起きているのかを観察することができない。このため、怒りを抑えられなくなる。ある程度の距離感をもって場面をとらえるようになるまでは、怒りの感情がどこから来てどのように対処すべきかについても、無意識なままだ。感情は、あなたの意識の状態に応じて変化する。

【感情の支配から離脱し、意識を拡大する】

◆無意識の状態

無意識の状態では、感情があなたを支配する。感情は唐突にわき起こり、勢いに任せて駆けめぐる。ホルモンが誘発され、ストレス反応が頻発する。その状態に浸っていると、無意識な感情が脳内に不均衡な状態をもたらす。意思決定をつかさどる高次の中枢機能が弱まる。そうなると、不安や怒りの衝動に歯止めが効かなくなる。その結果、破壊的行動を生むこともある。感情に支配された習慣が脳の回路に刻み込まれた状態になる。

◆意識的な状態

意識的な状態にあるとき、人は「私は今、○○な気持ちです」と発言することができる。これは、○○という感情をバランスのとれた状態にするための最初の一歩だ。高次脳が判断を下し、感情を大局的に眺める。記憶は、この○○という感情が過去にどのように働いたのか、良い結果を生んだのか悪い結果を生んだのかを教えてくれる。脳内の状態は次第に統合されていき、高次回路からも低次回路からも情報が入ってくる。感情を抑えられない状態から脱するための、最初の一歩を達成したことになる。

◆自己認識の状態

意識的な状態にあるとき、あなたは特別なだれでもないが、自己認識の状態になれば、あなたはただ一人の存在になる。「私は今、○○な気持ちです」と言うかわりに、「○○について私は何を思うのか？　それで私はどうなるのか？　それは何を意味するのか？」などと自分に問いかけるようになる。自己を認識しなくても、怒るのをやめることはできる。長年、部下をどなりつけてばかりいる短気な上司にも、自分は腹を立てているという意識はあるはずだ。しかし自己認識がないために、自分のしていることが自分にとって、他人にとってどうなのかという視点が欠けている。そのうち彼は、帰宅すると妻が家を出てしまっていて面食らうなんてことになるかもしれない。ひとたび自己認識が芽生えれば、自分の考え方や感じ方について制限なく何でも問いかけることができる。自己認識の状態での自身への問いかけは、意識を拡大する鍵となる。意識を広く持てば可能性は無限大になる。

感情は、自己認識の敵ではない。すべての感情は、全体のなかの一部として働いている。意味と出来事を結びつけるには、感情が必要だ。感情的になることで、記憶が心に残る。同じ夜の出来事でも、恋人との初キスを思い出すほうが、車に入れたガソリンの値段を思い出すよりずっとやさしい。そんなふうに思い出が「心に残る」ということは、その時の出来事と感情が切り離されていないということだ。ただ、切り離しによって、出来事を全体像の一部として見ることができる。感情を切り離すことができれば、一歩引いた見方ができるようになる（初キスの相手と結婚するとは限らないのもそのためだ）。冷静すぎて冷たく聞こえるかもしれないが、切り離すことで得られる喜びもある。ひとたびあなたが感情へのこだわりを捨てれば、人生のすべてに意味があると思えるような、より高い意識レベルに到達できる。自分の思考と感情に意識を向けよう。そうすれば、単なる怒りや不安や幸せや好奇心を記録するだけではない、至福の喜びや思いやりや驚嘆の念から生じる精神的感情のすべてを記録する新たな回路が脳に生まれるようになる。現実を生み出す能力に上限はない。現実は与えられるものだと思い込んでしまったら、私たちが実際に受け取るのは、外の世界に無限にあるものではなく、自分の中の限界なのだ。

エゴ

【エゴとあなたの世界観】

自己認識に敵がいるとすれば、それはエゴ（自我）だ。あなたの意識が定められた機能の枠を踏み越えたとき、エゴは意識を真剣に抑え込みにかかる。この仕組みがきわめて重要であることは、脳を見ればすぐにわかる。神経回路はつねに、数十億のニューロンが数兆ものシナプスを構築し直している。寝ても、覚めても、夢を見ていても、すべての経験に応じて脳は作り変えられていく（睡眠中も脳はきわめて活発に働いているが、その活動の大半は未解明である）。それでも私たちが、いつも自分の頭の中は静かに落ち着いていると思い込んでいられるのは、エゴのおかげである。エゴがなければ私たちは、騒然とした脳の変化につねに振り回されることになる。

新しい経験が脳に記録されると、エゴがそれらを吸収する。新たな情報は、あなたが幼いころから築き上げた喜びと痛み、不安と願望の記憶の貯蔵庫に加えられる。エゴの働きで何も変わらないという現実（幻想）を見せられていても、新たな経験は脳の再構築につねに効果があるのだと知っておくことが重要である。

ルドルフと妻ドーラは、娘のライラを育てるときに、一歳になるまでは決して独りぼっちにせず、独りで泣かせたままにはしないと決めた。ほかの親からは、甘やかし過ぎだ、二人とも睡眠不足でゾンビのようになるなどと批判された。しかし彼らは、二人で決めた約束を守った。幼児期は、神経回路の基盤を築く時期にあたる。その過程は見えないところで起きるが、こうして幼児の世界観が形作られていく。数年後には、喜びや痛みを新たに経験するたびに、過去の経験と比べてから、記憶のなかにその収納場所を見出すようになる。

ドーラとルドルフは、不満と放棄と拒絶ではなく、幸福と安全と受容の基準をライラの脳に与えたかったのだ。赤ん坊にとっては両親こそが、世界のすべてだ。ライラは成長するにつれ、世間とは両親のように受け入れ、育ててくれるものだという世界観を、心の奥底に抱くようになる。世界は固定されていない。私たちが経験し、自分の世界観に取り込んだとおりに世界は存在する。

ライラも、自分の脳内に築いてきたイメージに従って、世界に向き合う（ライラは自分が受けてきたように、愛情を周りに振りまく、とても幸せな幼児へと成長していった）。

【頑固なエゴは脳の活動低下を招く】

あらゆる種類の経験を吸収し統合する機能にとって、エゴは絶対的に必要だ。だが、個人の主観に偏り過ぎる傾向にある。エゴイズム（利己主義）は、自己中心的すぎる様子を表す一般的な用語であるが、ここで問題にしているのはそういう話ではない。エゴに関しては、誰もが矛盾した状況に置かれる。エゴはあなたの世界観を築くうえで重要だが、何もかもを個人的なものにしていたのでは、独りよがりになりかねない。「私が、私を、私の」と言い過ぎる態度は、他人の思いやりをことごとく踏みにじる。わがまますぎる人は、自分なりの見解や確固たる価値観を持つ（エゴの良い面）のではなく、自分がそう思うからという理由だけで偏見や先入観を正しいと主張するようになる（エゴの悪い面）。そうなるとエゴは、無意識のうちにまるで自己（自分自身）のように振る舞う。しかし、本当の自己は意識的なものだ。「それは私ではない」「私はそれについて考えたくない」「これは私には関係ない」などと自分に言い聞かせていると、あなたはみずからの経験にふたをして、意識を抑え込むことになる。現実化という無限の可能性を開くかわりに、エゴのイメージを固めることになるのだ。

そのような狭い考え方は、代償として脳の活動の低下や不均衡を招く。それが脳画像に表れることもある。「男は感情をおもてに出さないものだ」と主張する男性について考えてみよう。彼はエゴにより自分の考えを正当化し、あらゆる感情を抑え込もうとしている。感情によってもたらされる豊かな生活についてはさておき、このような態度は進化に逆行している。脳は感情を使って本能的な欲求を満たすために働き、確実に生き残れるように感情のギアを調整している。自分なりの目標達成に向けて情熱を高めるには、感情を利用しなければならない。しかし、一方で戦略を練るためには知性を活用しなければならず、そのための冷静さと客観性を得るために感情を切り離さなければならない。つまり、不安や願望によって生み出される情熱と、自制と鍛錬を伴う合理的思考の間を、行きつ戻りつする必要があるのだ。飛行家のチャールズ・リンドバーグが記録破りの大西洋横断飛行を試みるためには動機と熱意をもたねばならなかったが、同時に、飛行中に機体を操縦するのに十分な冷静さと客観性も備えていなければならなかった。私たちもみな、彼と似たようなものだ。

脳は本来、変わりやすく動的なものである。しかし次に示すように、頑固なエゴで意識を抑え込もうとすると脳の活動は低下し、あなたの現実を固定したパターンに凍結してしまう。

◆エゴ・ブロック——意識を抑え込む典型的な考え方

・私は○○をするようなタイプの人間ではない。
・私は自分にとって居心地のいい場所にいたい。
・これは私を格好悪く見せる。
・私はどうしてもしたくない。理由など必要ない。

・誰かほかの人にさせておこう。
・私は自分が何を考えているのかわかっている。考えを変えさせようとするな。
・私のほうがあなたよりもよく知っている。
・私では不十分だ。
・これは私には役不足だ。
・人生は長く、私はまだまだこれからだ。

一部は自分をより大きく見せようとする考え方、それ以外は自分をより小さく見せようとする考え方であることがわかる。しかしいずれも、自己のイメージを守ろうとするものだ。エゴ本来の役割は、強く動的な自己を築けるようにあなたを手助けすることだ（その詳しい方法については後で述べる）。しかし、必要もないのにあなたを守ろうと介入してくると、エゴは不安や危機感を覆い隠すことになる。中年男性が唐突に赤いスポーツカーを買うのも、中年女性が初めて目じりにしわができたときに美容外科で大枚をはたくのも、その身近な例だろう。しかしエゴを守ろうとする姿勢は、これよりはるかに繊細だ。それは概してあなたの気づかぬうちに進行し、現実化というプロジェクトを前進させるかわりに、安心感を覚えるなじみの古い現実を強化するはめになる。尊大な態度を安全と思う人もいれば、謙虚さを安全と思う人もいる。心のうちに感じる物足りなさを、虚勢を張ることでごまかすこともできれば、臆病さで包み隠すこともできる。決まったやり方はない。新たな経験を封じれば、自分が何を見逃しているのかがわからなくなる。

経験が無意識のうちに効果を及ぼす場合もある。たとえば、あなたが受け入れを拒んだ物事でも、あなたに影響する。自分に近しい人が亡くなっても深い悲しみを見せない知り合いが、誰にも一人や二人はいるものだ。それでも深い悲しみには何かしらのはけ口があるもので、見えないところですべてが進行し、水面下で小競り合いが起こり「私は感じたくない」というエゴの決定にもかかわらず、脳内では悲しみに対する反応が続行される。

【エゴに対抗する】

現実化は双方向に働く。つまりあなたが現実をつくり、現実があなたをつくる。あなたの感情と知性が、あなたの人格とエゴを生みだそうとへとへとになって押したり引いたりしているとき、神経生物学的レベルでは、グルタミン酸のような興奮性神経伝達物質が、グリシンのような抑制性神経伝達物質と共に、絶えず陰陽のバランスを取っている。そのすべてが、自分は何者で、人生に対してどう反応するのかといった意識を、いついかなる瞬間にもあなたに与えてくれている。もっと言えば、母親の胎内にいるときから全感覚の経験がシナプスを生み、それによって記憶が確立され、神経回路の基礎が作られていく。このように初期に形成されるシナプスが、あなたという人間を形作ってきた。家庭でよく見かけるクモに対して、あなたはどんな反応を示すだろうか？　理論上、ありとあらゆる反応が考えられるが、実際にあなたが示す反応は体に染みついたもので、いったん回路が組まれるとその反応こそが自然に思える。クモに対して激しい嫌悪を示すのか、とくに気にとめないのか、ひどく怖がるのか、どの反応も、あなたがこれまでに培ってきた個人的な反応であると同時に、あなたという人間を形作っている。いたって自然なことだ。問題は、エゴが介入してきて個人的反応を事実に転換してしまうときだ。「クモとはおぞましいものだ」「クモは無害だ」「クモは死ぬほど怖い」というふうに。このような見解は、事実の記述とするにはまったく信頼できない。個人の主観的な判断を「客観的」な現実に転換してしまっている。クモのかわりにカトリック教徒、ユダヤ人、アラブ人、有色人種、警察、敵といった言葉を入れて考えてみよう。偏見が事実のように述べられている（実際には、みな同じ人間である）。だが、結局、そこには不安と憎しみと防衛心がある。巧妙な操作ではあるが、このようなエゴに対しては、いくつかの簡単な問いかけで対抗することができる。次のように自問するのだ。

・なぜ私はそのように思うのか？
・私がそう思う本当の動機は何か？
・昔からずっと言ったり考えたり動いたりしてきたことを、ただ繰り返しているだけでは？

自問する意義は、あなたが前進し続けることにある。自分の反応をリフレッシュさせ、できるかぎり自己認識を働かせる。より多くのことを処理すれば、脳は刺激され更新される。心も脳からの処理により多く反応することで、想像上の限界を超えて広がっていく。何であれ固定されているものには、限界がある。何であれ動的なものは、限界を超えて広がる余地がある。限界を完全に取り除くには、スーパーブレインが必要である。そこに一歩近づくたびに、真の自己に近づくことになり、自由な状態の現実を生み出すことになる。

✦スーパーブレインで解決――肥満

【肥満の原因】

太り過ぎは、脳の新しい使い方を試すのにうってつけの問題である。アメリカでは三人に一人が標準体重を超えており、肥満の域に達している人は四人に一人を上回る。医学的な問題はさておき、この流行の原因は私たちの選択にある。一年間に平均で約七〇キログラムの砂糖を消費し、とあるファストフード店が提供する全食事の一〇分の一を食べ、一人前の量が十年ごとに増量する社会では、選択に誤りがあるのは明らかで、今すぐ方向転換すべきだとあなたは思うだろう。しかし、私たちはそうしない。国民の健康に関する勧告をいくら出しても役立っているとは思えない。肥満は、理性の届かないところで進行する。理性には、肥満を止める効果がないからだ。

ベースラインブレインのどこに間違いがあるのか？　犯人はモラルだと、かつては考えられていた。暴食を七つの大罪の一つに数えた中世からの名残で、太り過ぎは個人の弱さの表れとされていたのだ。そのような意見を背景に、太り過ぎの人の多くは自分の意志の弱さを責めている。「自分を甘やかすのを止めることさえできたなら」、「カロリーで自分を苦しめるのを止めることさえできたなら」と。しかし彼らは、食べると体重が増え、自己イメージが悪くなり、そのことで気分を害すと自分をなぐさめる名目でさらにたくさん食べる、といった悪循環を繰り返す。

決意は意識的なものだが、習慣はそうではない。この簡潔な記述のなかに、脳の観点から見た太り過ぎの原因が見えてくる。食べ物に対する要求は脳の無意識の部分に仕込まれており、高次の脳は食べ物を要求しない。過食と自責を繰り返す状態は、生理学的に説明がつく。満腹になったことを知らせる「満腹ホルモン」が抑制されているか、あるいは満腹ホルモンを出していても、激しい食欲を知らせる「空腹ホルモン」に迎え撃たれてしまうのだ。食べ物自体は問題ではない。ホットチョコレートのかかったサンデーや約七〇〇グラム近くもある上質肉ステーキは、どんなに食欲をそそるとしても、それ自体は中毒性物質ではない。

では、何が問題なのか？　いくつもの答えが出され今ではおなじみのものも多いが、どの答えに頼っても愚かないたちごっこを繰り返すことになる。食事と健康にはあまりに多くの要素が絡んでいて、やせられない原因はいくらでもわいてくる。専門家によれば、太る人には次のような原因が考えられている。

- 自尊心の低さ
- 身体イメージの貧弱さ
- 肥満の家族歴
- 遺伝的素因
- 幼少期に教え込まれた悪い食習慣
- 不健康なファーストフードと添加物や防腐剤入りの加工食品
- 自然食品の減少
- 大半の人にとって達成不可能な体型を「完璧な体」だとする社会的強迫観念

・絶え間ないダイエットと体重増減の繰り返しという当然の成り行きによる自滅

このような残念な〝玉つき事故〟に遭遇した場合、ベースラインブレインはただちに打ち負かされる。おなじみの自滅行動パターンが引き起こされるのだ。ダイエットに失敗した人は、強い欲求不満と混乱に駆られて次のダイエットに手を出す。失敗はさらなる欲求不満を生むだけでなく、小細工や一時しのぎに頼る傾向をあなたに植え付ける。空腹、習慣、空想による理屈に合わないプレッシャーが、高次脳の意思決定能力を鈍らせる。

【脳のバランスを保つ】

このように定着されたパターンを、スーパーブレインはどのようにして変化させるのか？　まずは、脂肪との休戦を宣言する必要がある。ベースラインブレインが、脂肪との戦いに勝利したことはない。研究によると、多くのダイエット経験者は減量はできても、ほぼ百パーセントの確率でその体重を二年間維持することに失敗している。相当な体重を落として維持している人は、毎日毎日、カロリー摂取量を気にしながら残りの人生を過ごす覚悟でいるとのことだ。ダイエットを経験すると、減量後に以前より空腹感が強くなるのが一般的である。オーストラリアの研究者らは、その理由は生物学的シフトにあると考えている。ダイエット成功後に再び体重が増えはじめた人の胃では、空腹ホルモンであるグレリンの濃度がダイエット前より二〇％高くなっていた。二〇一一年一二月にニューヨークタイムズ紙はこの事実について、「まだ太り気味の体は、まるで飢えているかのように振る舞い、失った体重を取り戻すために時間外労働をしていた」と報告している。脳は視床下部を通じて体の代謝の設定値を調節しており、ダイエットもそこに影響するものと思われる。このため、正常体重まで減量した人がその後も維持するためには、理想体重を何年も継続的に維持している人に比べて、一日の摂取量を四〇〇キロカロリー少なくする必要がある。

太り過ぎの人が自滅路線から脱するために必要なのは、脳を新品のものと取り換えることでも、代謝設定値を改善することでも、ホルモンバランスを良好に保つことでもない。そのような要因のなかに答えはない。どれもほかの何かに対する二次的なものだ。その「何か」とは——脳のバランスである。衝動的行動にかかわる領域の活動が強まり、合理的な意思決定にかかわる領域の活動が弱まると、脳の回路はバランスを失う。ネガティブな活動パターンの繰り返しは、意思決定に悪影響を与える。なぜなら、自分を責めたり失敗のように感じたりすると、脳の進化的に古い層がまたもや大脳皮質を圧倒するからだ。精神のバランスを取り戻すには、たとえば感情を調節して食べ物に手を伸ばすのをやめるときのように、みずからを向上させるような、良い結果を生む選択をすることだ。ひとたびバランスを取り戻せば、脳はそのバランスを保つように自然に働く傾向がある。ホメオスタシス（恒常性）として知られるこの性質は、不随意または自律性の神経系に組み込まれた機構のなかでも最強の部類に入り、脳において二重に制御されている。一連の過程は自動操縦で実行されるが、あなたが思うままに実行するよう指示すれば、意志や願望が操縦を引き継ぐ。しかし、意志の強さが問題なのではない。それは暗に強要を意味する。二切れ目のパイを真夜中に冷蔵庫をあさって食べたくなっても、ひたむきな決意で我慢する。

それは意志ではない。抵抗だ。あなたが抵抗を続ける限り、その対象は存在し続ける。そこには摩擦も生じる。食べたいと切望する思いと、ためになるとわかって我慢することの間で生じる内なる闘いにあなたがかかわっているかぎり、自滅は避けられない。本来の意志は、抵抗と逆の立場を取る。本来の流れに乗れば、数十億年の進化に支えられた自然の意志があなたを運んでくれる。あなたの体が進みたがっている道は、ホメオスタシスだ。すべての細胞はバランスを保つため、見事なまでに操作されている（たとえば、細胞が通常、数秒持ちこたえるのに必要なだけの食物のみを蓄えるのもそのためだ。体全体のバランスが保たれた状態では、すべての細胞に絶えず栄養が供給されるため、余分な蓄えは必要ない）。

【あなたの体重はあなたの頭の中にある】

スーパーブレインとは、脳がすることをコントロールできている状態の脳のことだ。私たちが掲げるスローガンは、「脳を使おう、脳に使われるな」である。体重にかかわる問題には、摂食障害に苦しむ患者も含まれる。深刻な拒食症の少女が鏡をのぞくときそこに映る姿は、やせ衰えた体格に、肋骨、ひじ、ひざが奇怪なほど突き出し、顔も頭蓋骨の上に薄いマスクをかぶったかのようだ。にもかかわらず少女は自分の姿を見て、「私は太っている」と言う。脳の視覚皮質に入る外界の情報は意味をなさない。彼女が見ている体は、鏡の中ではなく彼女の頭の中にある。これは、誰にでも当てはまることだ。ただ私たちの場合、通常は鏡に映る姿と頭の中にあるイメージとが一致している。体重がかろうじて正常範囲に収まっている数百万の人々は、それでも自分の体を見て「太り過ぎ」だと言う。もちろん、「そんなことない」と、否定する言葉が差し挟まれることもあるし、ある基準を過ぎると、太り過ぎを認めないわけにはいかないほど余分な体重が増えているかもしれない（ニューヨーカー誌の風刺漫画にこんなのがある。女性が夫に向かって「本当のことを言って。この体は、私を太って見せる？」と尋ねているのだ）。

重要なのは、脳内をバランスの良い状態にしたうえで脳の能力を活用し、ホルモン、空腹感、欲求、習慣といったすべてのバランスを保つことだ。あなたの体重はすべて、あなたの頭の中にある。なぜならあなたの体も、突き詰めればあなたの頭の中にあるからだ。要するに、脳はすべての身体機能の根源であり、あなたの脳の根源には、あなたの心がある。

スーパーブレインを得るには、自分の脳と新たな方法でかかわる必要がある。脳は体内で生じる変化に対し、そのすべてを埋め合わせるように働く。しかしそれが行き過ぎて、逆にバランスを崩していることがよくある。重度の肥満の人は自分の肥満とどうにか向き合いながら、適度に普通の生活を送り、家族を養い、恋愛関係を楽しむ。しかし別の側面から見れば、彼らは不幸だ。崩れたバランスはさらなる崩壊を招き、負の連鎖を永続させる。肥満という問題を脳に任せて対処するのではなく、脳を活用して負の連鎖を止める答えを見つけ出す必要がある。そのために、次のような意識を持とう。

◆体重を減少させる意識

・自分と闘うのをやめよう。

・カロリー計算を無視しよう。
・ダイエット食品を放棄しよう。
・バランスの崩壊が最も生じているところ（感情、ストレス、睡眠など）のバランスを取り戻そう。
・転換期にたどりつけるよう集中しよう。
・脳を活用して身体的バランスを回復しよう。

【スーパーブレインで肥満を解決する方法】

◆悪習慣を変える

自分の習慣を何とかしたいという衝動を感じた瞬間でなければ、習慣を変えることはできない。食べることに関しても同じだ。気づいたらピザに手を伸ばしていたり、夜中にこっそりアイスクリームを食べていたり。その瞬間、何が起こっているのか？　この問いかけに答えられるなら、あなたは変化の糸口をつかんでいる。

①お腹が空いているのか、それとも感情を抑え込もうとしているのかを見極める

これは基本の二択である。食べ物に手を伸ばした瞬間に、この二択のどちらなのかを自問しよう。

1．おなかが空いている：こちらが本当なら、食べるのは体の自然な要求であり、空腹感がなくなったとき要求は満たされる（満腹になるまで食べなくても、はるかに少ない量で足りる）。一時的な空腹感は数百キロカロリーで満たされる。一回の食事の量は約六〇〇キロカロリーである。

2. 感情を抑え込もうとしている：こちらが本当なら、その感情は空腹感に負けず劣らず、そこに存在する。しかしあなたには、その感情から目をそらし向き合おうとしない習慣がある。あるいは、その感情を偽装し隠してしまう場合もある。いずれにせよ、その習慣をやめ、自分が何を感じているのかに注目しよう。

・圧倒され、疲れ切っている。
・不満を抱いている。
・プレッシャーを感じている。
・心乱れて注意散漫である。
・不安を抱いている。
・退屈だ。
・心細い。
・落ち着かない。
・腹が立つ。

感情の正体がわかったら、その感情に名前をつけよう。はっきりと声に出すのが望ましい。「今、私は不満を感じている」「今、私は疲れ切っている」という具合に。

②自分が何を感じているのかがわかったら、食べる

自分と闘うのをやめよう。「これを食べるべきではない」という気持ちと「これを食べなければならない」という気持ちの間に生じる内なる葛藤に終わりはない。終わりがあるとすれば、とっくの昔にどちらかが勝利を収めていただろう。だから、お腹が空いているのか、ある感情を抑えようとしているのか、それを心にとどめたら、食べよう。

③きっかけを待つ

食べる前に「私は何を感じているのか?」と忠実に自問を重ねていれば、いずれあなたの心の声が何か新しいことを言い出すときが来る。「これを食べる必要はない」「本当はお腹がすいていないのに、なぜ食べるの?」という具合に。そのような瞬間が来るのをせきたてる必要はない。強制も一切してはならない。ただ心の準備をして気をつけていること。あなたが悪い習慣から自分を解き放とうとする衝動は本物である。しばらくは、その衝動があなたの食習慣ほどには強くないというだけだ。

その好機が訪れたときは、新たな衝動に従い、古い習慣は忘れてしまおう。

④より良い対処法を学ぶ

感情を抑えれば一時的に鎮まるが、かならず戻ってくる。あなたは感情に対処するために食べている。対処法はほかにもあるし、ほかの対処法が身につけば食べたいという衝動は小さくなる。

与えられているのは一つではないことに、体と心が気づいてくれるからだ。

対処法には、次のようなものがある。

・非難を恐れずに自分がどう感じているのかを口に出す。

・誰かふさわしい人に打ち明ける。共感してくれて、偏った判断をせず、第三者の立場にある人がいい（お金、地位、昇進絡みであなたに依存する立場の人に打ち明けるのは、やめておいたほうがいい）。

・誰かを十分に信頼し、その人の指導に従おう。完全なる自立は心細いし、ゆがんだ認識をもちやすい。

・根底にある不安や怒りのエネルギーの発散法を見つける。この二つの基本的な負の感情はあらゆる依存性の行動を助長する。

・表向きの生活と同じくらい真剣に内面生活について考える。

・自分を甘やかさなくていいほど上機嫌でいる。機嫌の悪さは自分を甘やかすようにあなたを誘惑する。それは、食べ物のおいしそうなにおいにつられて寄り道するのとは違う。

⑤新たな神経回路を作る

習慣とは、脳内の神経回路に依存する精神的な慣例である。いったん定着すると、自動的に反応する。あなたが過食の衝動と闘うとき、脳は過食が想定されていることを「思い出して」いる。そして、自動的に力強く慣例をなぞる。そのため、あなたは自分の脳に新たな道を与えてあげなければならない。つまり、新たな神経回路を構築するということだ。あなたの脳に新たな回路を築くための時間も方法もたくさんある。

◆感情を満たす

感情を抑え込むことを心の底から楽しんでいる人などいない。それは失敗したときの状況に似すぎていて、自分の弱さを思い知らされる。しかし、感情も抑え込んでもらいたがっているわけではない。満たされたいのだ。ポジティブな感情（愛、希望、楽観、感謝、賛同）は他人とのつながりによって満たされ、最高の自分を表現する。ネガティブな感情は、発散することで満たされる。あなたというシステム全体は、ネガティブな感情を毒として認識する。封じ込めても、矛先を変えても、無視しても、克服しようとしても無駄である。ネガティブな感情は放出されるかとどまるか——ほかに選択肢はない。

感情が満たされれば脳は変化し、新たな神経回路を形成する。そこが目指すべきゴールだ。

しかし戦いのさなかには、良くも悪くもあなたに衝動を抱かせ続ける内なる葛藤や緊張や混乱から、一時的にでもあなたを救い出す必要がある。そこで役に立つのが、瞑想である。瞑想によって、あなたの脳は安らぎの場を得る。スピリチュアルな意味合いを別にしても、自己のいかなる側面も他の側面と争わずに済む。瞑想は心底休まる場所を見出し、あなたの脳に変化の土台を築かせる。瞑想中、あなたは型どおりの思考にはまることも、パターン化された思考をなぞることも、古い条件づけに従うこともない。そのことに気づいた脳は、その状態をもっと経験しようとする。すると、あなたは古い衝動に駆られるかわりに、明晰でバランスの取れた自由な瞬間をより多くもてるようになる。

あなたの脳には、味方になってもらわなければならない。そうでないと、敵のままだ。

ここで重要になるのが、明晰さである。自分に見えているものは、変えられる。自分に見えていないものは、いつまでも変えることができない。見る（理解する）能力を失うことは決してないのだから、私たちはいつだって自分を変えられる可能性がある。

このプログラムの目標は、体の重さを変えることではない。やがて脳に新たな神経回路ができ、感情や衝動、過食につながる非充足感を認識できるようになれば、あなたは転換期を迎える。脳に使われるかわりに、自信をもって脳を使えるようになる。過食しない、という選択肢を無理なく選ぶようになる。目的が明確になれば、かならずや自分のためになることを自然に行うようになる。ここで学んだ二つのテーマは、この後も本書のなかでたびたび出会うことになる。一つは、脳に使われるのではなく、脳を使う方法を学ぶこと。もう一つは、本来の自然な意志に従って自分に新しい行動をもたらす方法を学ぶこと（強要は抵抗を生み、負の連鎖を永続させるだけだ）。この二つが、スーパーブレインへと進化するための鍵となる原則である。

第2章 あなたの脳は進化している

第二の進化――心の欲するところに従って脳は成長する

【学習は進化である】

あなたが有益な選択をするたびに、あなたの脳は進化の道を歩む。ダーウィンの進化論によれば、進化とは数十億年にわたって積み重ねられた偶然の遺伝子変異に依存するものであり、そのほかに進化と呼べるものはない。人間の見事に洗練された脳も、最も原始的な動物の脳から数億年の歳月をかけてゆっくりと進化してきた。しかし、人々の選択が新たな神経回路とシナプスを生むことが明らかとなった今、人類は新たな脳細胞とともに、個人の選択に依存した第二の進化を重ねていると考えることができるだろう。自分の人生から何を得たいのか、その答えによって駆りたてられ、脳を再形成することによって個人の成長が遂げられる。あなたが成長し発達する道を選ぶなら、みずから進化の道を歩むことになるのだ。

スーパーブレインは意識を進化させることによって生み出される。それは心と脳の融合である。二十歳前後までは、体は自然の計らいによって、多かれ少なかれ機械的に発達する。みずから選択しなくても乳歯は抜けるし、目の焦点を合わせられるようになる。しかし、学習が必要な多くの技能は、心と脳の相互作用に依存して発達する。三歳の時点では、たいていの子どもはまだ字を読む準備が整っていない（少数の例外は存在する。過読症として知られており、二歳未満の子どもでも字が読める場合がある）。四歳か五歳になるころには、子どもは字を読みたがるようになり、脳には学習に十分な発達がみられるようになる。心と脳が相互に作用することにより、子どもはページ上に並ぶ黒い染みのようなものが、それぞれに意味をもつ文字であることを発見する。

脳は固定された安定な状態にあると神経科学者が信じていたころ、学習と進化は同じものとは考えられていなかった。しかし、学習するにつれて脳が変化するならば、学習と進化は同義となる。

【言語能力――ハイパーポリグロット（超多言語話者）】

外国語を学ぶにも適齢期があり、そのピークは青年期後期だ。最近のニュース記事に、ニューヨーク市の高校に通う十六歳のユダヤ人ティモシー・ドナーに関するものがあった。彼は二〇〇九年、十三歳のときに現代ヘブライ語を習得しようと決意した。家庭教師が雇われ、レッスンは順調に進んだ。ティモシーは家庭教師とイスラエル政策について議論するうちに、アラビア語を学ぶことを思いつき、大学の夏期講座で学んだ。アラビア語は、地球上で最も難しい言語の一つと言われている。

そのニュース記事には次のように書かれていた。「四日でアルファベットを覚え、一週間ですらすら読めるようになったと彼は言う。その後も、ロシア語、イタリア語、ペルシア語、スワヒリ語、インドネシア語、ヒンディー語、オジブワ語、パシュトウ語、トルコ語、ハウサ語、クルド語、イディッシュ語、オランダ語、クロアチア語、ドイツ語と次々に学習していった。おもに文法書とiPhoneとフラッシュカードアプリによる独学だった」。ティモシーは多言語のビデオ映像をオンラインに投稿するようになり、間もなく国際的なファンクラブができた。彼は、いくつもの外国語をマスターしたポリグロット（多言語話者）になっていた。このさらに上を行くハイパーポリグロット（超多言語話者）になると、数十カ国語で頭がいっぱいになる。「ティモシーは、英国人ハイパーポリグロットのリチャード・シムコットが、立て続けに十六カ国語を話すビデオ映像に触発されたのだ」

本書に、過剰であることを意味する接頭辞の「ハイパー」や「過」や「超」（ハイパー記憶症候群、過読症、超多言語話者）が頻出するのは、私たちが脳の標準だと思っている基準がまだそれほどに高くない証拠である。だが、並外れた能力を「過剰」と評価する理由はどこにもない。「過剰」という言葉には障害とは言わないまでも、どこか奇妙だというニュアンスが感じられる。私たちの見解では、人間の能力はかつてないほど高い新たな水準へと進化しつつある。意識的な進化はスーパーブレインをもたらす。スーパーブレインは、奇妙でも障害でも異常でもない。ページ上に並ぶ黒い染みは、われわれの遠い祖先を困惑させるだろうが、初期のホモ・サピエンスの脳はすでに、言語と読字を可能にするのに十分なところまで進化していた。あとは時間の問題で、言語を発達させるような誕生の発生を待つばかりだった。私たちはホモ・サピエンスと本質的には何も違わない脳を用いて、将来いったいどんな驚くべきことを当たり前のようにこなすようになるのだろう？　今すでに私たちは、二世代前の人々と比べると信じられないほど複雑な暮らしを送っている。

【認知能力――失顔症とスーパーレコグナイザー】

◆失顔症

ティモシーが新たな言語の基礎を一カ月以内に学習し、ヒンディー語やドイツ語の正確なアクセントまで習得できた事実は、最適な時期に訓練さえすれば、脳はすでにある仕組みを使い飛躍的な進歩を遂げる可能性を示している。しかし、脳には何が組み込まれているのだろう？　科学はその答えを一度に一片ずつ見つけていく。その多くは、医学的問題の結果として見つかっている。

印象深い例が、失顔症（相貌失認）である。第二次世界大戦で頭部に外傷を受けて帰還した軍人のなかに、家族の顔も他の誰の顔も認識できない人がいた。髪の色、目、鼻の形といった細部の特徴については正確に話すことができるのに、最後に「では、これが誰かわかりますか？」と尋ねると、彼らは当惑して首を横に振る。

科学者は当初、失顔症を頭部外傷と結びつけた。しかしこの奇妙な認知機能障害の存在に医者は以前から気づいており、後の五十年の間に、頭部外傷とは関係のない遺伝的な体質がある可能性が示された。現在では全体の二％を超える人に、失顔症の遺伝的要因が見受けられている。失顔症には、自分の顔さえも認識できない極端な例もある（これをテーマに本を書いた著名な神経学者オリバー・サックスは、その障害が失顔症であることを明らかにした人物だ。あるとき誰かにぶつかったと思って謝ったが、彼が謝っている相手はなんと、鏡に映る自分の姿であった）。

失顔症の人の脳は、損傷や遺伝によって、側頭葉の一部にあたる紡錘《ぼうすい》状回《じょうかい》に欠陥を持つ。紡錘状回は、顔だけでなく体型や色、単語を認識する領域である。奇妙にも、この欠陥を持つことが発覚するまでには、数年かかることもある。「顔を覚えるのが苦手なもので」と言い訳をしながら、彼らは顔を認識するかわりに、その人の声や服の着こなし方といったほかの感覚による手掛かりに頼っているのだ。ある男性は、職場の仲の良い同僚が髪形を変えると、正面からすれ違ったのに、まるで見知らぬ相手のように通り過ぎた。

失顔症の原因をたどると小さな脳領域に行き着く。そこが顔の認識にかかわり、その正確な位置までも知ることができる。お決まりの診断のように思えるだろうが、私たちの脳に顔を認識できる回路が組み込まれていることは、十分に裏付けされた事実である。脳の後頭部には五つの区画からなる視覚野があり、目に入った情報を無意識のうちに記録する。これを意識的に見るためには、記録した情報を、脳前部の大脳皮質まで中継しなければならない。この回路に欠陥があると、認識ができなくなる（これとは別に、位置認識を特異的に行っている区画もある。その区画に欠陥があると、自分の家の細部は描写できでも、自分がその家の真正面にいることは認識できない）。

動物には本来、基本的な適応力が備わっており、進化は驚くべき認識能力を与えてきた。たとえば、ひな鳥のためにえさを巣に持ち帰る南極のペンギンは、数百万羽の群れが密集するなかに分け入り、自分のひなの元にまっすぐ歩いていくことができる（親鳥にはひなの鳴き声が刻み込まれているからだと一般に説明されるが、他の感覚が関与している可能性もある）。人間にも驚くべき認識能力を進化させた人たちがいる。「スーパーレコグナイザー」と呼ばれ、失顔症とは反対に、人並み外れた顔認識能力をもつ。その現象のほとんどは、まだ研究されていない。

◆スーパーレコグナイザー

スーパーレコグナイザーは、出会う人の顔をほぼすべて覚えている。路上である人物に歩み寄り、「私を覚えていますか？　十年前にメイシーズ百貨店であなたから黒い靴を買いました」と声をかけることもできる。当然、声をかけられた人が覚えていることはほとんどない。話しかけられた側の衝撃が大きすぎて、スーパーレコグナイザーの人々はストーカー呼ばわりされてきた。つけ回していたと考えるほうが、説明として受け入れられやすいからだ。スーパーレコグナイザーは時の経過にも惑わされない。ハリウッドスターの幼少時の写真を見せられても、すぐにそれが誰の顔かわかる。なぜわかるのかと尋ねられて、ある女性はこう答えた。「私にとって、顔の成長は表面的な変化にすぎません。髪の色を栗色から金髪に変えたり、新しいヘアスタイルにしたりするのと同じです」。八十歳代の顔に深く刻み込まれたしわも、小学三年生のころの面影を覆い隠しはしないのだ。

そもそも人はどのように顔を認識するのだろう？　私たちはある年齢の女性に会ったときに、その女性の目、髪、鼻、口に関するチェックリストを確認してから「あ、私のお母さんだ」と言ったりはしない。会えばすぐに母親だと認識する――この能力は、生まれたての赤ちゃんにも備わっている。つまり脳には、顔の全体像を一度で認識できるような仕組みが生物学的に組み込まれているのだ。失顔症はこれとは反対に、顔のチェックリストを個々に見ることしかできない。

私たちに物が見えるのは、物に反射した光が網膜上の細胞を刺激し、その刺激が電気的な信号として脳に伝達されるからであって、物の映像がそのまま運ばれているわけではない。網膜が受け取った光刺激は、形や明るさもない信号として、視神経を介して脳の視覚野に伝えられ、その情報は少なくとも五つか六つの段階を経て処理されていく。まず明るい領域と暗い領域が仕分けされ、それから大まかな輪郭が把握され、色や模様が解読されというように。認識が行われるのは、その工程の終盤である。しかし、「あ、私のお母さんだ」と言うときの全体像を一度に認識できる仕組みについては、まだよくわかっていない。人工知能の分野に携わるコンピューターの専門家は、さまざまな類型を手掛かりとするパターン認識技術を用いて、機械に顔を認識させようと努力している。その成果は、せいぜい初歩レベルだ。わずかに焦点のぼやけた家族の顔写真を見て、あなたは何の問題もなく誰の顔か判別できるのに、コンピューターは最高性能のものでも立ち往生する。

ところが顔写真を上下逆にすると、それが家族、有名人、あるいは自分の写真であっても、あなたの顔認識能力は途端に弱まる。芸能娯楽雑誌を開いて逆さにしてみれば、実際に確かめられる。有名人の顔をすぐに判別できず、あなたは困惑するだろう。しかし、顔認識がパターン化されたコンピューターなら、写真が上下逆でも、左右逆でも平気である。どちらの場合にも対応できるように簡単にプログラムできる。進化はなぜ、私たちにスーパーブレインになれる可能性を与えておきながら、上下逆の顔を判別する能力を与えなかったのか？

私たちの答えはこうだ。心が必要としなかったから、脳はその能力をもたせなかったのだ。ダーウィンの進化論の信奉者なら、このような意見はばかげていると主張することだろう。ダーウィン説を言葉どおりに厳密に受けとめれば、心も、進化の導きも、目的も存在しない――偶然の変異を通して受け継がれるものしか遺伝しない。進化の方程式に心を入り込ませるなんてことは、遺伝子の研究者であるルドルフにとって非現実的で突拍子もないことだった。しかし彼は、心の欲するところに従って脳は成長し発達するということに納得した。その証拠として、私たちは、心と脳のつながりを表す図式が急速に発展している点を挙げる。行動と生活様式の選択（環境）によって脳が変化しうることが、神経可塑性から明らかに示されている。ならばその過程を進化と呼ぶのは、拡大解釈でも何でもない。進化するにつれ、私たちの脳も、遺伝子も、ゆっくりと変化していく。

私たちはもはや、人間の発達において「生まれ（遺伝子）」と「育ち（環境）」を分けて考えたりはしない。あるときは、「生まれ」が権勢を振るう――音楽の神童は、教わらなくても二歳でバッハのフーガをピアノで弾き始める。しかし、音楽は習得することもできる――これは「育ち」の問題だ。すべてを遺伝子のせいにしたがる陣営は、真実の一面だけを見ている。また彼らとは逆の立場で、生まれもった才能よりも一万時間の練習こそが天才を生むと主張する陣営も、真実の半面しか見ていない。

数十カ国語の習得に固執するようになったポリグロット（多言語話者）について、もう一度考えてみよう。言語の習得に必要な因子は多数ある。生まれもった遺伝子、知能や注意力のような特性、練習などの育ちもそうだ。ほかにも、忍耐、熱意、情熱、関心を持つことなどこれらのすべてが複雑に作用して、学習すなわち進化を可能にする。アイオワ州で毎年開催されるアイオワステートフェアでは、バターの塊から牛が彫り出される。この芸当にも遺伝子は必要だろうか？　何に興味を持つかは人それぞれであり、時には周りが驚くようなものに興味を引かれる人もいる。真実は複雑で、時に不可解な側面も伴うものだ。

脳の未知の能力

【サバン症候群】

脳の不可思議な真実として、損傷や疾患に侵された脳が、場合によっては健康な脳よりも優れた性能を発揮することがある。それがサバン症候群である。今では自閉症の一種とみなされているが、右側頭葉の損傷と関連することもある。サバン症候群の人々（かつては「イディオサバン（知的障害のある天才）」と呼ばれていた）は、日常の単純な能力に欠ける一方で、ずば抜けた才能を持つ。たとえば音楽の天才は、ピアノのレッスンを受けたこともないのに、一度聞いたことのある楽曲はどんな曲、たとえ非常に複雑なクラシック音楽でも弾けてしまう。暦の天才はどんな年月日でも、三三二三年一月二三日のような年月日でも、それが何曜日にあたるのかを即座に答えることができる。言語の天才もいる。あるサバン症候群の男の子は身の回りのことを自分でできず、助けがなければ街に出ることもできなかった。その子がどういうわけか、自発的に独学で本から外国語を学んでいた。周りがそれに気づいたのは、その子が遠足で迷子になったときのことだ。介護者たちはパニックになったが、最終的にその子の居場所をつきとめたとき、その子は見知らぬ二人のために落ち着きはらって通訳をしていたのだ。その二人は、一方は中国語を話し、もう一方はフィンランド語を話した。中国語とフィンランド語は、アラビア語と同様、世界で最も難しい言語として五本の指に入る。さらに驚いたことに、この男の子は中国語を学習するときにテキストを上下逆に持っていたのだ。

【変化する力がもつ豊かな可能性】

並外れた能力を示す数々の例は人をおびえさせかねないが、それでも、進化は誰にでも起こりうるものであり、すべての人に道は開かれている。脳は、全身の臓器のなかでも類《るい》のない存在であり、今すぐにでも進化できる状態にある。脳生理学の観点で言えば、五歳で字を読むことを覚えるのは進化だ。耳で覚えたマザーグースの歌詞に、文字という目で見てわかるような形を与えるために、脳に新たな神経回路が生まれているのだから。成人の脳で言えば、たとえば怒りに対処することを覚えたとき、ジェット機の操縦を学ぶとき、思いやる心を育むときに脳は進化する。変化が持つ豊かな可能性は、進化というものが実際に脳にどう働くのかを実証している。

大脳の四部構造

今現在、科学の世界心よりも脳を重視する方向に傾倒している。神経科学者は「脳（brain）」と「心・意識・マインド（mind）」という二つの用語をほとんど区別しておらず、「意識を変えた」という言葉を「脳を変えた」という言葉で置き換えられるかのように扱っている。しかし、脳は「意志（will）」も「意図（intention）」も持たない。意志や意図を持つのは心だけだ。また、選択と決断は高次脳で体系化されるが、脳は自由意志を持たない。神経科学は、脳が人間の行動のすべてを生み出していると考えることで物事を単純化しようと試みている。新聞や雑誌では、「恋愛中の脳」や「ニューロンに宿る神」に関する記事も見られ、愛や信仰の根源が脳であるかのような誤った考えが広まっている。

私たちに言わせれば、これは間違いである。ラジオの調子が悪くて文句を言うときに、「ベートーベンの調子が悪い」と言う人はいないだろう。あなたは心そのもの（ベートーベンの曲）と、その心を形ある物質世界（ラジオ）に引き入れるラジオ受信機が別物であることを知っている。神経科学者は非常に知性が高く、場合によってはずば抜けて優秀な人々だ。そんな人々がなぜ、こんなにも基本的な違いに気づかずにいるのだろう？

その理由の大部分は、物質主義にある。物質主義とは、すべての根源は物質であるとする世界観だ。心は物質的ではないが、心を抜きにして考えれば、純粋に物質的な見地から脳を研究することができる。しかし、私たちは本書の著者として、脳は心に使われるために存在することを読者に納得してもらいたいし、その目標に向かって前進できているものと期待している。それでも私たちは、進化が遺伝子を通して作用するものであり、進化によって脳が構築され、一定の部品が集まることで受信機となって働いている事実を認めないわけにはいかない。私たちが掲げる目標の主旨は、みずからが先導して自分の脳を進化させるということだ。その前にまずは、脳のこれまでの進化を理解しておく必要がある。

話をわかりやすくするために、脳の機能を四つの領域に分けて考えよう。

・本能的な領域
・感情的な領域
・知能的な領域
・直観的な領域

これは、ヒンドゥー教の最高位の僧侶サットグル・シヴァヤ・スブラムニヤスワミの著書『シヴァとの融合（Merging with Siva）』に書かれている、心の四つの働き方である。ルドルフは脳について現在私たちが知っていることと、心に関する古来の教えを関連づける方法を模索するためにこの本を読み始め、刺激を受けるとともに深い感銘を受けた。人類の歩みのなかで、脳の進化は本能的な領域（数億年の歳を重ねた爬虫類脳）から始まり、すべての感情をつかさどる領域（辺縁系を構成する脳）の出現へと続き、ごく最近になって、知能という高次の機能をつかさどる領域（哺乳類で初めて出現した大脳新皮質）が発達した。人間の脳において、新皮質は皮質全体の九〇％を占め

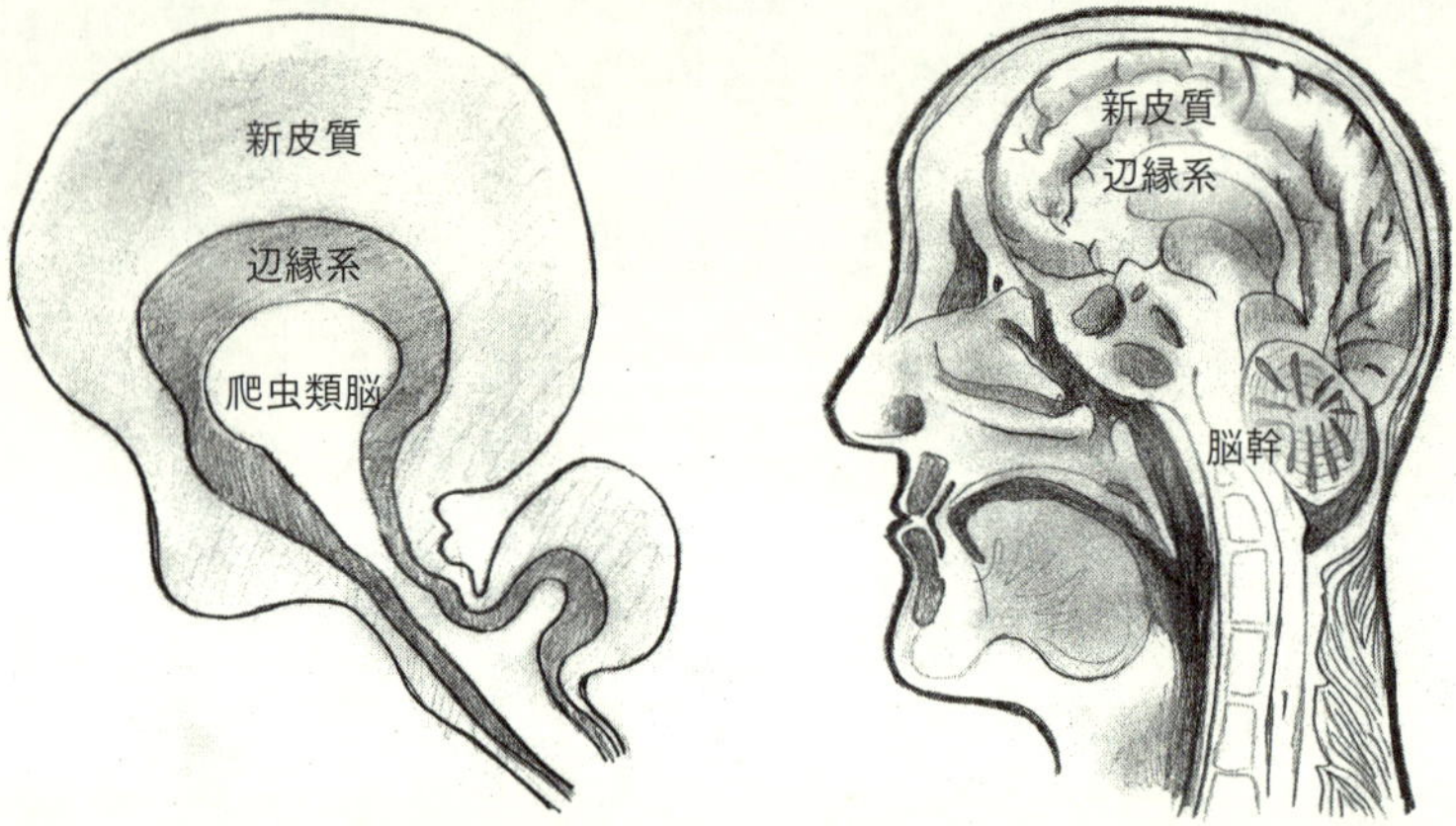

図２　脳の三層構造説（三位一体型脳モデル）

脳の三層構造説（三位一体型脳モデル）では、最古の領域は、生存をつかさどる爬虫類脳すなわち脳幹である。そこに、呼吸、嚥下（飲み込むこと）、心拍など、生命維持に必要な活動の中枢が収まっている。また、食欲、性欲、闘争逃避反応も促す。

次に進化したのが、辺縁系である。辺縁系には、感情的な脳と短期記憶が収まっている。恐怖と欲望に基づく感情は、爬虫類脳の本能的衝動に仕えるために進化した。

発達してから最も日が浅いのが新皮質であり、知性、意思決定、高次の論理的思考をつかさどる領域である。爬虫類脳と辺縁系が生存のために必要なことをするように私たちを駆り立てるなか、新皮質は目標達成のために必要な知性を示しながら、感情と本能的衝動の抑制も行っている。また、スーパー脳にとってとくに重要なことに、新皮質は自己認識、自由意志、選択の中枢である。私たちを脳のユーザー（使用者）にしてくれるだけでなく、さらには脳のマスターに押し上げてくれる可能性も秘めている。

る。この「脳の三層構造説（三位一体型脳モデル）」は、神経科学者のポール・D・マクリーンによって一九六〇年代に初めて提唱された。直観をつかさどる脳の位置を説明できる者はおらず、多くの神経科学者は、議論そのものにふたをしてうやむやにしたがった。脳研究にとって都合の悪いことに、神経細胞には実際、神は宿っていない。芸術や音楽にも、美的感覚や信頼感にも、人間が大切にしている他の多くの経験にも、神は宿っていない。それでもこうした経験には、文明の夜明けのころから価値が置かれてきた。この事実は直観脳の存在を支持するものであり、私たちは脳を四部構造としてとらえている。いやむしろ、基本的な生命活動から悟りの境地に至るまで、すべての意識レベルにおいて脳を解明するつもりであれば、四部構造でなければならない。次章よりその一つひとつを詳しく見ていこう。

第3章

本能的な脳

第一の進化は、本能が感情よりも先に立つ

単細胞生物は数十億年の歳を重ね、周囲の環境に対応してきた。たとえばそれは、光に向かって泳ぐ行動から始まり、本能的な衝動をつかさどる最古の脳が発達した。そこには、生き残るために必要な行動のプログラムが、ゲノム(全遺伝情報)にはっきりと書き込まれている。その後、数億年の進化が本能に磨きをかけてきた。あれほど大きな恐竜も、その行動に必要とされる脳の大きさは豆粒大でしかなく、クルミかアプリコット程度の大きさがあれば十分だった。

鳥類のように本能的な脳しかもたない生き物であっても、非常に複雑な行動を示すことができる。アフリカ西海岸の森林地帯に分布するオウムの一種であるヨウムの脳は、おそらく爬虫類脳だが、ヨウムは数百もの単語をまねることができ、現在の研究が正しければ、その単語の意味まで理解している。しかし、トカゲ、ダチョウ、カエル、ワシの目を見詰めても、感情は見当たらない。そのうつろな目は、恐ろしくさえ思える。なぜなら、私たちはそのうつろさを、コブラの無情な攻撃や捕食者の獲物に対する襲撃と見るからだ。数億年という進化のはしごの上では、生

き残りのために、本能が感情よりも先に立つ。

本能的な脳は、空腹やのどの渇きや性的欲望など、自己防衛に走らせる肉体の原始的な衝動をもたらす（ある作家は性的渇望を「皮膚が飢えている」と表現したが、彼の率直さは本能的な脳の観点で言えば、きわめて正確であった）。また、消化器系と循環器系の調節のような無意識な行動——つまり、自律神経系を介したあらゆる身体機能——もすべて本能的な脳にその中枢がある。

不安の原因は本能的な脳

現代社会に充満する不安の原因も、その一部は本能的な脳にある。不安はまるで不安に頼って生存しているかのように、絶えず不安による衝動に注意を払わずにはいられない気持ちにさせる。しかし、歯医者に行ったからといって死ぬことはないし、不安に駆られて診察台から飛び降りて逃亡することもない。ただ、本能的な脳は衝動の送り出し方しか知らず、衝動を評価する方法を知らない。

自分を観察すれば、本能的な脳と結んだ休戦協定がいかに不安定なものであるかに気づくだろう。衝動を無視しようとすると気持ちは休まらず、心細くなり、不安になる。ルドルフは大学に入って間もなく心臓発作で父親を亡くしており、そのどうしようもなく不安な気持ちと十代の若者を支配する渇望についてひっきりなしに日記につづっていた。思春期を過ぎてホルモンが急増するにつれ、ルドルフは不安と衝動を無視できずに当惑していた（アメリカの著名な食文学作家M・

F・K・フィッシャーは、ある男性についての逸話を伝えている。妻に突然死なれ、悲しみに打ちひしがれたその男性は、太平洋沿岸の高速道路をあてもなくひた走り、道路脇の店で食事をするたびにステーキを注文した)。

ルドルフは一年生の間ずっと不安に駆られ、外出して友人たちとおもしろおかしく騒ぎたい衝動を抱えていた。その衝動がみずからの社会的受容、社会的適合、仲間うちでの評価に対する不合理な欲求から来るものだということは、頭ではわかっていた。それでも勉強しなければならないときに、仲間と騒ぎたくなる衝動に抵抗できなかった。大学最初の一年は、図書館にとどまって勉強するための自制心を何とか見出そうと、果てしのない闘いの様相を呈していたが、その闘いに勝利するのはたいてい本能的な脳であった。

一九七九年に大学四年生になり問題がいよいよ差し迫ってくるまでは、不安が優勢を維持していた。そして大みそかのタイムズ・スクエアで、ルドルフは人ごみにもまれていた。その一帯の緊張の高まりがひしひしと感じられた。イランの最高指導者アヤトラ・ホメイニ師が五十二人のアメリカ人を人質にとっていたのだ。若者の集団がイランをののしる言葉を叫び、ビール瓶を投げた。ルドルフは仲間のそばを離れてさまよい出ると、歩道に座り込み、地下鉄出入口の柵にもたれかかった。周りに渦巻く敵意のなかで、彼の不安感はピークに達した。

このような個人的危機の瞬間、本能的な脳が優位に立っているようなときにこそ、極端な変化は起きるものなのかもしれない。それはまるで砲弾が爆発する戦場のさなかにあって、兵士が突然の心の平穏と静寂を味わうようなものかもしれない。タイムズ・スクエアでのこの瞬間に、ルドルフは自分の抱える不安のすべてが、恐怖と欲望の二つの原始的な衝動に根差したものであることを悟った。恐怖は、自分の身の安全について疑念を抱かせる。欲望は欲求を生み、その欲求は、そうすべきでない状況にあっても絶えず満たされることを求める。

脳の回路が継ぎ目なく統合される仕組みについてまだ何も知らないころだったが（発見されるのは数十年先のことだ）、ルドルフは、自分の考えの正しさに確信を持つことができた。恐怖と欲望は、互いに無関係ではない。両者はつながっている。恐怖は、恐怖を和らげるような活動に対する欲望に拍車をかける。逆に欲望は、自分の要求はかなえられない、かなえられるべきでないという恐怖を生む。

フロイトのイドとシェークスピアの衝動

本能的な脳が生み出す葛藤について、科学者や詩人がどのように考えてきたのかに目を向けてみよう。フロイトは、性と攻撃性を求める無意識の衝動が持つ力について語っている。このきわめて原始的な力には名前がなかったことから、フロイトはこの力をイド（id、ラテン語の it）という単語で表現した。イドは強力であり、フロイトは患者を治療する際に「イドのあるところにはエゴがある」という標語を掲げていた。原始的な衝動が生む破壊的な力を、私たちは絶えず目の当たりにしている。恐怖と攻撃性（イド）は、理性の扉（エゴ）を打ち破るタイミングをうかがっている。

シェークスピアは、自分が女性の尻を追い回す様子を観察し、そのみだらな欲望を「恥ずべき放蕩のうちに精神を浪費すること」だと表現した。シェークスピアのこの詩は、まるで脳を解剖するかのように、衝動と理性のあいだに起こる葛藤を見事に描き出している。

恥ずべき放蕩のうちに精神を浪費すること
それが淫欲。この欲望を遂げるまで
偽証、殺人、流血、ありとあらゆる罪を負い
粗野で強引でみだらで残酷、まるで信用できない

原始的な衝動について、性欲が他のすべてを圧倒したときに人間が取る行動について、これ以上に正確な記述はおそらく存在しないだろう。発情期に角を突き合わせる二匹のオオツノヒツジが詩を書いたとしたら、自分たちの抑えきれない衝動をまさにこのように描写したことだろう。しかし人間であるシェークスピアは、みだらな欲望について振り返り、自責の念を持つ。

満たされた喜びは、たちまち嫌悪に変わる
理屈を超えて追い求め、
手に入れた途端、理屈を超えて憎悪する、
それは仕掛けわなのえさを飲み込むようなもの

シェークスピアは自分を、仕掛けられたわなのえさに誘き寄せられる動物に例えている。欲望の成就が景色を一変させ、自責の念を生む（シェークスピアに愛人がいた証拠はないが、ロンドンで身を立てるべく一五八五年に故郷ストラトフォードを去るとき、彼は既婚の身で、娘一人と生まれたばかりの双子の父親だった）。

なぜ、わなは仕掛けられていたのか？　シェークスピアは女性を責めてはいない。そのわなはみずからを狂気へと走らすために、人間の本性が仕掛けたものだ。

狂気のうちに追い求め、手に入れては狂喜する……
確たる至福の瞬間が訪れ、あとには深い苦悩が残る

シェークスピアは、本能的な脳から感情的な脳へと進む。進化の順序と同じだ。エリザベス女王時代の詩人は、愛や憎しみといったいくぶん高等な感情に終始した。しかしシェークスピアは、自分の感情にどっぷりと浸ったあとで、今度は高次の脳を呼び覚ます。この狂気の沙汰をくまなく見詰め、悲哀に満ちた格言を生む。

こんなことは世界中の誰もが知っている。だが
地獄に通じる天国を避ける術を知る者は一人もいない

心と脳が分裂状態にあるとき、脳は、精神上の戦いのあらゆる側面を身体面に表出させる。ルドルフの場合も、タイムズ・スクエアの人質事件に居合わせたあの瞬間、恐怖と欲望がわき起こり彼の行動を支配するまでに何が起きたのかは明らかだ。路上にあふれ、イラクに対する非難を叫び、ビール瓶を打ち砕く乱暴な若者たち。ルドルフもそのなかにいたが、彼は傍観者でしかなかった。若者たちは恐怖と欲望に駆り立てられていた。どんな優秀な心理学者もこう言うだろうが、権力と地位を求める本能的な欲求は、拒絶と権力の喪失に対する恐怖によって不安を増幅させる。成功を求める欲望が強すぎれば、失敗を恐れる気持ちが強くなる。恐怖がわき起これば、失敗する可能性がある。本能的な脳は、あまりに多くを求めるがゆえに何も得られないという状況に私たちを陥れる。

どの領域の脳であっても、バランスを失う可能性はある。

衝動的すぎる人は、自分の怒りや恐怖や欲望を抑えきれなくなる。とっさに行動し、あとで悔やむ。

衝動を抑えすぎると、温かみのない生活になり、感情が抑え込まれる。他人とのつながりに欠け、自分の基本的な衝動とも切り離されてしまう。

ポイント

本能的な脳のバランスをとる

・本能はあなたの人生の一部であり、必要なものだということを理解すること。
・恐怖や怒りに寛容になりつつも、甘やかさないこと。
・自分を衝動や欲動から無理に切り離そうとしないこと。
・罪悪感から思考や感情を抑え込んだりしないこと。
・恐怖や欲望に注意を向けること。意識することで、バランスを取りやすくなる。
・衝動を感じたからといって、つねに衝動に従ってはいけない。高次脳にもかならず相談すること。

✦スーパーブレインで解決——不安

【不安はすべてを恐怖に変える】

不安は誤った現実を生み出す。実際には無害なものを恐怖の対象として認知するようになり、結果、恐怖の対象に取り囲まれていく。しかしその恐怖は、人の心によって後づけされたものだ。そうならば、恐怖を心で打ち消すことができれば、危険は消え去る。

本来、恐怖は生き残るために必要な原始的な情動である。その反面、恐怖は心を麻痺させて、精神的苦痛を生む。前者は恐怖のポジティブな局面、後者はネガティブな局面であり、脳内ではこの二つの局面が交差する。不安は現代社会で最も多くの人が抱える悩みのひとつであり、漠然と漂う（浮動性）を持つ。不安に苦しむ人にとって短期的な解決策となるのが、化学物質、すなわち精神安定剤だ。化学物質による改善には副作用という欠点があり、これについてはすでに警告が発せられている。それ以前の最も根本的な問題は、薬物では不安などの気分障害を治療できない、ということだ。うつ病が何もかもを悲しみに変える病気であるのと同じように、不安はすべてを恐怖に変えて精神をさいなむ病気である。フロイトが指摘したとおり、不安ほど不愉快なものはない。医学的研究では、心と体の連携によって順応できないものは、わずかしか見つかっていない。ひとつは慢性的疼痛で、まったく症状が改善しないたぐいのもの（帯状疱疹、進行した骨肉腫）、そしてもうひとつが、不安である。

不安における「浮動性」とは、恐怖の対象となる脅威が固定されていないという意味だ。本来、恐怖反応は身体的なもので、標的は絞られる。法廷で犯罪の被害者たちは、加害者の凶器が視界に大きく不気味に迫り、極度の警戒状態で心臓の鼓動が速くなったと報告する。このような恐怖による身体的反応は、低次脳によって自然に引き起こされるもので、心配や不安の情動は、扁桃体にプログラムされていると考えられている。しかし、それだけでは十分なことはわからない。ひとたび不安が広がると――たとえば習慣的な心配症の人に不安が起こると――脳全体が不安に巻き込まれる。不安はあらゆる方面にはびこり、得体が知れない。不安に苦しむ人は、なぜ自分が苦しんでいるのかわからない。

それは、気づかないふりをするには難しいぎりぎりのレベルにある悪臭にも似ている。不安を癒やそうにも、不安を一つのものとして対処することができないのだ。悪臭はどこにでも浸透する。つまり不安を持つ人の場合、現実化にも不安が入り込み、それを台無しにしてしまうのだ。彼らは何のきっかけもないのに不安になるか、もしくは何もかもがきっかけとなって不安になる。つねに何かしらを恐れ、新たな心配なり脅威なりを抱える。その解決策を探るには、恐怖と闘ってもならないし、恐怖に同調するのもやめることだ。

【すぐにやめるべき不安を招く六つの習慣】

不安から抜け出すには、恐怖がそこまでしつこくつきまとう理由をつかむしかない。本来の健全な脳であれば、鋭い牙をもつサーベルタイガーから逃げ延びたり、マンモスを倒したりしたあとに、恐怖は消散する。そこに心理学的な要素はない。しかし、脳に不安がまん延した状態では、恐怖はなかなか消えない。そのしつこさには、多くの特徴がある。

◆不安にまとわりつく恐怖の特徴

- 同じ心配を何度も繰り返す。反復によって、その恐怖反応は脳に印象づけられる。
- 恐怖には説得力がある。その声を信じたとき、あなたは恐怖に飲み込まれる。
- 恐怖は記憶を呼び覚ます。恐怖によって過去の悪い出来事を思い出すことにより、昔の反応が呼び戻される。

・恐怖は沈黙をもたらす。羞恥心や罪悪感から自分が抱える恐怖について黙っていると、事態を悪化させることになる。
・恐怖は不愉快なものであり、その痛みをあなたは視界の外に追いやる。しかし抑圧された感情は居座り、あなたが抵抗したものは存続する。
・恐怖は深刻な影響をもたらす。それについて何か対処するには、あまりにも自分が弱く感じられる。

私たちは本書ですでに、うつが習慣に変わる行為であるという観点から話をしてきた。同じように、習慣に変わる感情であるという観点から、不安をとらえるのもひとつの方法である。うつ病がどのようにして習慣に変わるのか、その要点を振り返るのは価値のあることだ。なぜなら同じことが不安についても言えるからだ。ここで一つ追加しておきたいのは、不安が持つ多次元的な特徴である。不安にまとわりつく恐怖は多くの触手を伸ばし、それがつながる先はいずれも不健康なものばかりである。恐怖を取り消すには、恐怖を生み出す現実を叩き壊す必要がある。現実が本来の姿を取り戻せば、あなたの管理が可能になる。現実化の中心に立つのはあなただからという単純な理由で、あなたはその誤った現実を壊すことができるのだ。

では実際に、不安にまとわりつく恐怖がどのようにして習慣に変わるのか、またその対処法を一つずつ見ていこう。

①同じ心配を何度も繰り返す反復によって、その恐怖反応は脳に印象づけられる

同じことを繰り返していると、決まりきった反応が返されるようになり、マンネリ化の度合いを深めることになる。仕事後、夜中に治安の悪い地区を歩いて通らなくてはならない場合、それを繰り返すうちに、夜道の脅威に対する不安な気持ちはどんどん強まっていく。場合によっては、脅威に慣れることもある。怒りっぽい親と暮らす子どもは、親がまた怒りを爆発させそうになると、それを見事に察知することができる。しかし、反復は決して単純ではない。脅威にさらされて育った子どもには、何年か後に（通常何年もかかる）、親から少しずつ浴びせられた罵声による悪影響が出てくる。不安の場合も、その反復は骨の髄まで染みていく。やがて同じ「心配」についてのメッセージを繰り返し口に出すようになる。

心配の乱用は、かえって不安を多く抱え込むことになる。この事実を自覚するだけでも有効だ。しかし、慢性的に心配症の人にはこの事実が見えていない。同じ心配を繰り返し（家の鍵を閉め忘れていたらどうしよう。失業したらどうしよう。子どもが薬物に溺れたらどうしよう）、その心配が実際に役に立つかのように考える。家族や友人がいら立った反応を示しても、この思い込みは終わらない。むしろ、ほかの誰も注意を払わないからこそ、心配症の人はますます心配するようになる。ほかのみんなの分まで心配するのが、自分の務めのように思えるのだ。

心は閉ざされ、心配ばかりしていてもろくなことはないと理解するだけの広い視野を失っている。恐怖から生まれる強迫観念に繰り返し苦しむ事態を、不健康な状態とは認識していない。やがてこの状態が、ある意味やめられなくなる。最悪の事態を招きうる大きな脅威を避けるために、

つきまとう小さな痛みに耐えるようになる。そのような考えは一種のごまかしを含んでいる。心配症の人は、脅威を寄せつけないようにと、ある種のおまじないを唱えているのだ（全財産を失うのではないかと心配していれば、そんなことは起こらないだろう、と）。

反復を終わらせるには、次のような考え方をすることによって、意識を目覚めさせる必要がある。

・私はまた同じことをしている。
・心配していると気分が悪い。
・今すぐやめる必要がある。
・先のことはわからない。先のことを心配するのは無意味だ。
・私は自分にとってよくないことをしている。

結婚生活がうまくいかなくなったある女性は、自分の身を案じ、自分の将来について絶えず心配していた。独りになるのを恐れた。自分の子どもが夫の味方をするのではないかと恐れ、夫が自分の評判を壊すのではないかと恐れ、仕事にも影響するのではないかと恐れた。そして、強い不安状態になった。心配の絶頂は日々高まっていき、毎日自分で自分を痛めつけていた。

しかし、事実は違っていた。彼女は、子どもからも同僚からも愛されていた。彼女の仕事ぶりも素晴らしかった。彼女の夫も、離婚は望んでいたが、不満も言わずに大きな安定をもたらしてくれていた。彼は妻の悪口も言わなかったし、自分の肩を持つように友人たちを取り込むようなこともしなかった。実際の問題は、見かけよりはるかに単純だ。しかし、彼女は将来について考えるたびに心配になっていた。幸運にも彼女には、見識のある親友がいた。彼女がどんな不安を持ち出そうと、そのたびに親友は「あなたは先のことを考えるたびに不安になるのね。やめなさい。あなたとは長い付き合いだけど、二年前、五年前、十年前に心配していたことも、すべて何とかなったじゃない。今回も大丈夫よ」と言っていた。

もちろん、このような励ましの言葉も最初のうちは浸透しない。その女性は、心配を繰り返すのが習慣になっていた。同じ警告を何度も思い起こすことで、恐怖をいくらかコントロールできているように感じていたのだ。しかし、親友は言葉をかけ続けた。女性がどれほど不安気に振舞っても、親友は「また将来のことを考えて不安になっているのね。やめなさい」と応じた。すると数カ月後、ついにこの方策が功を奏した。

心配ばかりして自滅的状況に陥っている人は、心配をやめようとしてもうまくいくはずがないことを最初から知っている。そこを突破して抜け出すには、心配をやめる方法を身につけるのではなく、「この不安は現実ではない。この不安を生み出しているのは私自身だ」という意識を持つことだ。こうすることで、心配を覆すことができる。その女性はみずから恐怖を生み出すことによって、自分で自分を苦しめていたことを認識し始めた。メリーゴーランドのようにぐるぐると心配事が巡り始めても、自分で自分を止められるようになったのだ。

②恐怖には説得力がある。その声を信じたとき、あなたは恐怖に飲み込まれる

何かを真実だと思ったとき、その何かはあなたにこびりつく。とくに説明はいらないだろう。

誰でも理想の相手に「愛しています」と言われれば、その言葉を信じたいと思うものだ。その記憶は一生とは言わないまでも、何年もの間、あなたを元気づけてくれる。しかし、説得力があるからといって、真実とは限らない。疑念はその最たるものだ。配偶者に裏切られているのではないかという疑念を抱いた人は、裏切りなどないという証拠をいくら示されても納得しないだろう。自分の疑念を確信しすぎているのだ。嫉妬心は、疑念を病的なほど極端な状況にまで押し上げる。恋人同士がこの状況に支配されると、すべてが裏切りに変わる。そのような考えに取りつかれれば、真実など存在しないも同然である。

恐怖というのは、あらゆる感情のなかで最も説得力をもつ。その原因の一部は、進化の過程にみられる。私たちには闘争逃避反応（闘うか逃げるかの選択を迫られるような脅威を感じる状況で表れる身体的反応）が生まれつき脳に組み込まれている。戦場で大砲の口が自分のほうを向いていたら、何をしなければならないか、早鐘を打つ心臓が直接教えてくれる。しかし、漠然と漂う不安な状況では、恐怖に耳を傾けても真実を告げてはくれない。不安は、恐れるものなど何もないときでさえ、あなたを恐怖に陥れる。この状況は、恐怖と距離を置くことによって癒やすことができる。恐怖に対して「私は信じない。受け入れない」と言うことができれば、恐怖がもつ説得力は消失する。

ここでも、心が脳をリードしなければならない。外の世界の悲惨な出来事（飛行機の墜落事故やテロ攻撃など）に脳がさらされた場合、脳は恐怖に対して反応を示すが、その出来事の映像や、恐怖をもたらす他の強烈な刺激も、脳に同じ反応を呼び起こす。反射反応が語りかけてくる。そう、声が聞こえてくるのだ。しかし、現実と非現実を選別するために心が存在している。次のような考え方をすると、心が脳をリードして不安から抜け出せる。

・私の身に何も悪いことは起きていない。私はこの状況に対処できる。
・最悪のシナリオが起こる可能性はきわめて低い。これは最悪のケースではない。
・私はひとりではない。必要なら助けを求めることができる。
・私の不安はただの感情にすぎない。
・この感情は筋が通っているだろうか?
・今のところ何も問題ないし、私も大丈夫だ。

このようにして恐怖の声をあるべきところに収めれば、不安は薄れる。毎回このように対処すれば、反復はあなたを弱らせるのではなく、あなたの助けとなる。現実的な評価を下すたびに、次はもっと簡単に判断できるようになる。あなたの警戒心と現実とが一致していないことに、あなたが気づけるようになったとき、不安はなくなる。

③恐怖は記憶を呼び覚ます――恐怖によって過去の悪い出来事を思い出すことにより、昔の反応が呼び戻される

現実化は、今この瞬間で起きている。しかし誰も、今だけで生きているわけではない。あなたが現在を生きようと努力した分だけ、あなたの脳は現在と過去を比べながら、すべての経験を蓄積し、そこから学ぼうとする。現実化の過程において、記憶は非常に役に立つ。乗り方を毎回学

び直さなくても自転車に乗れるのは、記憶のおかげだ。これが本来の適切な記憶の使い方である。しかし誤った使い方をすると、記憶の破壊的側面が不安をあおり、あなたを過去の囚人にする。古傷やトラウマがその例だ。もともとは強い心理的要素はないはずのものが、粘着性を持つようになる（マーク・トウェインはこれをうまく表現した。「熱いストーブのふたの上に座ったことのある猫は、二度と熱いストーブのふたの上に座ることはない。しかし、冷たいストーブのふたの上にも決して座ろうとしなくなる」と）。

「猫」を「脳」に置き換えてもいい。なぜなら、脳も猫と同じようにしつけることができるからだ。一度悲痛な経験をすると、脳は将来思い出すべきときにその痛みを思い出せるように、特別に優先度の高い記憶回路を割り当てる。これは進化の過程で獲得した有用な特性であり、小さな子どもが一度で懲りて二度と火に手を突っ込まないのはこのためだ。児童心理学者は、子どもに何をすべきかを告げることと、その子が何者であるかを告げることとを区別する。子どもは、前者のたぐいのことを言われてもすぐに忘れる――私たちにしても、道路を渡る前に忘れずに左右を確認する人がどれだけいるだろうか？　しかし、後者の類のことは長く記憶に残る。「お前は怠け者だ」「お前は誰にも愛されない」「お前はまったく悪い子だ」などと言われた子どもは、その言葉が頭にこびりついたまま成長し、一生を過ごすことになる。私たちは幼いころに親に言われた自分のイメージを頼りにしている。親に言われた言葉が破壊的であれば、その古い記憶を意識的に癒やさない限り、逃れる道はない。

記憶の粘着性については次のように認識し、新しい考え方をする必要がある。

・私はまるで子どものように振る舞っている。
・この感情は、ずいぶん昔に感じたことがある。
・今のこの状況にもっと適した感情を抱けないものか。
・私は、記憶が語る物語に巻き込まれることなく、自分の記憶を映画のように眺めることができる。
・私が今恐れているのはすべて昔の記憶である。
・実際に目の前にあるのは何か？

記憶とは、あなたの人生の物語であり、現在も進行中だ。無意識のうちに過去の物語を強化し続けると、ろくなことにはならない。足を踏み入れ、わずかでも何か新しいことを加える必要がある。記憶の仕組みは信じられないほど複雑だが、その反応はいたって単純な傾向がある。

Aが起きる↓過去の不愉快なBを思い出す↓いつもどおり、Cの反応を示す。

この単純な反応があらゆる状況で繰り返される。Aの出来事とBの記憶をコントロールすることはできないとしても、Cの反応を変えることはできる。あなたはいつもの反応に働きかけ、自分の反応を調べたり、呼び起こされる不愉快な感情を覆したり、こうありたいと願う反応ができるまで逃げずにいたりすることができる。連鎖反応によって、A、B、Cは一斉に起こりえるが、たとえそうなっても、あなたはその連鎖を断ち切るために、意識的に介入することができる。そうすれば、記憶はもうそれ以上、あなたにつきまとうことはないはずだ。

④恐怖は沈黙をもたらす——羞恥心や罪悪感から自分が抱える恐怖について黙っていると、事態を悪化させることになる

恐怖を自分の胸にしまい込んでしまうのには、古風なプライドが関係している。とくに男性は、何かを恐れていることを認めたがらない。他の男性から男らしくないと思われるのを恐れてのことだ。女性のほうが社会的に他の女性を受け入れやすいため、自分の感情についてより話しやすい状況にある。しかし、どちらにも共通の落とし穴がある。それは、誰もが持つ羞恥心や罪悪感だ。これらは、不満や懺悔《ざんげ》の感情を許容される限度内にとどめるように圧力をかける。そのため、こうした感情が表に出されることは滅多にない。虐待された子どもが何も言わずに黙って苦しんでいることがしばしばあるのも、驚くべきことではない。児童虐待は、このような言い出しにくさを当て込んでいる。虐待の被害者は、ひどい扱いを受けているという事実だけを根拠に、自分は何か間違ったことをしたに違いないと感じている。しかしそこでは、心が二重の役割を演じていることがわかる。何か間違ったことをしたのだと自分を非難する心と、自分は暴力を受けているのだと自覚して虐待者を責める心。これでは板挟みであり、わなにはまって身動きが取れない。もっと詳しく考えてみよう。母親は子どもに腹を立て、平手打ちをしようとして丸めこむような笑顔で「ママのところに来なさい」と言う。子どもはその言葉を聞きながらも、同時に、母親が自分に腹を立て、罰しようとしているのを見て取る。二つの相反するメッセージが衝突し、板挟みとなる。

この苦境は、自分が抱いている不安をはっきりと表明することで切り抜けられる。しかし、平

手打ちをされたくない幼子はただただ尻ごみし、動くのを拒むだろう。「優しいふりをしても、あなたは私を怖がらせています」と口に出すには幼すぎる。不安を感じる場合、その感情を解消できるかどうかはあなた次第だが、当然ながら、恐怖を言葉で伝えるには誰か相手が必要である。単なる聞き手以上の存在が必要だ。何でも打ち明けられる友人、同様の恐怖をくぐり抜けてきた誰か。そのような人物は、あなたより少なくとも数歩先を行く人物でなければならない。そのような人たちに共感してもらい、恐怖には終わりがあるのだと示してもらう必要がある。つまり、不安に対処してやるべきことをやってきた人物。その意味では、善意の友人というだけでは不十分だ。友人は、善意からあなたを否定し、あなたに羞恥心や罪悪感を抱かせるかもしれない。しかし、こういったネガティブな思考を持つことと、実際にネガティブな行動をとること（沈黙して固まる）とは、同じではない。とはいえ、自分を非難し、罪悪感を抱いていると、この違いに気づかない。恐怖に対する沈黙を破るには、考えるだけなら何を願っても構わないということを、相手の反応を見ながら学ぶ必要がある。そうすることであなたは、思考がもたらす不安から抜け出すことができるようになる。そうした信頼できる話し相手を探し出すためには、次のような考え方を育む必要がある。

- 罪悪感を抱えて生きるのは嫌だ。
- 黙っていては状況を悪くする。
- どんなに長く待っていても、不安が勝手に消えることはない。
- 私と同じ立場にいた人がどこかにいる。

・私のことを、私と同じように悪く思う人ばかりではない。私に共感し同情してくれる人だっているかもしれない。
・真実には、私を自由にする力がある。

精神医学からの興味深い知見がある。治療の予約リストに名前を連ねる人々は、最初の治療を受ける前に症状が改善されることも多く、その改善の程度は治療に期待する恩恵の大きさに比例する。治療に行く勇気を奮い起こす前は、沈黙を守ろうとする内なるプレッシャーを克服するために大変な思いをさせられる。しかし、治療に向けて一歩を踏み出すことができれば、そのこと自体が癒しの力となるのだ。

⑤ 恐怖は不愉快なものであり、その痛みをあなたは視界の外に追いやる。しかし抑圧された感情は居座り、あなたが抵抗したものは存続する

痛みを避けることは有効である。タビネズミとよばれるネズミは、縄張り争いのストレスを避けるために集団で移動し、その一部は自殺行動に走るとも言われている。だが、人間はタビネズミではない。人影のない大理石の採石場に飛び込むように友達からけしかけられても、あなたは一緒になってそんなことをする必要はない。ところが、痛みを避けるという単純な方策が、脳内では裏目に出る。あなたは、「ゾウについて考えないようにしなさい」という昔からの難問について聞いたことがあるだろうか。「ゾウ」という言葉をきっかけに、脳内ではかならずゾウが連想される。これは人間の本質である——人間は連想を重ねて学習する。この瞬間も、あなたはこのペ

ージに印字された単語をこれまでに読んできた単語すべてと関連づけている。だからこそ、今読んでいる内容を理解して受け入れるかどうかを決定することができる。

恐怖は、痛みと痛みを関連づける。この関連づけは気分の悪いものだし、誰かがそのことに言及すると、あなたは痛みを追いやろうと躍起になるだろう。フロイトは心について学ぶ学生たちに囲まれながら、感情や記憶、経験を視野の外に追いやろうとしても（つまり「抑圧」しようとしても）、うまくいかないと信じていた。視界の外に出すということは、正面から向き合いたくない関係ということだ。フロイトのあとに続いたカール・ユングは、われわれには錯覚のベールを作り出す働きがあり、それによって痛みをごまかすと考えた。こうして、心（プシュケ）のなかの秘密の小部屋に押し込まれ隠された、恐怖、激情、嫉妬心、熱情をユングは「影（シャドウ）」と呼んだ。

一見すると、フロイトは間違っているようにも思える。たいていの人は、否定するのはかなり得意だ。つらい真実に向き合おうとはしない。もう二度と経験したくないようなありとあらゆる種類の経験を遮断する。しかし、知らず知らずのうちに影（シャドウ）からメッセージがぽつりぽつりとこぼれ出る。抑圧された感情が亡霊のように現れる。あるときは恐怖がわき上がろうとするため、不安が感じられる。抑圧というのはさらに巧妙だ。秘密を守ることについて心配するがゆえに不安を感じる場合もあるし、いつかその秘密が暴かれると知っているから不安を感じるということもあるし、痛みを避ける痛みが大きすぎて不安になることもありうる。

抑圧への対策は、二つある。開示することと、正直であることだ。自分の感情を良い感情だけでなくすべて開示すれば、何も抑圧しなくていい。隠すべきやましい秘密はこれっぽっちもない。正直であれば、どれほど不愉快な感情であっても自分の感情を告白することができる。しかし、これを完璧に実行できる人はいない。フロイトは、すべての幼児は自分の母親や父親に対する性的魅力を隠しもっていると発表して世界を驚かせた。それがだれにでも当てはまるような秘密であるなら（そうでなくて結構だが）、抑圧は大きく広がってしまっていることになる。私たちはここで心理学的問題について議論を深める必要はない。重要なことは、痛みを避けるのではなく、痛みを癒やすことだ。自分の秘密を開示する勇気を見出すには、事実と感情を切り離すことが必要である。ベッドの上でお漏らしをした一歳児は、その年齢で寝床を濡らしたことに何の後ろめたさもないため、執着のない超然とした状態にある。同じことをして叱られる四歳児は、次にお漏らしをしたときにそれを隠そうとする。四十歳になって寝床でお漏らしをした場合は、ろうばいして複雑な心境に陥るだろう。

何年も抑制してきた感情について語るとき、最大のリスクとなるのは、打ち明けた相手が批判的な反応を示すことだ。誰にも言わずに秘密にしておきたいと思った理由もここにあったことだろう。しかし、心をさらけ出したいと思うとき、罪悪感が意地悪く働いて、私たちは間違った相手を頼ってしまう。それは、私たちがまだ、心配を乱用して不安を多く抱え込んでいるからだ。選んだ人物があとになって私たちを裁こうとしたわけではない。裁こうとすることが最初からわかっているような人物を私たちが見つけ出してしまうのだ。そのため、まずは次に挙げるような考え方を身につけるところから準備しなければならない。

・私は自分が何を隠しているかを知っていて、それがつらい。
・洗いざらい打ち明けるのは恐ろしいが、それによって自分は癒やされる。
・重荷から解放されたい。
・取りつかれた状態はあまりに不安である。

秘密を守っているとき、とりわけ自分でも良くないと思う秘密を抱えているときに、許される可能性があると理解するのは難しい。許しの状態は、はるかに遠すぎる。それは、今あなたが感じている不安に比べると幻想のように思えるだろう。しかし忘れてはならないのは、許されるのは最後の段階であって、最初の段階ではないということだ。許しは、少しずつ段階的に進んで行く。自分に対して果たすべき責任は、まず自分で自分を許したいと願ったうえで、小さな一歩でもいいので治癒に向けて次の一歩を見つけ出すこと、それだけだ。最初の一歩は、本を読んでも、日記をつけても、オンラインの支援グループに参加してもいいだろう。何であれ、最初の一歩を踏み出すときに重視すべきことは、同じである。恐怖に耳を傾けるのをやめ、ありのままの感情を受け入れることを学ぼう。それはあなたの人生の一部であり、自然な出来事なのだから。

⑥恐怖は深刻な影響をもたらす。それについて何か対処するには、あまりにも自分が弱く感じられる

おびえている人は、恐怖で身がすくむことがある。アメリカ南北戦争最大の戦地ゲティスバーグの丘を突進する二人の兵士、あるいは燃え盛る家屋に立ち向かう二人の消防士の脳内の変化を物理的に測定すれば、彼らの味わっている恐怖は同じように見えることだろう。しかし、どちらか一方がベテランの兵士または消防士だとしたら、彼らは恐怖で動けなくなるようなことはない。ベテランたちは、初めて戦場に出る新人兵士や火災現場に突入する新人消防士とは違ったやり方で恐怖と向き合う。つまり、ベテランには、身体の闘争逃避反応だけではない別の力(心)が働く。あなたの動きを止めてしまえる恐怖の力(恐怖心)は、得体が知れず気まぐれである。経験豊富なロッククライマーも、これといってとくに危険なことのないふだんのクライミングを楽しんでいるときに、突然、一ミリたりとも動けなくなることがある。転落の危険とはつねに隣り合わせで慣れているはずなのに、ふいに自分が今どこにいるのかを意識して、岩壁面で動けなくなるのだ。生々しく迫りくる転落の恐怖に支配される。これまでに何度同じ岩壁に挑んでいようと関係ない。恐怖は新たな方法でその経験を量っている。

外界の情報を解釈し直すという選択は、やり方しだいであなたに有利に働く。たとえばそれは、遊び場のいじめっ子に立ち向かう決心をしたり、自分を振り落とした馬の背に再び乗ろうと決心したりする方向にいかにしてもっていくかということだ。あなたの脳はあなた自身ではないのだから、あなたの心を決めるのも脳の反応ではない。フランクリン・D・ルーズベルトはかつて「われわれが唯一恐れなければならないのは、恐怖心そのものだ」と述べたが、この言葉は万人に通じる。いかなる恐れも超越することで、あなたをおびえさせる恐怖の持つ力をかいくぐることができる(二〇〇八年後半、不動産バブル崩壊後に起きたアメリカ経済の突然の全壊に、多くの経済学者が困惑し、銀行も傾いた。手元のデータによれば、経済そのものはそこまで弱っていたわけではなく、大量の失業者のうち数百万人は本当なら職を失わずに済んだはずだった。しかし、そのようなデータに関係なく事態は起きた。人々は恐怖心そのものにおびえたのだ。管理できたはずの不安がパニック状態の行動へと変換された)。

心と脳と体は継ぎ目なくつながっている。恐怖心そのものにおびえると、筋力低下、疲労、熱意と意欲の喪失、かつては恐れていなかったということも忘れる、食欲不振、睡眠不足などなど、あらゆる種類の症状が引き起こされる。指先の力だけで断崖絶壁にぶら下がっている自分の姿を想像してみよう。しかも夜中に。真っ暗闇のなか、あなたは数百メートルの高さから転落して死亡する恐怖に襲われる。そのとき、誰かが身を乗り出してきて、「心配ない。落差は数十センチ程度だ」と言う。その途端、恐怖反応に対するあなたの向き合い方は一新される。絶壁にぶら下がっているときに恐怖に襲われるのは当然の反応だが、そこで恐怖心が高まると、体全体がパニック状態に変化する。一方、恐怖がなかなか消えないときでも、自分は安全なのだと認識できれば、正常な状態を取り戻せるような信号が脳に送られる。

不安を抱くと、大きな危険のなかにいる気がして、体は恐怖反応の強弱を調節しなくなり、オンとオフの切り替えしかできない状態になる。数字の13を恐れることで知られる13恐怖症の人は、死にそうな気分になることさえある。単刀直入ながら効果的な恐怖症の治療として、肥大した恐怖心をショートさせるために集中砲火によって飽和させる手法もある。

ある患者は、殺鼠剤と電気コードを死ぬほど恐れていた。殺鼠剤か電気コードを見ただけで、パニックに陥る。発作を起こしているあいだは恐怖から我を忘れ、思慮を失う。セラピストは、その患者をいすに座らせ落ち着かせた。患者がうとうとと居眠りしたところで、殺鼠剤の空箱を首に掛け、電気コードでぐるぐる巻きにした。間もなく患者は目を覚まし、事態に気づくと金切り声を上げた。恐怖症の反応に限って言えば、患者は今にも死にそうだった。恐怖症患者にとってこの感情を避ける手立ては何もないが、しかし、この状況から逃げることもできなかった。患者はあまりの恐怖から狂乱状態になった。ところが、数分が経過しても死ぬことはなく、患者は出口を見出した。もはやおびえきった状態ではなくなり、恐怖症の支配から抜け出したのだ。

私たちは、このような荒療治で患者を追い詰めることを推奨しているのではなく、真意は別にある。重要なことは、恐怖によって呼び覚まされる恐怖を取り除くことだ。

不安状態から生じる恐怖を克服するためには、次のような考え方を育む必要がある。

・どんなに恐ろしくても、死ぬことはない。
・肥大した危機感と向き合う必要がある。
・生き残れるとわかっているのだから、恐怖から逃げないというリスクを冒すことができる。
・私は恐怖と向き合うことができるし、恐怖はつねにあり続けている。
・恐怖と向き合うほどに、恐怖に対する抑えが効くようになる。
・自制心を本当に取り戻せたとき、恐怖は消失する。

これが不安を取り除く最終段階となる。ここまでに述べた不安の六つの対処法は、そのどれからでも着手できる。目的はつねに同じである。より客観的な見地に立つことだ。現実というのは、恐怖を打ち破れるほど強くはないのだと恐怖症は示している。クモをひどく怖がる人に無害なクモを数匹見せるだけで、その人はパニック状態に陥り、場合によっては心臓発作を誘発することもある。現実よりも強いものとは何か？　現実を生み出しているのは自分であると知ることだ。それが重要な転換点となる。現実がどのようにして作られるのかを筋道を立てて理解できるようになれば、あなたは自由の身となる。脳内の作業現場に侵入し、自制心が取り戻されたと宣言することになる。あなたの現実を生み出す真の創造者が復活したのだ。

第4章 感情的な脳

本能的な脳と感情的な脳

恐怖と欲望は、本能的な脳によって育まれ、感情的な脳によって取り次がれ、知能的な脳によって折り合いがつけられる。こうした大脳の三層構造の働きにより、人は、淫欲、欲求不満、怒り、強欲、嫉妬、憎悪、嫌悪感といった感情に対処して心の需要を満たしている。これらの感情はすべて、進化の過程で生き残ってきたものだ。爬虫類に見られる闘争逃避反応（闘うか逃げるかの反応）は生存に欠かせない本能的衝動であり、進化のなかで変わることのない固定された回路が脳にあることを想像させる。人間の脳は進化しても、その回路から脱することはなく、その回路を無効にすることもなかった（たとえば、初期の哺乳類の尻尾が背骨の先端にある退化した骨へと収縮したように）。

かわりに、人間の脳は古い層の上に新しい層を加えてきた（大脳皮質は英語でcerebral cortexと言う。cortexはラテン語で「樹皮」や「外皮」を意味するが、脳の最外層である大脳皮質は、文字どおり樹皮のように層が重なっている）。私たちは層を形成することで、過去の記憶を捨て去るのではなく、バランスをとりながら統合し続けた。過去の痛みや不快感の記憶が恐怖を駆り立て、過去の喜びや楽しみの記憶が欲望を駆り立てる。進化は押すと同時に引く。喜びの追求がどこで終わり、痛みの回避がどこで始まるのかを言うのは不可能だ。シェークスピアは自分の淫欲を恥じていたかもしれないが、淫欲を消し去ろうとはしていなかった。恐怖と欲望に基づく感情は、互いに連動して作用する。たとえば、仲間から拒絶されるのではないかという恐怖は、権力と性を求める欲望とかみ合い、個の存続と種の存続を同時にかなえる。

感情は本能と同じくらい差し迫って思えるが、そこには新たな発達がある。フロイトは本能的な衝動のことを、ラテン語で〝それ（it）〟という意味の「イド（id）」と呼んだ。名前を付けるにはあまりにも原始的な存在だったからだ。一方、感情は、ねたみ、嫉妬、プライドなどの名前を持つ。ある詩人が愛を真っ赤なバラだと表現するとき、彼は感情に名前を付けることで、愛に魅了された世界を創り上げようとしているのだ。感情に名前を付けることは、みずからの意識を方向付ける第一歩となる。

本能と感情のあいだの対立は、多くの痛みや混乱を伴いながら人間が進化し学習してきたことを私たちに教えてくれている。あなたは、自分のなかの恐怖と欲望にしっかりと意識を向けなければならない。なぜならそれらの感情は、名前がつけられて初めて存在する（意味を持つ）ものだからだ。本能的な脳は、名付けはしない。感情の中枢は大脳辺縁系であり、その複雑に入り組んだ構造は、長期記憶や嗅覚とも関連している。香水またはチョコレートクッキーのにおいをかぐと、過去の記憶があふれるようによみがえることがある（フランスの小説家マルセル・プルーストの場合、マドレーヌ・クッキーを紅茶に浸すことで記憶がよみがえった)。それは、辺縁系がにおいと記憶と感情を統合させるからだ。辺縁系は進化の早い段階で、爬虫類脳の次に発達してきた。初期の両生類も含めて四本足の動物はすべて、辺縁系を進化させているようだ。辺縁系のなかでも、感情は嗅覚よりも後に発達した可能性がある。あるいはひょっとしたら、感情はいろいろな言葉で名付けられるまで、存在さえしなかったものと言えるかもしれない。

私たちは、原始的だからといって本能的な脳を軽視する傾向があるが、それは誤りである。本能は、高次の脳がうらやむほどのある種の確信をもって、トラブルの種を「かぎわける」ことができる。本能的な脳は疑念を抱いたり考え直したりすることがない。また、恐怖や欲望の衝動を抑えることはできない。性的衝動が知的であるとはだれも言わないが、本能的に駆り立てられる情動には、ときに確かな分別がある。それは、私たちを幸せへと導くある種の意識を代弁している。コンピューターマニアたちが〝オタク〟と呼ばれるようになる前から、大学はコンピューープログラミングにとりつかれた優秀な若い男性の興味を引きつけ始めていた。技術マニアたちは昼夜を問わずプログラミングコードを書いた。デジタル時代は彼らの徹夜作業によって創り上げられたが、二十代の若者の入れ替わりは激しい傾向にあった。そのことについて尋ねると、ある主要大学の学長は「彼らに中庭を通るなと言うわけにはいきません。出会った女の子と恋に落ちれば、彼らは大学に顔を出さなくなるのですが」と言ってため息をついた。

プログラマーとしては損失だが、一人の人間としては利益を得たことになる。感情的な脳の出現とともに、意識は、生存を目的とする本能から離れて働こうとするようになる。海馬や扁桃体など、辺縁系の多様な領域が正確に特定され、脳の活動を画像化できる撮影技術を通じて、あらゆる種類の機能が脳の領域と関連づけられるようになった。その精密さゆえに、本能がそうであるように感情的な脳も私たちを利用して自分の目的を果たそうとしている、と神経科学者は主張しようとするだろう。だが、その主張をすんなり受け入れるわけにはいかない。本能的な脳は生存を目的として進化したため、私たちを動かす必要がある。食事をするたびに、食べ物を消化するかしないかをいちいち選択したがる人がいるだろうか？　前を行く車が制御不能になるのを目にしたときに、その都度考えてから対応したいと思う人がいるだろうか？　生活の大部分は自動操縦で動かされるべきだからこそ、実際にそうなっている。

しかし感情は、自然にわき起こってくる場合でも何らかの意味を持ち、人は誰でも自分の感情の意味について責任を持とうとするものだ。「映画カサブランカを見るたびに、どうしても泣かずにはいられない」と言う人がいるかもしれない。それはわかる。だが、私たちが映画を見にいくことを選択する理由のひとつは、危険を伴わずに強い感情を抱きたいと思うからだ。大人の男は泣いてはならないという考えの持ち主であっても、お気に入りの映画の感動場面を見て涙を流すのは構わないと思う。映画は辺縁系のための行楽地だ。脳が必要としているから泣くのではなく、泣くにふさわしい条件がそろっているから泣くのである。こうした意識的な行為が、私たち人間には必要なのだ。感情的な脳が感情を抱くのではない。感情的な脳を使って、あなたが感情を抱くのだ。

感情的な脳と記憶

ところが、本能的な脳が感情的な脳に包まれたことで、新たな対立が生まれた。ここまでの話でもすでに触れてきたもの——記憶である。記憶は感情を印象づける最強の方法であり、一度記憶に刻まれると、その感情を取り除くのは難しい。感情のひとつである不安の粘着性については、すでに議論済みである。記憶の粘着性のことを、サンスクリット語では「サムスカーラ（samskara）」と言う。サムスカーラは、過去の行為すなわち「カルマ（karma）」によって記憶が定着したものとして定義される。サムスカーラもカルマも外来語だが、東洋の精神的伝統はすべて、万国共通のジレンマに根差している。私たちは、古い条件付けによる支配を打ち破るために、つねに葛藤している。昨日の痛みを思い出すことで、今日の痛みが生み出される。このように、カルマによって記憶が定着していく過程には、感情的な脳は切っても切り離せない。

あなたがカルマの影響を信じても信じなくても、違いは生まれない。あなたはいついかなるときも、過去の記憶を神経系に刻み込んでいる。あなたが抱く好き嫌い（ブロッコリーは嫌いで、アスパラガスは大好き。彼女は嫌いで、あなたは大好きなど）はすべて、過去の記憶から生まれる。これは単なるデータ処理とは違う。人間の脳をコンピューターと比較する人に対しては、コンピューターはブロッコリーが好きかどうか、ファシズムが嫌いかどうか尋ねてみるべきだ。好き嫌いを導くのは感情であり、コンピューターに感情はない。

記憶の定着は難なく起こるのだから、取り除くのも簡単だろうとあなたは思うことだろう。簡単に取り除けることもある。あなたが失言しても、「私が今言ったことは忘れてください」と言って発言を訂正すれば、聞き手は聞き入れてくれる。しかし、後々まで違いを生む記憶は、最大の努力をもってしても取り除くことができない。心に深い傷が残る。記憶の仕組みについてはあまり解明されていないため、記憶の足跡を辺縁系で検出することはできない。それでもどういうわけか、鮮明な記憶には生まれつき粘着性があり、なかなか消えない。

あなたは感情を解き放した生活を送り、自分の感情を尊重する必要がある。ただし、感情が優勢になったときは、さらなる進化を起こさねばならない。具体的には、あなたは感情の観察者にならなければならないと私たちは考える。これは、感情がわき起こってきたときに、怒り狂ったりパニックに陥ったりする自分自身をただそばで見ているということではない。感情は自然な経過をたどりたがる。本能と同じで、やりたいようにやりたがる。しかし、あなたはそんな感情を過剰にたきつけるべきではない。たとえば、怒りがすでに熱く燃えさかっているところにあなたが油を注ぐ必要はない。自分の怒りを観察することで、あなたとあなたの感情との間に小さなすき間が生まれる。こうして「今、私は、腹を立てている」というふうに観察すれば、「私」と「怒り」は切り離される。このごくわずかな切り離しにより、感情は勢いを失う。あなたはいつでもあなたの脳のパートナーとして、脳のどの領域を使うかを選択できる。あなたの脳とパートナーシップを結ぶかどうかはあなた次第だ。

ただし感情的な脳も、他の領域と同じくバランスを失うことがある。

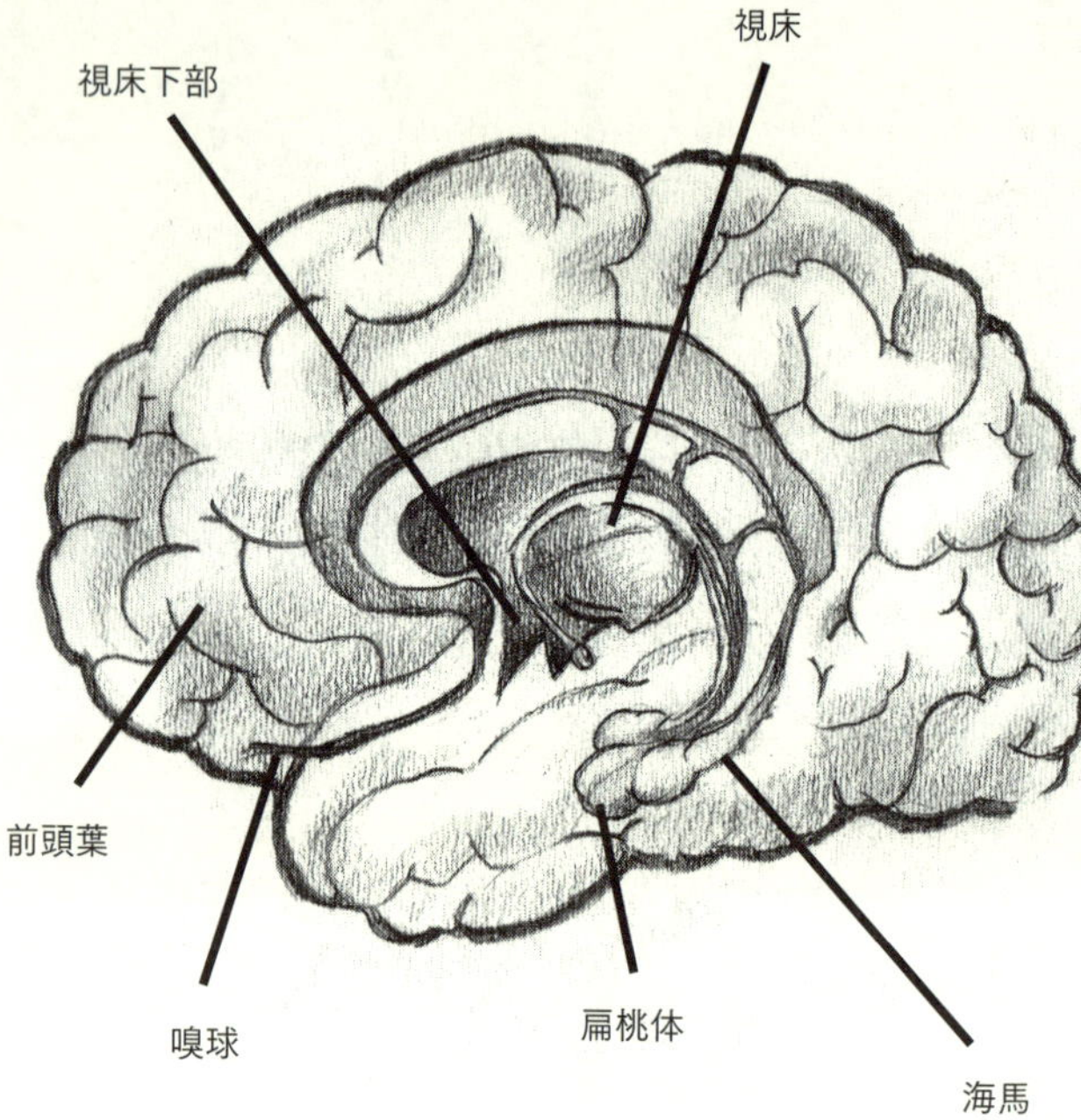

図３　大脳辺縁系

大脳皮質の下に押し込まれているのが、辺縁系である（図中の網掛け部分）。感情、食や性に伴う快・不快、短期の記憶が宿る。視床と視床下部という２つの個別領域のほか、短期記憶をコントロールする扁桃体と海馬もここに位置する。

扁桃体は、経験を呼び起こす感情反応に基づき、どの記憶を蓄積するのかを決定づける。海馬は、短期記憶をつかさどり、その記憶を長期保存のために大脳皮質のしかるべき部位へと送り出す。海馬は、アルツハイマー病の際にとくに影響を受ける。辺縁系は、においを処理する嗅球と緊密につながっている。香りがきっかけとなって記憶が強く印象づけられることがあるのはこのためである。

感情的になり過ぎると、大局を見失う。あなたの感情は、感情こそが唯一重要であるとあなたを説得する。過剰な感情は心身を疲れさせ、心と体のシステム全体を消耗させる。あなたが自分の感情を長期にわたって甘やかし過ぎると、あなたは感情の奴隷となる。

しかし、逆に自分の感情を抑制し過ぎれば、毎日の生活のなかで、自分が何を感じているのかわからなくなる。そうなると、知能だけあれば十分だという幻想が生まれる。隠された感情が実際にどれほど強力であるかを無視すると、いずれあなたは無意識の行動というリスクを冒す。また、感情の抑制は病気のなりやすさとも強くかかわっている。

ポイント

感情的な脳のバランスをとる

・感情の生まれるがまま、消えるがままに任せよう。感情は自然に生まれては消えていく。
・自分の正しさと他人の誤りを正当化して、ネガティブな感情にしがみつくのをやめよう。
・自分の感情面の弱点を直視しよう。恋に落ちやすい？　すぐに腹を立てる？　取るに足らないリスクを恐れる？
・自分の弱点が現れたら、その弱点の監視を始めよう。
・自分が今、示している反応は本当に示す必要のある反応なのか自問しよう。答えがノーなら、望ましくない感情はバランスの取れた状態へと戻っていくだろう。

知能的な脳への飛躍前

この時点で、私たちは脳の飛躍的な進化の段階に到達する。知能的な脳の登場である。最も進化した大脳新皮質は脳の頂上に鎮座し、思慮深い王のように人生の意味について問う。王と言えば打倒されるものだが、脳においても例外ではない。下層の脳はつねにそこに存在し、本能的かつ原始的な要求を大脳新皮質に向けて発信する。大脳新皮質の発達が進化上の最大の飛躍であることは、地球上を見渡しても宇宙全体で考えてもほぼ間違いない。

知能的な脳については次章で扱うとして、まずは本能的な脳と感情的な脳について振り返ろう。外界に対する応答の複雑さにおいては、どちらも尊敬に値する。あなたがトラに追われているとしたら、本能的な脳は即座に作動して特別な化学物質を放出し、追撃から生き延びるために最善の状態をつくる。

アドレナリンを主成分とする化学物質のカクテルは、完成されるまでに数百万年を要した。アドレナリンは脳内の化学的な連鎖反応の発端となる。特定のシナプスに電気化学的活性を引き起こし、あなたに「走れ」と告げると同時に、身体的性能を最大限まで引き上げるために心拍数や呼吸を最適化する。またトラの追撃を出し抜くために集中力を最大限まで高める。さらには楽しい気分にさえなって、それまで感じていた空腹やのどの渇き、便意や尿意まで収める。

心身の活動のすべてを逃避と生存に集中できるように、注意をそらす可能性のあるものは瞬時に消し去られる。その昔、学校で誰かがあなたの昼食代を巻き上げようとしたなら、あなたは考えることなく反撃に出たことだろう。いじめっ子があなたよりだいぶ大きければ、考えることなく逃げただろう。

確実に生き残っていくために、進化は本能的な脳と感情的な脳の連携に磨きをかける。しかし酷使されれば、その連携が最悪の敵にもなりうる。というのも、本能も感情も「敏感」であり、見境なく興奮状態を引き起こすからだ。銃声、前を行く車の突然の故障、セクシーな男性または女性の一瞬の視線など、外部から強い刺激を受けると自動的に反応が引き起こされ、本能と感情の連携が作動する。

ルドルフは、子どものころに経験したいじめのことを思い起した。それは私たちの関心を知能的な脳へといざなうことになる。ルドルフは小学生のころ極度のあがり症で、身体的にも不器用でスポーツが苦手だった。対照的に、彼の双子の姉妹のアンは幼いころから運動能力に優れていた。ルドルフが校庭でいじめられていると、アンが割って入ってきて彼に加勢した。女の子、それも自分より強い女の子に守られるのは悔しかった。

だがそれ以上に重要だったのは、闘うか逃げるかの反応が中途半端なままで終わっていたことだ。闘うも逃げるも、そのどちらにも成功していないのだから。逃げ出せば、幼い子どもは自尊心を傷つけられる。打ちのめされれば恥をかく。ところが、ルドルフは奇しくも、進化論の主要な問題を再現していた。初期の人類は、本能的な脳と感情的な脳の共生の道を見つけ出さねばならなかった。アドレナリンに逃避を指示されるたびに逃げていたのでは、あるいは逆の立場に立ったアドレナリンが闘いを指示するたびに血なまぐさい闘争を起こしていたのでは、社会を形成することはできない。ルドルフは、これと同じ社会的ジレンマの解決策を見つけなければならなかった。他の少年たちからいじめを受けるうちに、ルドルフは少しずつ自分の知力を行使するようになっていった。

当初は戦術的なものに大いに助けられた。三年生のあるとき、けんかをふっかけられ、いじめっ子がルドルフの背中に体当たりで飛び乗ってきた。その様子をアンは離れた場所から見ていて、今にも飛び込んできそうだった。しかしルドルフは、うろたえて相手を振りほどこうとするかわりに、ある考えを思いついた。ふたりの背後にオークの巨木が生えていることに気づき、その巨木をめがけて、できる限り勢いよく後ろ向きに走り、いじめっ子を巨木に押さえつけたのだ。不意打ちをくらったいじめっ子は、凍てつく地面に崩れ落ちた。ルドルフの記憶によれば、その少年は二度とルドルフに手を出さなかった。これはつまり、ルドルフの本能的な脳と感情的な脳が事態の緊急性をルドルフに警告し、そこで初めて、知能的な脳が闘争でも逃避でもない戦術を考案したということだ。

初期の人類も、これと似たような発見を重ねていたものと想像できる。敵対する相手が考えるようになったら、こちらも考えなければならない。戦術は必然的に闘うためのものから、戦争を終わらせるためのものへと移行していく。たき火のそばに腰を下ろし、狩猟採集の成果を分け合う必要性から、社交的であるべき理由が導かれる。知性に象徴されるような進化上の大きな飛躍を促す要因となったのは、外部刺激だけではなかった。体中の全細胞には、生来の知性が備わっている。そのような細胞の知性が影響を及ぼす範囲に限界を設けることはできない。その影響は、今のあなたの体を形作るすべてにとって欠かすことのできないものだ。細胞は共に生き、協力し合い、互いを感じ、絶えず情報交換している。一つの細胞が反社会的になり、自分勝手に振る舞えば免疫系が介入し、介入に失敗すればがんを発症することになりかねない。がんの発症は、体内における最悪の反社会的な振る舞いなのだ。知能的な脳とは、ある意味、全細胞が知っている生きるためのノウハウに単に追いついただけのものだと言える。たとえそうだとしても、高次な脳への飛躍によって、人間の一生に秘められた可能性は一千倍に膨れ上がった。

◆スーパーブレインで解決——個人的ピンチ

【三つの問いかけ】

個人的なピンチを迎えると、多くの人は恐怖反応を見せる。これは本能的な反応である。しかし、よりバランスの取れた方法でピンチに臨むことも可能である。つまり、高次脳と低次脳とを併せて対処するということだ。誰の生活にも課題は散見されるが、課題が極端に大きくなると、個人を脅かすピンチとなる。課題がピンチに変わると、誰もが暗い時期を過ごすことになる。多くの場合、その転換点は、惨事が差し迫ったときに訪れる。

あなたが人生から得る実りは、最も暗い時期にあなたがどう対処するかに左右される。逆境をバネにして前に進むのか、苦難に負けて引き下がるのか。ここで、私たちが英知と呼ぶものの出番である。たいていの人は、重要な決定を一時の感情もしくはその対極の習慣に基づいて行う。彼らは感情と習慣の綱引きを感じるが、それは心が乱れているときに最も強く感じられる。M・スコット・ペックの古典的名著『愛と心理療法』（創元社）の有名な冒頭の一文「人生は困難なものである」は、なるほど否定のしようがない。しかし英知はピンチを克服し、満たされない状態と挫折をチャンスととらえ、現状打破の突破口へと変える意欲の源となる。

物事がひどく悪くなるときは、自分に向かって三つのことを問いかけよう。いずれも心の乱れを鎮めて秩序を正し、通常の手順を経て物理的に組織立った状態へとあなたを変えていくための問いかけである。

★ピンチに立ったとき、次の問いかけをしよう★

①これは解決すべき問題か、我慢すべき問題か、それとも放棄すべき問題か？
②同じ問題をうまく解決したことのある誰かに相談できないか？
③どうすれば、解決策を求めて自分の心のより深いところまで到達できるか？

逆に、自滅的であり、精神的な大混乱を助長する三つの問いかけもある。これらはあまり考え込むべきではない。

★ピンチに立ったとき、次の問いかけはやめよう★

①私の何がいけなかったのか?

②誰かのせいにできるだろうか?

③最悪の場合、どうなるのか?

この三つの問いかけが働くような状況は、良くない人間関係や深刻な自動車事故、生命を脅かす病気の診断や薬物による子どもの逮捕まで、いくらでもある。何百万もの人々が、問うべきでない問いについて絶えず考え込んでいる一方で、正しい問いかけに真剣に向き合って適切な行動を起こす人がほんのわずかしかいないのは、悲しい真実と言えよう。これについて改善できないものか、考えてみよう。

【正しい行動を起こす三つの方法】

一、これは解決すべき問題か、我慢すべき問題か、それとも手放すべき問題か?

①自分の立ち位置を知る

最初にすべきことは、適切な方法で自分の立ち位置を知ることである。そのために、これは解決すべき問題か、我慢すべき問題か、それとも手放すべき問題かを問いかけよう。この質問に、はっきりと合理的に答えられない限り、あなたの視界は感情的な反応で曇ることになる。答えを出さないままでは、あなたは本能的な脳と感情的な脳による連合の統治下に置かれる。ピンチに適した解決策を必要としているときに、あなたは衝動性に屈するか、さもなければ古い習慣に頼ることになりかねない。

②内なる混乱を明らかにする

悪い状況が悪い意思決定を導くことも多い。優れた意思決定を行うためのポイントは、内なる混乱を明らかにすることだ。信頼する人から助言を受けながら、解決策を探すところから始まる一連の行動について、立ち止まって考えてみよう。解決策がないなら、その理由を問いかけよう。その答えは、悪い条件に対して忍耐強く我慢する必要があるということかもしれないし、ほかの誰であっても解決策が出せないために問題を放棄する必要があるということかもしれない。金銭的な問題は解決できることもあるが、事態が悪化することもある。最悪の状態では、破産申告によって問題を放棄しない限り、我慢しなければならないこともある。この一連の手順をかならず踏まなければならない、ということを覚えておいてもらいたい。負債が倫理の域を超え、債務者が投獄される事態になれば、社会はそっぽを向くだろう。そうなれば、自分の置かれた状況を解決する道も、その状況を放棄する道も奪われる。

③自分を非難しない、束縛しない

批判と懲罰的な道徳上の考え方で自分を束縛しないこと。一般に、解決策を探すのは労力を要し、問題を放棄するのはリスクが高いように感じられる。このため、配偶者から暴力的虐待を受けていたり、肥満による重篤な心疾患の徴候がみられたりするような危機的な状況にある人でさえ、たいていは、悪い状況のまま我慢しようとする。自分が抱える感情面の問題について、専門家の助けを借りようとする人の割合はほんのわずか（二五％未満）であり、大半の人（七〇％以上）は、テレビを見る時間を増やし、やり場のない感情のはけ口にしていると回答している。

事態が悪化するときに二の足を踏んでいなければ、代替策はうまくいったことだろう。ある日、解決策に期待し、場合によっては解決に向けて何歩か進む。次の日、消極的な気分になり、被害妄想に陥り現状に耐える。三日目、気が滅入り苦痛にうんざりし、ただ逃げたいと願う。全体として、結果は自滅である。三つの誤った方向に走ったことで、何の解決策も見出せなかった。だからこそ自分の置かれた状況を明らかにし、はっきりと理解していることに基づいて行動しよう。

★行動しよう★

比較的冷静な気分のときに、直面するピンチについてじっくりと調べる。代替策を書き出し、それぞれについて、「解決する」、「我慢する」、「手放す」という項目をつくる。それぞれについて理由も書き出す。各項目を慎重に評価する。でき上がったリストとコメントを信頼する誰かに読んでもらう。いったん何をすべきかを決めたら、新たな方向性が強力に打ち出されない限り、その方法を固持すること。

二、同じ問題をうまく解決したことのある誰かに相談できないか？

悪い状況は、孤立した状態では解決されない。感情的反応を示せば、私たちは間違いなく孤立する。恐れを抱き、うつ状態になる。そして自分の殻に引きこもる。追い込まれると、羞恥心と罪悪感を抱き、そのような心むしばむ感情がひとたび根付くと、それを断ち切るにはより一層の分別が要る。だからこそ、同じ問題をうまく解決したことのある誰かに相談できないかと、問いかけるのだ。

あなたが直面しているのと同じようなピンチを乗り切ったことのある人物を見つけ出すことができれば、それだけで、一度に幾つものことを達成したことになる。従うべき実例が得られ、あなたの置かれた状況を理解してくれる相手が得られ、何でも打ち明けられ、引きこもりによる孤立の代替策が得られる。犠牲者はつねに孤独感と無力感を覚えている。今あなたが直面している悪い事態に対して被害者意識を持つ必要はないことを、みずからの人生を通して実証している人物に助けを求めよう。

付き添いを頼むとか、苦痛を分け合うとか、まして治療を頼むとかいう話ではない。そういったことはすべて有益にも無益にもなりうるが、暗い時期をくぐり抜け、うまく脱してきた人物に話を聞いてもらうことこそ、何事にも代えがたい。そのような人物をどこで見つけるのか？　周りに聞いて回るのだ。負担が重すぎてストレスを感じているようなとき、あなたが思う以上に多くの人が、あなたに手を貸したいと思っている。インターネットを利用すれば、探せる範囲ははるかに広くなる。活発なフォーラムが提供されており、直面するピンチについての議論がリアルタイムで繰り広げられ、相互に接続された情報源にもリンクしているのだから。ただし、オンラインにせよ対面にせよ、愚痴ばかりこぼすようなセッションに参加するのではない、ということを肝に銘じること。感情が高ぶっているときは、助言を与えてくれる人であれば誰にでもすがりたくなるものだ。

立ち止まり、一歩引いて考えてみよう。あなたは、助けを求めた相手から正しい手応えを受け取っているだろうか？　出会った人すべてから、ポジティブな何か、あなたが活用できるような何かを受け取れているだろうか？　他の人たちは本当に共感してくれているだろうか？　その気になれば、見せかけだけの人を見抜くことはできる。感情の共有は始まりにすぎない。あなたの感情が癒やされていく兆しを見せ、ピンチに対する真の解決策が見えてこなければ、意味がない。

★行動しよう★

あなたの話を聞いてくれる信頼できる相手を見つけよう。支援グループを探そう。オンライン上のブログやフォーラムも探してみよう——そこにはかつてより、はるかに大きな可能性が広がっている。良いアドバイスを得るだけでなく、信頼できる誰かから真の共感が得られるまで続けよう。提案された解決策を書き出すことにより、彼らの言葉を吟味しよう。解決策がうまく働き始めるまで、数日おきにこのノートを更新しよう。うまくいかなければ立ち戻り、より良いアドバイスを求めよう。

三、どうすれば、解決策を求めて自分の心のより深いところまで到達できるか?

最終的には、そのピンチと正面から向き合うしかない。悪い事態を良い事態に変えるのは、あなた次第だ。誰も代わってあげられないし、好むと好まざるとにかかわらず、ピンチには全力で臨む必要がある。ふと気づけばあなたは、脅威、恐怖、思い違い、希望的観測、拒絶、注意散漫、葛藤で突然いっぱいになる内なる世界と向き合っている。内なる世界が変わらなければ、外の世界も変わらない。だからこそ、どうすれば解決策を求めて自分の心のより深いところまで到達できるかを、問いかけよう。

あなたは、知能と直観の助けを得られる知能的な脳の領域への入り口を探している。それにはまず、許可を与えなければならない。つまり、内面の奥深くまで進む意志を持つということだ。本書ではまだ、知能的な脳について詳しく扱っていない。ここで少し先取りとして、著者であるルドルフとディーパックが深く信じているシンプルな真実について考えてみよう。その真実とは、解決策と問題では、両者を扱う意識のレベルは決して同じではないということだ。この真実を知っていれば、人々が陥りがちな多くのわなを回避できる。

問題を扱う意識には何が存在するのか？　堂々巡りの反復思考。過去の使い古された選択肢を適用しつづける古い条件付け。強迫観念に取りつかれた非生産的な行為と行き詰まった行動の数々。ほかにいくらでも挙げられる。しかしここで重要なのは、あなたは複数の意識レベルを持ち、より深いレベルには未開拓の創造性と洞察が眠っているということだ。

知能的な脳には、新たな解決策を生み出す潜在的能力が備わっている。しかし、その能力を発揮するには、あなたの協力が必要だ。多くの人は「これについてよく考えなければ」と言うが、これはその最初の一歩となりうる。より深い意識のレベルで考えることは、知能的な脳に進む許可のひとつとなる。あなたは、気を楽にする方法を見つけなければならないが、ピンチにあるときはそれが非常に難しい。誰だって、じっとしていられない気持ちになる。絶え間ないプレッシャーは、絶え間ない心配を生む。高まる不安が低次脳を駆り立て、その反応を増幅させる。本能的反応と感情的反応の反復から心を切り離すことができるのは、高次の機能をもった知能的な脳だけである。

では知能的な脳をよりよく機能させるには、どうすればいいのか？　信頼と経験の両方が助けてくれる。これまでに、どこからともなく解決策を思いつく「ひらめき」の瞬間を迎えたことがあるならば、同じことがまた起こると自分を信じることができる。洞察に価値を置いているならば、それも助けになる。突破口を開くために理想的な環境を整えよう。たとえば、一日に一度は静かに過ごす時間を持つこと。体が静まっていくまで、目を閉じて呼吸に逆らわない。身体的ストレスは高次脳を遮断する。できる範囲で十分に休養を取るよう心掛けよう。ストレスを誘引する事柄やあなたの心を傷つけ弱らせるように思える人々とは、距離を取るようにしよう。

静寂のなかで答えを求めよう。それは、人によっては神に祈ることを意味するが、そうでなくてもいい。より高い意識レベルで自問することもできるし、単純に集中力を高め、思考を明快にして直観を得ることもできる。それから、少し休憩を取ってリラックスしよう。答えはかならず生まれる。なぜなら、心が対話の窓口を閉ざすことは決してないからだ。宇宙に問いかければ、宇宙は答えてくれる――と表現する人もいる。いずれにしても、創造的な解決策は、自然な段階を経て生じることを、世代にわたる英知が教えてくれている。

第一段階で、不安や恐怖が消失し、ピンチに向き合うだけの強さが感じられる。

第二段階で、何をすべきかがわかる。

第三段階で、その体験全体の意味を理解する。あなたがそれを許せば、高次脳はこの自然な展開に一役買ってくれる。

★行動しよう★

内なる静寂を得るための空間を持とう。心配ごとから自分を切り離し、カオス（混沌《こんとん》）に巻き込まれないようにする。答えを生じさせるための環境が整えば、あなたの意識は問題の段階から離れ、解決の段階に到達する。

①私の何がいけなかったのか？ ②誰かのせいにできるだろうか？ ③最悪の場合、どうなるのか？という問うべきでない三つの問いかけは、意識的に遠ざけない限りあなたにつきまとう。罪悪感から自分を責め、わが身の不運を他人のせいにし、全災害について夢想しようとする。これらの衝動に屈すれば、毎日の生活に計り知れない害がもたらされる。これが自己処罰であることを、意識のはっきりしているときに自分に言い聞かせよう。しがみつこうとする本能と感情の連

携反応を打ち破るために、明快な思考のきっかけをつかんで新たな道を切り開こう。

悪い事態があなたに何を引き起こすのか、それを正確に知ることはできない。私たちはただ、混乱と対立のなかで生きる大多数の一員でいるのをやめようと、あなたに呼びかけているだけだ。現状の暗闇から抜け出す明るい道を見つけ出し、恐怖と絶望に決して屈せず、すべての人がピンチから脱出して光あふれる未来へと至るために自分の役目を果たす、そんな少数派の一員になろう。

第5章

知能的な脳から直観的な脳へ

人間の脳の進化が「感情的な脳」の段階で止まっていたとしても、それはそれで驚異的なものであっただろう。私たちはきわめて繊細な感情を持つことで、気持ちを合わせ一つにまとまれるようになった。しかし、脳の進化はそこで止まらなかった。人間の心がより多くを求めていたからだ。誰かを愛し、嫉妬や称賛、感謝、所有欲、そしてその他のしばしば愛情と混ざり合う感情のすべてを可能にするには、そのままでは不十分だ。柔らかな親愛の情から荒々しい激情まで、愛情の浮き沈みを感じるにはさらなる進化が必要だった。心は愛について深く悩み、考え、論じたがっている。誰を、いつ、なぜ愛したのかを覚えておきたいと願っている。人間は、「あなたをどんなふうに愛しているか？　数えてみましょう」などと愛の詩をつづることのできた唯一の生き物だ。それは純粋に知的なゲームだろうか？　いや、人生に豊かさという新たな層を加える手段である。

知能的な脳

【感情と知能】

「私はなぜXのことが好きなのか？」「私はなぜYのことが嫌いなのか？」と問いかけた途端、より高度に進化した要素が入ってくる。それは知能だ。知能は、あなたの脳が恐怖と欲望に基づく強迫観念に対抗するために進化させてきた第一の方策である。この合理的な思考のおかげで、あなたは自分の欲求を満たす方法を探ることができる。これは、すべての人の生活の大部分を占める活動である。同時に合理的な思考は、あなたの感情を制御するために天秤の反対側に載せられる分銅としても働く。感情と知能はつねに作用し合い、神経生物学的なレベルにおいては、グルタミン酸のような興奮性神経伝達物質が、グリシンのような抑制性神経伝達物質と絶えず陰陽の関係で働いている。

感情と知能の間で果てしなく繰り広げられる相互作用は、私たちに綿綿と続く内なる談話を生み出す。その談話は、あなたが目覚めている間じゅうずっと脳内に広く伝達され続けている。人によっては、談話は内なる独り言の形を取り、脳がすべてのせりふを一手に担いつつ、昔の記憶、習慣、条件付けから話題を引き出してくる。また人によっては、談話は対話形式に近くなる。古い考えと新しい考えが互いの主張を戦わせる。当の本人は、二つの主張のどちらが好ましいかを決めなければならない。脳に組み込まれた古い反応か、新たな未知の反応か。

葛藤に答えを出すのはかなり難しい。そのため、なかには純粋な知能を選び、感情を否定した生活を送ろうとする人もいるほどだ。ジェシー・リバモアは、狂騒の二十年代の株式市場を象徴する投資家である。一八七七年に米国マサチューーセッツ州で生まれた彼は、古い写真のなかから、ぼんやりとしたうつろな目で、どちらかというと気難しげに、現在の私たちを見詰めている。彼は、相場表示機の紙テープに印字される数字の操作以外に仕事を持たない資本投資家の走りであった。彼は数字のために生き、自分の生活を絶対的な精密さで管理した。毎朝八時七分に家を出た。当時、信号機はボックスの上に立つ警官によって手動操作されていて、リバモアのリムジンが姿を現すと、五番街の信号はすべて青に変わった。

一九二九年十月、株式市場が壊滅的に大暴落した暗黒の木曜日、リバモアの妻は、夫婦の友人たちがそうであったように、自分の夫も全財産を失ったものと思っていた。彼女は使用人に指示して邸宅からすべての家具を持ち出させ、リバモアが帰宅したときには、屋敷は空っぽだった。だが実際には、その日、彼は数字が語る言葉に耳を傾け、これまでに手にしたことのない大金を稼ぎ出していた。これは、純粋なる知能の勝利の物語ように思えるかもしれないが、一九三〇年代に入ると、ウォール街に規制の手が伸びてきた。少数の金持ち投資家が株価を意のままに操作できた山師の時代は、終わった。リバモアは、新しい時代になかなか適応できなかった。彼の取引は常軌を逸したものになった。彼は落胆しうつ状態になり、一九四〇年、プライベートクラブのバスルームに閉じこもり、銃で頭を撃って自殺した。彼の莫大な遺産がどうなったのかは、決して明かされなかった。

知能が問いかけ、答えを探すのは自然なことである。人間の心には、知識を求める果てしない渇望がある。人は並行して伸びる二つの道筋を生きている。一方の道筋で、私たちは自分の身に起こるすべてを経験し、もう一方の道筋で、私たちは自分が経験したことについて疑問に思う。脳に最も新しく加わった大脳新皮質が、意思決定、判断、着想、比較検討などの思考に関するあらゆる側面を世話している。神経学者にとって、大脳新皮質は最も不可解な脳の領域である。いかにして神経細胞は考えることを覚えたのか。いや、それ以上に不可解なことがある。思考について考える、なんてことをどのようにして覚えたのか？

あなたも毎日していることだ。ある考えをもつ。それから、その考えが意味することについて深く考える。このように書くと抽象的すぎるので、脳目線の対話の形で表してみよう。

本能「お腹が空いたよ」

感情「今、バナナクリームパイを食べたらおいしいだろうな」

知能「カロリーが高そうだけど、大丈夫かな？」

知能的な脳の段階では、あなたには果てしなく選択肢がある。「おいしいバナナクリームパイを作るのは誰？」「私は本当にバナナクリームパイが欲しいの？」「食欲旺盛なのは、妊娠したってこと？」などと自問することができる。途方もなく現実離れしたアイデア（「木からもぎ取られるとき、バナナは痛みを感じるの？」）でも、想像力豊かなアイデア（「言葉を話すバナナクリームパイと出会った男の子を主人公にした子ども向けの本を書きたい」）でも、その中間でも、何でも好きなように考えることができる。

【人間だけに与えられた知能的な脳】

われわれ人間は知能に誇りを感じており、つい最近まで、下等動物にもある種の知能が備わっているとする意見を否定していたほどである。その考え方は急速に変わりつつある。たとえば、雪に閉ざされたグランドキャニオンの北縁で越冬する鳥はほとんどいないが、なかには、秋の数カ月をそこで過ごし、植物の種を拾って地面に埋める鳥もいる。松ぼっくりを拾い集め、地面に穴をあけ、松の実を一粒ずつ埋めていく。ほどよく散らばるように何百粒も埋めていく。冬の猛吹雪が到着するころ、この辺りは雪に覆われる。それでも鳥たちは、松の実が埋められている場所に舞い戻り、雪の上からつついて松の実をついばむ。鳥たちは自分が埋めた場所にしか戻らず、他の鳥が隠したものを偶然に横取りするような真似はしない。

動物の知能を示す例は無数にあるが、私たちは依然として、知能を持つのは人間だけだと確信している。その証拠は脳の構造にある。われわれ人間の脳の大きさは、体重の割に非常に大きく、大脳新皮質が不均衡なほど幅を利かせている（皮質の九〇％は新皮質であるという事実も、あなたがいかに多くを考え決断しているかを表している。イルカの脳も大きいが、その約六〇％は聞くことに費やされている。イルカが水中音響探知機によって誘導されるのも当然である）。人間が性欲、食欲、怒り、恐怖といった原始的な衝動によって駆り立てられるのも確かだが、それでも、知能をもった大脳新皮質がそのすべてを支配している。結局のところ、二つの国が戦争に突入して互いの都市を爆撃するにしても、その前に、まずは両国とも都市を築き上げなければならず、爆弾を製造しなければならない。それはつまり、知能によって達成された偉業にほかならない。

知能の獲得は、自己認識の出現を知らせるものでもある。ここまでに挙げたすべての例は、「私（I）」という主語を用いた考えばかりだ。「私（I）」とは、脳を使用している意識的な存在である。本能と感情は潜在意識の世界に宿る。動物の知能は完全に潜在意識的なものだと、私たちは推定している。毎年五月の満月か新月の満潮時、何万匹ものカブトガニが北米の大西洋沿岸に現れ、浜辺で産卵する。数億年前から繰り返し行われてきたとおりに、深海部から集まってくるのだ。その後、数日以内に、渡りの途上にあるコオバシギという小さな鳥が到着し、砂の中に散在するカブトガニの卵をえさにする。

褐色の小さな斑点模様を持ち、角ばった脚で慎重に歩を進めるコオバシギは、数千キロメートルも離れた南米大陸の南端のティエラ・デル・フエゴで、小さな二枚貝をえさにしながら冬を越す。コオバシギが南極圏から北極圏まで一万五〇〇〇キロメートルを移動し、そこでひな鳥を育てる理由は誰にもわからない。それどころか、コオバシギが五月の最後の満月または新月の時期、すなわち、滞在中の唯一のえさとなるカブトガニの卵がデラウェア湾周辺の浜辺に存在する正確な時期をどのようにして知り、それにぴたりと合わせて移動できるのかも、わかっていない。コオバシギの最終目的地であるカナダのサウサンプトン島は、風の吹きすさぶ裸の土地で、荒涼とし、えさとなるものはほとんどない。高脂肪食であるカブトガニの卵のおかげで、コオバシギは冬を生き抜くためのエネルギーが蓄えられるのだ。このように複雑に入り組んだ設定は、本能が必ずしも単純で原始的なものとは限らないことを示している。知能では計り知れないことを成し遂げている。

自然界のすべては本当に無意識なのか、それとも私たちは、そのように決めつけたいという願望にとらわれているだけなのか。一つ、確かなことがある。人間の場合、知能的な脳は、本能的衝動と感情に、経験から得られた知識をブレンドして調和させる。ある人物の経験が不幸なものであった場合、知能はより良い経験を見つけ出そうと試みることもできるし、不幸を終わらせるために自殺のような極端な手段を取ることもできる。気の滅入る話だが、ニーチェの「人間は、生きるよう意識づけられなければ生きられない唯一の動物である」という言葉には、鋭い洞察が感じられる。同じことを言うにも、もっとポジティブな言い方もある。人間は、生死にかかわるときでさえ、本能や感情に指図されるのを拒む。

知能的な脳は、配慮の行き届いた方法で世の中に対処するために、論理的かつ合理的な思考を用いる。本能的な脳が自然に先天的に「反応（react）」するようにあなたに働きかけるのに対して、知能的な脳は配慮の行き届いた「応答（responding）」の選択肢をあなたに提供する。「応答（response）」の語源であるラテン語のresponsumは、責任の持てる（responsible）方法で反応することを意味する。状況に「応答」するには、状況を理解する必要があるが、状況に「反応」するだけなら、理解は必要ない。理解とは、単独で起きるものではない。そこにはつねに社会的背景が存在する。他人に共感しなければならない。コミュニケーションを取り、有意義な関係を作らなければならない。ことによると、ホモ・サピエンスは、ここまで進化した知能を持たなくても、社交的でいられたかもしれない。現にチンパンジーは社交的であり、チンパンジーが系統樹上で霊長類から分かれた時期は、ヒト科の祖先が分かれた時期の六百万年後（六百万年前ではなく）である。

チンパンジーの目をよく見ると、思慮深く見える瞬間がある。しかし、チンパンジーに責任能力はなく、彼らの全知力をもってしても、学習曲線を押し上げることはできない。たとえば、次のような実験を行うことができる。チンパンジーが見ている前で、食べ物を二つの箱のうちの一つの下に隠す。チンパンジーが覚えていて、正しい箱の下をのぞけば、食べ物が手に入る。この実験では、ほんの数回でチンパンジーは要領を覚える。では、ここで実験内容を変えてみよう。チンパンジーが、目の前に置かれた二つの箱のうち、重いほうの箱をあなたに手渡したら、ご褒美のえさを与えることにする。この実験では、六百回繰り返したあとでも、成功率が成り行き任せの確率を上回ることはない。人間なら、三歳や四歳の幼児でも、重いほうの箱を選ぶ必要があることをすぐに理解する。

【知能的な脳の働き】

われわれ人間は、学ぶだけでなく、学びを分かち合う。人間社会は、教えるという行為に依存しており、人にものを教えるには、特別な種類の脳が必要である。すなわち、経験を即座に知識に変える必要があるのだ。数百万年を経て、サルのなかには木の実を岩に激しく打ちつけて殻を割ることを覚えたものもいる。チンパンジーのようなより高等な霊長類は、木の枝を利用して、木の幹の深い巣穴から鳥の卵を引きずり出したり、アリの巣穴からアリをほじり出したりできる。とはいえ、この能力は原始的であることに変わりはない。オランウータンは、複数の可動部分を正しい順序で開けなければならない複雑な構造のプラスチック容器から、食べ物を取り出す方法を習得できる。しかし、その先で行き詰まる。開け方のパズルはすぐ解けるのに、パズルの解き方を、他のオランウータンに教えることができないのだ。

われわれ人間は例を示すだけでなく、言葉で教えることもできる。複雑な言語が、脳の進化を加速した。言語のおかげで、より洗練されたコミュニケーション様式が可能となったのだ。目の前に実物がなくても、記号や象徴を用いて考えることができる。それはつまり、他人とコミュニケーションを取り合うために進化した脳の領域において、象徴的世界や仮想世界を作り出すことができる、ということだ。赤信号で停止するのは、「止まれ」という言葉を耳にしたからではない。赤い色を「止まれ」という言葉と関連づけたからだ。つまりこれが「象徴（シンボル）」である。簡単なことに聞こえるだろうが、そこから波及していく影響は計り知れない。たとえば失読症の子どもは、読書による学習が困難である。彼らの脳は、単語や文字を逆向きに並べる。ところが、この障害は色分けされたアルファベット文字を使用することによって回避されることが発見されている。Aは赤色、Bは緑色、という具合に、象徴的関連づけを用いれば、言語の学習が可能になる。なぜなら脳の視覚皮質の機構は、もとより新たな用途に適応しているからだ。色を識別する人間の能力は拡大され、信じられないほど巧妙になっている。人間の目は波長の異なる一千万通りの光を検出できる。そのうちの何種類が色として識別可能になっているのかを正確に知る者はいないが、少なくとも数百万色にはなるものと思われる。

想像力と象徴形成という素晴らしい能力が、かえって徒《あだ》になりうる。鉤《かぎ》十字の紋章は、古代イ

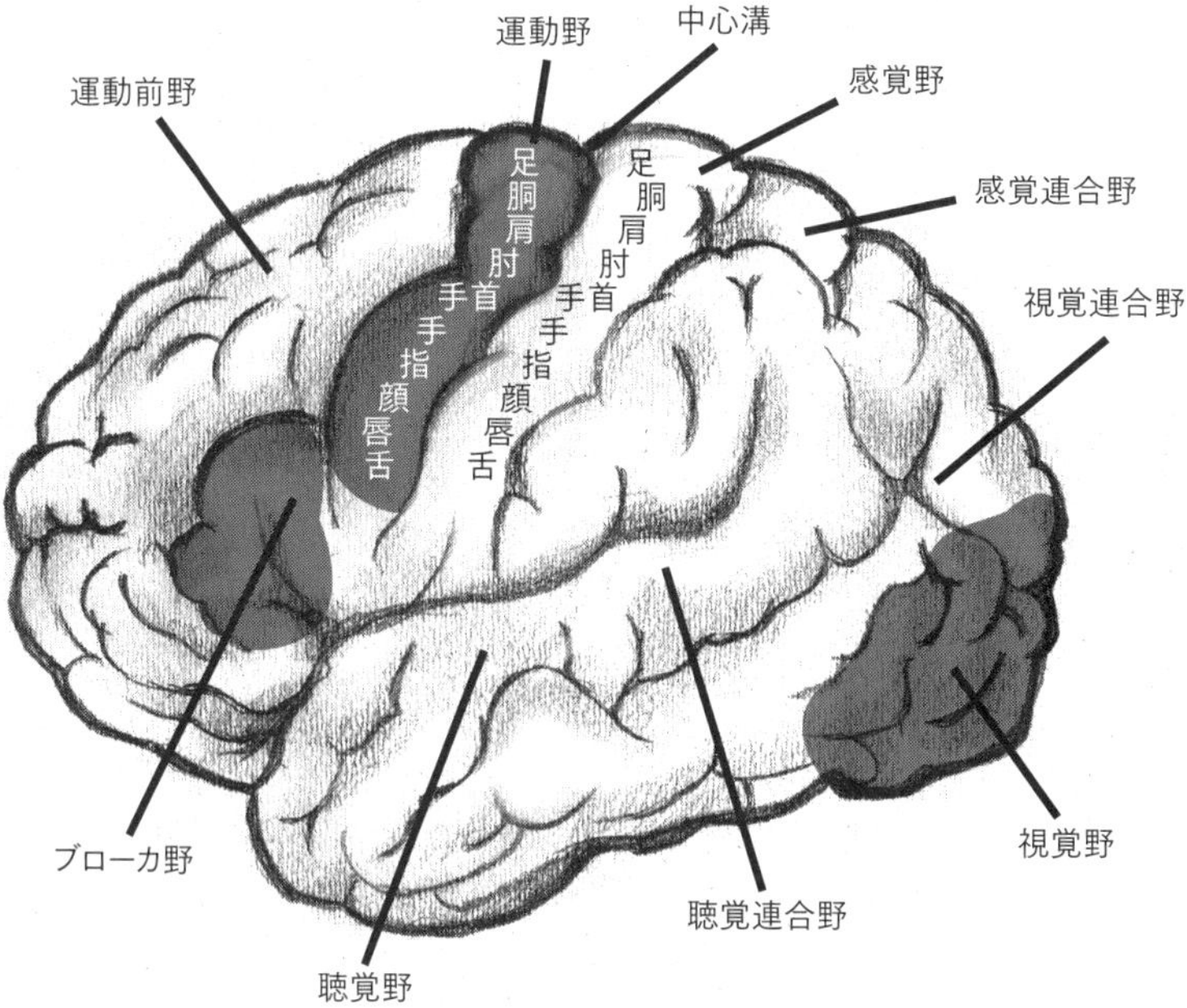

図４　大脳皮質の機能領域

脳の大部分は、大脳皮質（正確には大脳新皮質）である。高次脳として、私たちが人間らしさと関連づける多くの機能（感覚情報の受容と処理、学習、記憶、思考と行動の開始、挙動と社会的統合）をつかさどっている。

大脳皮質は、脳のなかで一番最近に進化した部位であり、約 0.3m² のシート状の神経細胞組織が脳の外表面に向かって六層構造で広がっている。このシート状の組織は、頭蓋骨の中に収まるように何重にも折り畳まれている。大脳皮質は、脳全体のなかで神経細胞が最も密集する場所であり、約 400 億個の神経細胞が存在する。

大脳皮質には、3 つの主要な機能領域がある。五感の受容と処理をつかさどる感覚野、随意運動の調節をつかさどる運動野、知能・知覚・学習・記憶・高次思考をつかさどる連合野である。

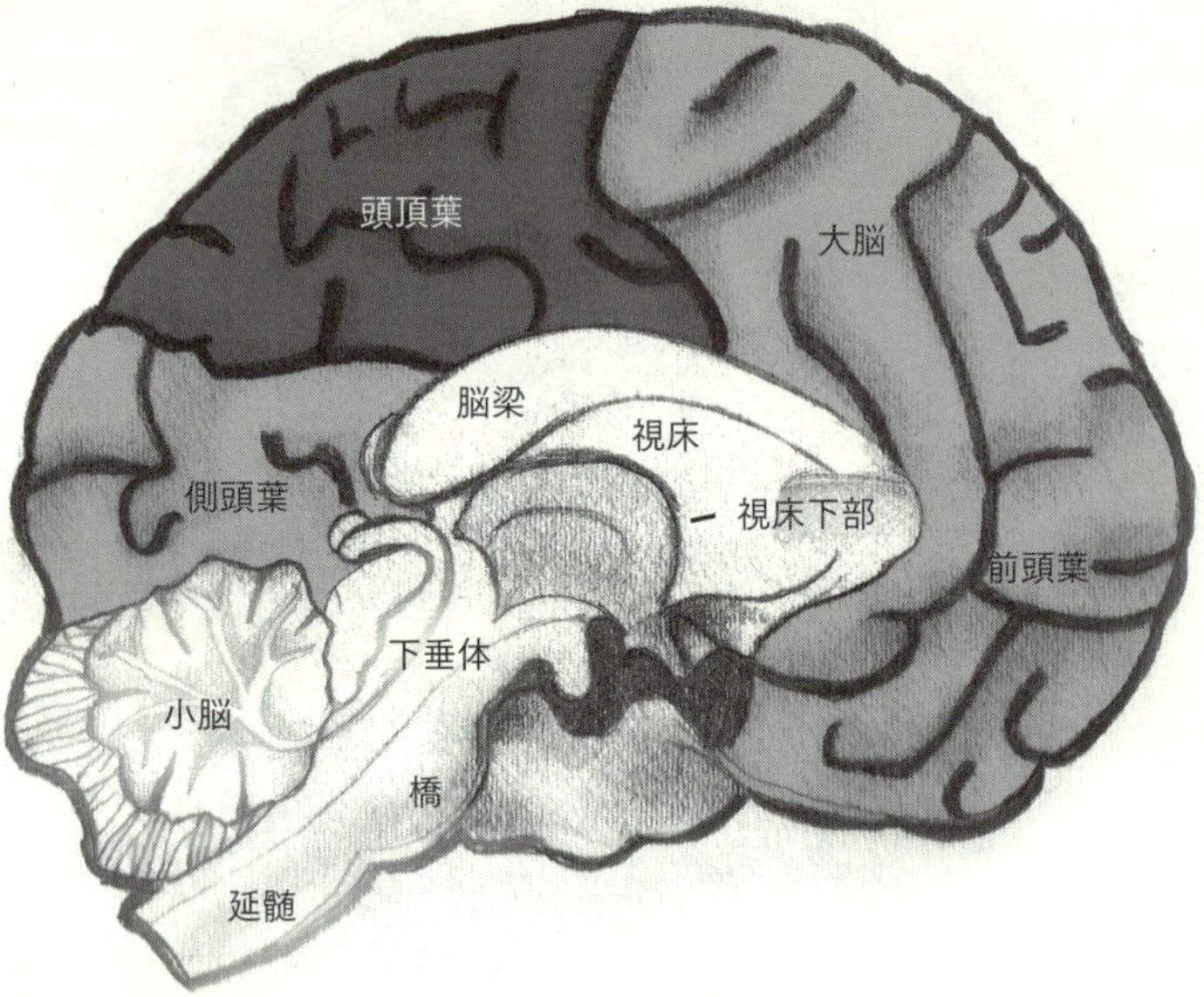

図５　大脳皮質の各領域

大脳皮質は、たくさんの多様な脳葉で構成されている。大脳皮質の後部に位置するのが、後頭葉である。目で認識された情報を中継して解釈する視覚皮質もここに含まれ、左側の視覚皮質は右目に、右側の視覚皮質は左目に接続されている。後頭葉の前方には、側頭葉がある。恐怖、欲望、食欲、性欲など、生存のために働く、本能に駆り立てられた原始的な感情は、ここに宿る。聴覚や平衡感覚もここで調節される。脳のこの部位が損傷を受けたり機能不全になったりすると、食欲や性欲を制御できなくなることがある。

側頭葉の前方および上方に頭頂葉がある。ここでは、空間的定位に従って感覚情報が処理されており、おかげであなたは、自分がどこにいるのかを知ることができる。そして、頭頂葉の前方に位置するのが、前頭葉である。前頭葉は運動制御と動作の調節のほか、社会における行動の調節も行う。前頭葉に損傷を受けたり、腫瘍ができたりすると、病的に自制のきかない状態になり、極端に自己顕示欲が強くなったり性犯罪者になったりする可能性がある。

大脳皮質の右半分と左半分は、脳梁と呼ばれる神経線維の束で結ばれている。そのおかげで、脳の左右両側は互いに「会話」することができる。会話がなかったとしたら、「他人の手症候群」を発症し、自分の手を認識できずにいたかもしれない。脳梁の下には、視床と視床下部を含む辺縁系が折り込まれている。視床は、感覚認識に関与し、動作を調節する。視床下部は、ホルモン、下垂体、体温、副腎、その他の多くの活動を調節する。

残る２つのおもな脳区分は、小脳と脳幹である。小脳は、脳の後部にあり、動作の調整、平衡、姿勢を調節する。脳幹（延髄、橋）は、脳のなかでも最古の部位で、脳と脊髄をつないでおり、心拍や呼吸を自動的に生じさせる、いわゆる自律神経系の働きを調節する。

心拍から恐怖反応、免疫系まで、生理学的な働きを調節する脳の機能は、大脳皮質、小脳、脳幹の特異的領域に密集している。これらの領域は互いに連絡し合い、すべての脳活動の一部として、バランスと協働を備えた複雑な系を生み出している。たとえば、花を見るとき、あなたの目は視覚情報を感知し、その情報を脳の後方にある後頭皮質という大脳皮質領域へと中継する。このとき、同じ視覚情報は、まず他の複数の脳領域を通して伝達されており、そのことが、その視覚情報に応じてあなたの動作を調整することにも役立つかもしれない。これらの領域にある数十億個の神経細胞は、見事なバランスとハーモニーで協働している。それはまるで、オーケストラが美しい音楽を奏でるかのようだ。大きな音を出し過ぎたり音を外したりする楽器が１つでもあると台無しである。脳がうまく働くためには、バランスとハーモニーが重要である。ちょうど、宇宙の安定のためにもバランスとハーモニーが重要であるのと同じように。

ンドの太陽のシンボルを起源とするものであったが、ユダヤ教会堂の壁に描かれる場合は、他宗教の信仰に対する冒瀆《とく》や人種的な偏見からくる憎悪による犯罪を意味する。想像力も、現実を遮断する場合がある。英語にはmovie goddess（映画の女神）という表現があるが、この表現は、ハリウッド俳優は世間一般の人々とは違うという世間の幻想を強化するために考案された。ところがその結果として、世間はそんなイメージの裏側をのぞきたいと渇望し、暴露された現実がより安っぽくて薄汚いほど、興奮するようになった。

心を本能と感情と知能に分ける考え方には、長い歴史がある。現在の神経科学は、今ではそれぞれに対応する脳の領域を特定しているが、このように分けて考えるやり方が便宜上のモデルにすぎないということは、覚えておいたほうがいい。母なる自然が生み出すものはあまりに複雑すぎて、ありのままの姿を丸ごと把握するのは難しすぎる。実際は、私たち人間は絶えず現実を生み出し続けており、そのような現実化の工程には、脳のすべての領域が丸ごと含まれ、相互作用の状況は刻刻と推移している。

知能的な脳も、他の領域と同じくバランスを失うことがある。あまりに知能的になりすぎれば、あなたは感情と本能からなる基礎を失うことになる。そうなると、あまりに計算されすぎた行動と机上の空論を生むことになる。

知能が発達していないと、初歩的な思考の段階のまま行き詰まる。そうなると、迷信にとらわれ、あらゆる種類の誤った議論の犠牲となり、外の世界から受ける影響の人質となる。

ポイント

知能的な脳のバランスをとる

・知能は、心の進化上、脳の最も新しい領域である。
・知能は、単独の状態ではなく、感情と本能とがブレンドされ調和した状態で動作する。
・世の中に応答するということは、世の中に対して責任をもつということである。
・合理的な思考は、その責任を忘れたときに破壊的になる（核兵器の始まり、生態系の破壊など）。

直観的な脳

【知能的な脳と直観的な脳】

知能は、人間が生まれながらにして持つ権利の一部であり、意義を求める飽くことのない要求を生み出す。あなたが価値を求めて知能を働かせるとき、その力強い要求は直観に受け継がれる。事の是非や善悪は、人間が求める価値の基礎であり、脳に組み込まれている。幼児を見ると、ごく幼いころから直観的な行動を示すように思われる。よちよちと歩き出す前でさえ、赤ん坊は、母親が何かを落とすのを見ると、それを拾って母に渡そうとする。手助けは、あらかじめ脳に組み込まれた応答なのだ。二歳児は、一方の人形が善いことをして、もう一方の人形が善くないことをするような内容の人形劇を楽しむことができる。善いこととは、遊んだり協力したりすること。善くないこととは、わがままに振る舞ったり文句を言ったりすること。どちらの人形が好きかと子どもに尋ねると、「悪い」人形よりも「善い」人形を選ぶことのほうがはるかに多い。私たちは、道徳規範に従う脳の応答を伴って進化している。

しかし、直観というのは、疑わしい領域でもある。脳に関する奇妙な皮肉と言えるが、知能的な脳は、超常現象の存在を信じることと紙一重だとして、直観的な脳をただの迷信だと片付けることもありうる。先見の明のある英国人生物学者ルパート・シェルドレイクは、数十年にわたって実験を重ね、直観について検証した。たとえば、誰かに後ろから見られているように感じるという、よくある経験について、彼は調べている。頭の後ろに目がついている？　もしそうなら、それこそ直観力だろうし、シェルドレイクは、その存在を示している。だが苦労のかいなく、彼の研究には異論も出され、物議を醸した。いや実のところ、シェルドレイクが顔をしかめて言うには、懐疑派は彼の研究結果に見向きもしなかったのだ。

【直観力と共感力】

しかし、人間に直観力があるという事実には、議論の余地はない。すべての分野において直観力があなたの暮らしを左右している。たとえば共感だ。部屋に足を踏み入れたときに、そこにいる人々が緊張しているかどうか、あるいは直前までけんかをしていたかどうかを感じ取ることができる——それが直観力である。ある人が口ではAと言いながら本心はBであることを直観したり、聖人面をした人物に隠し事があるのを直観したり。

共感とは、他人の気持ちを理解して共有することだと定義されている。ホモ・サピエンスでは、会話能力が飛躍的に進歩したことにより、共感力が社会を生き抜くうえで欠かすことのできない要素となった。共感できるおかげで、親たちは、他の大人が狩りや採集に出掛けているあいだ、同じ群れに属する子どもたちの面倒を見ることができた。現在でも、共感できるからこそ、それが自己中心的な攻撃や競争に対する歯止め（社会を維持していくためのバランス感覚）となり、私たちは集団のなかで暮らして互いに交流することができる。

より広義には、共感は、物事の善悪を判断するための根拠と、他人の利益のために行動するための下地を作ってきたとも言える（思いやりや慈悲の心を意味する英語compassionは「共に苦しむ」という意味のラテン語が語源であり、私たちには他者の気持ちをくみ取って自分のなかで再現する能力があることを強く示唆している）。共感は、同情とは異なる。他者の心情を共有しなくても同情はできる。共感は、感情的に感化されるのとも異なる。感化された場合は、その感情が自分本来のものなのか、自分よりも強い個性を持つ人物なり集団なりに接して夢中になっているのか、気づいていない状態にある。

神経レベルでは、共感によって活性化される脳のおもな領域は、帯状皮質（Cingulate cortex）である。Cingulateの語源であるラテン語Cingulumは「帯」を意味する。帯状皮質は大脳皮質の中央に帯状に存在し、感情、学習、記憶を処理する辺縁系の一部とみなされている。ここに、共感の中枢が存在する。共感に関連する帯状回の領域は、男性よりも女性のほうが大きく、統合失調症患者では概して小さい。統合失調症患者では、感情面で痛々しいほどの孤立感を抱いたり、他人の気持ちを勝手に妄想したりすることも多い。

共感には、ミラーニューロンも関係している。ミラーニューロンは、サルなどの下等な霊長類にも存在することが知られている神経細胞である。新しい技術を学習する際に重要となる「猿まね」は、ミラーニューロンによって説明がつく。まだ母乳をもらうほど幼いサルの赤ん坊でも、母親が食べ物を手でつかんで食べるのを見ると、脳内では、つかんで、食べ物をちぎって、かむために働く領域に活性が見られる。目で見たことをそのまま映し取っているのだ（これをミラーリングという）。ヒトでも同様の現象が起こることを、乳児では確かめられないが、おそらく、人間でも同じだろう（ミラーリングには、有害な側面もある。幼児が家庭内暴力などのネガティブな行為を目撃した場合にも、その行動をなぞるような活性を脳内で発動してしまう可能性があるのだ。虐待を受けた子どもは、虐待行為を強く刷り込まれていているため、多くが大人になってから虐待をする側に回ることも知られている）。

◆神経化学物質と精神行動

ミラーニューロンの働きは完全にはわかっていないが、社会的な結びつきにおいて重要な役割を果たしているように思われる。私たちは、この社会的な愛着を生む神経の働きによって、身の安全を確保し、養育者の関心を獲得し、人間関係の悩みを軽減する。神経ペプチドと呼ばれる多くの神経化学物質――オキシトシン、オピオイド、プロラクチンなど、社会的な結びつきを調節する小さなタンパク質──が共感の反応性を調節している。

オキシトシンは、精神的行動を促進し、恋愛感情を抱かせる。鼻腔用スプレーでオキシトシンを吸入すると、脳内では社会的ストレスや恐怖反応に対する応答が低下する。また、オキシトシンは、互いの信頼を高め、他人の表情に敏感になる。オキシトシンと結合する受容体の遺伝子に有害な変異が生じると、共感力の低下が見られる。このように、オキシトシンは社会的な結びつきに重要な役割を果たしており、一般に「愛情ホルモン」や「恋愛ホルモン」とも呼ばれているが、これを文字どおりに受け取ってはいけない。恋愛とは、複雑な行動であり、脳の至るところで起こる数多くの応答に敏感に影響され、単一のホルモンだけでどうこう言えるものではない。私たちは、どこまでが心で、どこからが脳なのか、という難題に突き当たる。狂おしい恋に落ちたことのある人なら誰もが、この謎は非常に個人的なものだと証言するだろう。人間は、下等哺乳類の交配から成長を重ねて脳の生物学的構造を進化させてきたが、誰に惹かれてどのように愛するかについて、ありとあらゆる選択をする。脳は神経化学物質の提供をしても、心に取って代わるわけではない。

このような議論はすべて、自由意志の問題に立ち戻ることになる。自由意志はつねに人間の人生を支配していると私たちは信じている。しかし、神経化学物質で愛や共感などの感情を調節できるという事実を、私たちは二通りに解釈することもできる。一方では、私たちは自分の気持ちをコントロールできないと言える。私たちは神経化学物質の奴隷であり、自由意志はほとんど、または、まったくない。他方では、スーパーブレインの観点から見れば、脳は信じられないほど精密に調整された器官であり、自由意志によっていついかなるときも私たちが必要とする感情を生み出してくれる、とも言える。脳はきっかけを必要としており、ほんのささいなこともきっかけになりうる。魅力的な男性との出会いも、その女性が「売り出し中」かどうかで違ってくる。その女性が恋愛に興味のない状態なら、彼女の脳の恋愛メカニズムは作動しないし、恋愛に興味のある状態なら、それをきっかけに恋愛メカニズムが作動する。どちらにしても、彼女の決断は、脳が彼女の代わりに決めたものではない。私たちの感情は、否定できない力をもちながらも、私たちに仕えるために生み出される。

ここにきて、直観的な脳の登場である。感情と知能よりも上位に浮上し、物事の全体像を与えてくれる（この全体像を、心理学者はゲシュタルトと呼ぶ。多様な状況に割り当てられる現実像である）。職場の責任者は、「私が上司です」という表示を身につける必要はない。あらゆる種類のきっかけ（口調、部屋の大きさ、風格など）から総合的に判断すれば、誰でも直観的に上司がわかる。私たちは、状況を「読む」と言うが、これは感情とは別物である。感情や知能のピースを組み合わせて一つの絵を完成させるのではなく、何が起きているのかを瞬時に知らせる印象のようなものだ。

次に挙げる事柄はすべて、直観の部類に入る。

・一目ぼれ。
・他人のウソがわかる。
・理由が明らかになる前から、ある出来事の背景にある理由に察しがつく。
・皮肉を使って、一つのことを言いながら逆のことを意味する。

・ジョークを聞いて笑う。

◆直観の働き

直観が脳内の特定の場所に隔離されていたなら、ここまで物議を醸さなかったことだろう。しかし、そうではなかった。右脳が直観をつかさどり、左脳が論理や客観をつかさどるというのが最も一般的な考え方ではあるが、このようにきちんと分けるのは、厳密な検証に耐えない。それでも、直観の働く人々に次のような特徴がみられることは、十分に確認されている。

・論理的な過程を経ることなく即断し、その決断に間違いがない。
・かすかな表情に気づく。
・論拠から結論に至るのを待つことなく、直接的に本質を見抜く洞察力に頼る。
・創造性が飛躍的に向上する。
・人を見る目がある。人物の見分け方を知っている。
・最初の直感、いわゆる「第一感」や瞬時の判断を信用し、それに従う。

直観を信用している人にとっては、最後に挙げた瞬時の判断がとくに興味を引かれるところだ。私たちは慣習として、直観以外の判断をより重視する。若者は、事を性急に決めずにじっくり考えて、よく検討したうえで判断するようにとアドバイスされる。しかし現実には、誰もがみな、瞬時に決断を下している。だからこそ、第一印象を覆すことはできないと言われている。一目見た瞬間に生まれる第一印象は、最強である。最近の研究から、第一印象と瞬時の判断はしばしば最も正確であることが明らかになっている。経験豊富な不動産仲買人が言うには、家を購入する人は、足を踏み入れてから三十秒以内には、その物件が自分にふさわしいかどうかわかっているものらしい。

人は、相手の顔をあらかじめ言葉で描写しておくことで、その顔をより正しく認識できるようになると長いあいだ推測されていた。「その少女は、髪は褐色のロング、肌は色白、鼻は小ぶりで、小さな青い目をしている」などと記述すれば、ある特定の顔を記憶する際に役立つと思われていたのだ。しかし、実験ではその逆であった。ある研究では、一連の写真を高速で連続して映し出し、ある特定の顔が見えたらボタンを押すように被験者に依頼した。すると、実験前に顔をほんの一瞬目にしただけの人々のほうが、顔の特徴を言葉にする時間を与えられた人々よりも、正しく顔を認識できていた。このような結果は、直観的に正しいように思える(ここでも直観が登場する)。なぜなら、私たちはみな、誰かの顔が心に焼きつく、ということがどういうことか知っているからだ。人は顔の特徴を一つひとつ個別に確認しなくても、顔を認識することができる。「犯人の顔は、たとえ次に遭遇するのが百万年後であっても、見ればわかります」という犯罪被害者の言葉も、私たちは信じられる。

実際、第六感を探究している人にとって、直観は期待に沿うものだ。感覚は、見て、聞いて、触れることで、自分を取り巻く世界を取り込む根本的方法である。もっと重要なのは、あなたは一生を通して自分の進む道を「感じる」ということだ。虫の知らせに従えば、あなたにはわかる。自分にとって何が良くて何が良くないのか、自分のキャリアを築くうえで目指すべきはどこか、避けるべき難局はどこにあるのか、この先何十年も自分を愛してくれるのは誰か、通り過ぎるだけの恋の相手は誰か。大きな成功を収めている人々にどうやってトップに上り詰めたのかを尋ねると、二つのことに同意する傾向がある。自分はとても運が良かったということ、そして、自分はちょうどいい時にちょうどいい場所にいたということ。しかし、ちょうどいい時にちょうどいい場所にいるために必要なことが何なのかを説明できる人はほとんどいなかった。ただ、直観を本物のスキルとして評価するなら、大きな成功を収めている人々はおそらく、自分の人生を切り開く方法を感知するのが非常に得意なのだろう。

未来を見るのも直観である。私たちはみな、そのためにデザインされている。その能力を超常的なものととらえる必要はない。ある実験で、被験者は一連の写真を高速で見せられた。何枚かの写真には、自動車による死亡事故現場や戦中の血みどろの大虐殺現場などの痛ましい惨状が写っていた。被験者には、心拍数上昇、血圧上昇、手のひらの発汗量増加などのストレス反応の兆候が観察されていた。恐ろしい画像が表示された途端、ストレス反応は否応なしに引き起こされた。このとき奇妙なことが起こる。被験者の体は、衝撃の写真が表示される直「前」からストレスを示しはじめたのだ。写真は不規則な順番で表示されるのに、被験者は衝撃を受けることを予見したかのような反応を示した。無難な写真の前にはこのような反応は見られなかった。これはつまり、被験者の体が未来を予測していた、いや、より正確には、被験者の脳が未来を予測していたということになる。ストレス反応を引き起こせるのは脳だけなのだから。

私たちは、脳の本能、感情、知能、直観の四つの領域のうち、どれか一つの領域を他の領域より助長しているわけではない。ただ、頑固な疑い深さや知的な偏見から、どれか一つの領域を否定しないようにすることも、きわめて重要である。対照研究とは、比較したいポイント以外の条件がまったく同じになるように条件をそろえて行う研究のことを言うが、そのような工夫をするのは、知性を働かせれば誰もが納得できるような客観的証拠を得るためである。認知心理学の分野では、直観は実際に存在するということが数百件もの研究によって示されている。それにもかかわらず、直観に対する社会の態度は非常に懐疑的で、否定的ですらあるのは、公正を欠いている。あなたに直観力はある？　あなたは直観的に「ある」と感じていることだろう。

直観的な脳も、他の領域と同じくバランスを失うことがある。

直観的な虫の知らせを信用しすぎれば、理性を頼るべきときに、理性を見失う。そうなると、衝動的な決断や、分別のない行動に走ることになる。

自分の直観を無視すれば、状況を感じ取る能力が失われる。そうなると、明らかな誤りとわかっているときでさえ、合理化された行動に頼りすぎた盲目的な決断を下すことになる。

ポイント

直観的な脳のバランスをとる

・直観は頼りになる。
・人生を切り開く道を〝感じる〟ことによって良い結果が生まれる。
・高次脳による処理を必要としないので、直観による瞬時の判断は正確である。
・理性は直観よりも遅いが、私たちは、直観を正当化するために理性をよく用いる。理性のほうが優れていると教えられてきたからだ。
・直観的な脳には限界がなく、先を見通すことができる。脳にしてもらいたいと心が願うことに応じて、何でも見通せる。

脳の四つの領域を一つにまとめる

【私（I）が脳を統括する】

脳の機能を、本能的、感情的、知能的、直観的という四つの領域に分解して調べてきたあとで、さて、それを今一度、元の状態に組み立てたなら、何が得られるだろうか？　そこには、無限の可能性を持つ、現実化のための最高のツールが組み上がる。脳を構成する四つの領域すべてのバランスを保つことは、健康、幸福、成功を達成するための最善の方法だ。どれか一つのパートを他のパートよりも偏重すると、脳はバランスを崩す。しかしながら私たちは、脳のどれか一つの領域と自分を簡単に同一視してしまい、その領域が支配的になることを奨励しやすい。このことは心にとめて忘れないようにしよう。「私はいつも悲しい気分だ」と言うとき、あなたは感情的な脳と一体感を感じている。「私はこれまで、つねに賢明であった」と言うなら、知能的な脳と一体感を感じている。同様に、無意識の衝動に従っているときは本能的な脳に支配され、また、勘に従い、賭けをして、リスクを取るときは、直観的な脳に支配されている可能性がある。そのようなことを何度も繰り返していくと、やがて、偏重された脳領域は優位に立つようになり、あまり重視されない領域は萎縮しはじめる。

あなたが本当に自分を重ね合わせるべきは、四つに分けられた領域のどれか一つではない。あなたは四つの脳領域のすべての総和であり、その四つすべてを心が統括する。要するに、脳の統括者は一人称の「私(I)」、すなわち「その人自身(self)」である。ところが当の本人は、その役割を忘れて気分や考えや衝動に振り回されることがある。そうなると、脳に使われる状態になる。このとき脳には悪意もなければ、主導権を奪おうという魂胆もない。あなた自身がそのように脳をしつけているのだ。考えることすべてが命令である、ということを心底から理解するのは難しいだろうが、実際にそうなのだ。印象派の絵画の前で足を止めたなら、鮮やかな色彩と優雅な雰囲気にすぐさま魅了される。このとき、視覚皮質で処理中の外部情報からは、脳は何も教え込まれていない(あなたは、生後一カ月で習得した基本的なスキルを使い、目の焦点を特定のスポットに合わせる)。

しかし、あなたが「私はこのモネの大聖堂が大好き」と思った途端、あなたは脳に命令した——教え込んだ——ことになる。それも単純なやり方ではない。

「私はXが好きだ」そう思った瞬間、それがモネの絵であろうと、バナナとアイスクリームのデザートであろうと、いつの日か結婚することになる相手であろうと、脳は全人的（ホリスティック）な状態になり、総力を挙げて活発に働く。

・脳は、あなたが好きなものを覚える。
・脳は、喜びを記録する。
・脳は、その喜びがどこからもたらされたのかを覚える。
・脳は、将来、同じ喜びを繰り返すためにメモをとる。
・脳は、記憶の貯蔵所に独自の記憶を追加する。
・脳は、新しい記憶を以前のすべての記憶と比べる。
・脳は、喜びの化学反応を体中の全細胞に向けて発信する。

これは、脳が全人的な状態になるとどうなるのかを、実に大まかに描いたにすぎない。詳細をすべて書きつらねても退屈だろうが、少なくとも、空腹を感じたり、歩きすぎて足が痛く感じたりといった通常の無意識なことと同じように、自分がどこの美術館にいて、人々が展示室内をどう動いていて、自分は退屈しているのかどうかを、あなたは知っている。

【心は脳のお決まりの反応に打ち勝てる】

脳の四つの領域すべてを一つにまとめることは、人間の心のひとつの最高到達点である。それは自分で行っておきながら、どのように成し遂げたのかは決して説明できない。何度も説明されるより、一度でも経験するほうがはるかにあなたを豊かにする。われわれが目指すのは、脳の全人的な状態を拡大することだ。選ばれたごく一部の絵ではなく、美術館にあるすべての絵画を愛でるほうがいいと、誰もが心の底では思っている。どの画家にも独自の視点がある。芸術を鑑賞するとき、あなたは画家の視点に心を開いているのだ。心のさらに奥深くでは、自分にごく近しい少人数だけでなく、すべての人を愛するほうがいいと、誰もが知っている。しかし、脳の感情中枢を拡大するのは、恐ろしいものだ。たいていの人は、自分とよく似た人（人種、地位、学歴、政治など）に共感し、自分とまったく異なる人に距離感を覚える。

年齢を重ねるにつれ、好き嫌いの振れ幅は狭まりがちだ。そうなると、脳は全人的状態になる能力を持たなくなっていく。社会心理学の分野で、ある興味深い実験が行われた。実験に参加したのは、米国コロラド州ボールダーという政治的に非常に自由な町の出身者十人と、伝統的に非常に保守的な政治思想をもつ米国コロラド州コロラドスプリングスの出身者十人。現代アメリカの問題のひとつは政治的対立であり、その背景には人口統計学的な理由がある。昔は、対立する政治観を持つ人々が一緒に暮らしていたため、公職選挙の立候補者は、当選するにしても、その差は五〜六％であった。

ところが、第二次世界大戦以降、決定的な転換が起きた。革新派の人々は同じ革新派が住む町へと移住し、保守派の人々は同じ保守派が住む町へと移住したのである。その結果、いまや選挙は一方的となり、候補者は大差で当選するのが普通である。ボールダーとコロラドスプリングスの実験は、この状況を変えることができるかどうかを検証する目的で行われた。それぞれの町の出身である被験者、各十人は、自分が属する集団の中で政治について討論し、いくつかの論点について自分はどう感じたのかを評価した。たとえば、議論が妊娠中絶や同性結婚の話題になったとき、被験者は自分がどれほど強く賛成または反対の立場にいるのかを一から十の尺度で評価した。

次に、ボールダー出身者の一人がコロラドスプリングス出身者の集団に入り、コロラドスプリングス出身者の一人がボールダー出身者の集団に入り、自分とは逆の政治観に傾倒している人々に対して、革新派または保守派として自分の立場で主張を訴えかけた。一時間後、被験者はもう一度、政治的論点について自分はどう思うのかを十段階で評価した。さて、逆の立場の人間から話を聞いたことで、彼らの意見は軟化しただろうか？　軟化したと思うかもしれないが、実際は、その逆のことが起きた。保守派はますます保守的になり、革新派はますます革新的になった。

この結果について評価していくと、落胆することになりかねない。自分とは違う考え方に触れると心が開かれる、と人は考えたがるものだ。しかし、この結果を踏まえ、神経科学者のなかには、脳には「こちら対あちら」という考え方が組み込まれていると結論づける者もいる。人は、対立することによって自分たちの立場を明確にする。生き残るためには敵が必要である。敵がいたからこそ、初期の人類は自己防衛と戦闘によって自分たちの技術を磨いたのだ、と。

このような解釈に、私たちは強く抵抗する。彼らは基本的な事実を無視している。心は脳に組み込まれたお決まりの反応に打ち勝つことができる。ボールダーとコロラドスプリングスの実験の場合も、心を閉ざした状態で相手の話を聞くのと、相手を理解したいと心に決めながら話を聞くのとでは、雲泥の差がある。

ディーパックは、アメリカ南部生まれの友人から悲しい笑い話を聞いた。その友人の故郷であるノースカロライナ州の小さな町には、バーンスティーンズ（Bernstein's）というユダヤ人経営のデパートがあった。一方で、その町にはユダヤ人でないバーンスタイン（Bernstein）家の人々も暮らしていた。「ユダヤ人でない人々は、自分の名字をバーンスタインと発音し、デパートのほうはバーンスティーンと発音されていた」とディーパックは聞かされた。なぜ？　友人は肩をすくめた。「偏見を向けるべき相手かどうか、誰にでもわかるようにするためには、それしか方法がなかったのさ。本当のことを言うと、うちの家族で、実際にユダヤ人に会ったことのある人は一人もいなかったけどね」

差別しようとする傾向が脳に組み込まれた回路に由来するなんてことは、信じたくないものだ。脳という装置の内部機能を調べれば、脳が高度に統合された器官であり、多様な領域とそこに常駐する神経細胞がお互いに絶えず情報交換していることがわかる。生物学者にとっては、数十億個の神経細胞の間で情報を交換する脳の能力も含めて、すべての特質は、目的別に大きく二つに分類できる。その目的とは、種の生存と個の生存である。しかし、現代の人間は、単なる生存を認めない。認めていたら、貧しい人々のためのチャリティーも、病人のための病院も、障害者のためのケアも存在しなかっただろう。

食べ物と交尾相手を最も多く獲得できるボスのようなタイプだけでなく、全員の命を守ることで、私たちはダーウィンの進化論より高みに立った。人間は、食べ物を分け合う。子どもをつくらなくても結婚できる。つまり、ひとつの選択として進化しているのであって、自然界の必然として進化しているのではない。脳はますます、全体が一つとして働くような全人的な方向へと移行している。

このような傾向をよく表した、お気に入りのフレーズがある。適者生存ならぬ、「賢者生存」である。あなたがその道を選ぶなら、あなたは、意識的な選択を通して進化することができる。

★脳の成長の場——次の飛躍的進化を遂げるには★

・生活のどの分野においても衝突を助長しないこと。
・できるときは、和解すること。
・思いやりの心を尊重すること。
・非難や嘲笑よりも共感を選ぶこと。
・自分が正しいとつねに感じようとはしないこと。
・自分とは逆の立場の友人をつくること。
・寛大な心でいること。
・内なる充足感を選択し、物質主義を離れること。
・一日一善。つねに何かしら他人のためにできることをすること。

・誰かが困っているときは、心から心配すること。不幸の兆候を無視しないこと。
・「こちら対あちら」という考え方に抵抗すること。
・ビジネスの場では、良心をもって資本主義を実践し、利益を重視するのと同じくらい、倫理的問題への関心も重視すること。

以上は、単なる理想ではない。ポリオの治療で世界的に有名になったジョナス・ソーク医学博士は、先見性のある人物でもあり、慈善家でもあった。彼は、生物学のさらに上を行く世界、「メタ生物学的な世界」という概念を発展させた。私たちの行動や発言や思考は、すべて生物学の範囲を超えている。では、私たちは何のために行動し、発言し、思考するのか？ ソークが言うには、私たちには、他の何よりも優先される目的が一つある。自分の持てる潜在力を開花させることだ。その目的の達成を可能にするのは、全人的な脳だけである。科学の世界は言わずとも理知的であり、感情や本能や直観といった主観的な考えを排除する。大半の物理学者にとって、宇宙に目的など存在しない。宇宙とは広大な仕組みであって、その一部として働くすべてのものは、解明されるために存在している。しかし、あなたが脳全体を使うなら、宇宙は確かに、一つの目的を持つ。その目的とは、人生とそれがもたらす経験を豊かにすることだ。あなた自身の経験がより豊かになるほどに、宇宙は、その目的を果たすのがますます上手になっていく。そもそも脳が進化しはじめた理由も、そこにある。

✦スーパーブレインで解決――個人の力を探り出す

【現実化をもたらす個人の力】

すべての人に現実を生み出す力があるのなら、なぜ、無数の人々が不満を抱えたまま生きているのか？　現実化とは、あなたが今置かれている現実ではなく、あなたが実際に望んでいる現実をもたらされるべきものだ。しかし、現実化の効果は、あなたが個人の力を見出し発揮してこそ、起こりうる。他のすべてのことと同じで、個人の力は、かならず脳を経由する。大きな力を持つ人物では、多くの特質が組み合わさっているものであり、その一つひとつの特質は、あなたが脳に教え込んだものだ。

◆個人の力の要素

・自信
・優れた意思決定
・虫の知らせなどを信じる直観力
・楽観的な将来の見通し
・他人への影響力
・高い自尊心

・願望を行動に移す能力
・障害を克服する能力

状況を変えるだけの力がないように感じるときには、これらの要素のうち、どれか一つ以上が欠けている。大きな力を持つ人々は、生まれたときから自信やカリスマ性にとくに恵まれているものだと、あなたは想像するかもしれない。しかし、最もパワフルな企業の最高責任者たちは、どちらかと言えば物静かで、考えが整理されていて、自分が達成したいと願う目標に向けて状況を形作っていくための秘訣を身につけている。スタート地点は人それぞれで、誰ひとりとして同じ状況からスタートした人はいない。その差は、自分の行動に対する結果の受けとめ方にある。彼らは小さな成功の一つひとつを自分のものにして、次の好機も確実なものにしていく。経験を吸収し、ハードルの設定を押し上げることによって脳を訓練したのだ。

一方、無力感を覚えている人々は、ネガティブな経験を吸収することで、自分を無力にしつけてしまっている。それは、脳が懸念している限り変わることはない。神経細胞は、成功のメッセージも失敗のメッセージも、どちらに対しても中立の立場で等しく伝達する。理想の世界では、この節のタイトルは「もっと力を感じるための五つの方法」となっていただろう。しかし現状では、多くの人が無力感を覚え、個人の力を枯渇させる社会的傾向はますます強まっている。あなたの苦しみの原因が不景気であろうと、支配欲の強い配偶者であろうと、決まりきった仕事の面白みのなさであろうと、自分の持てる力を探り出すことが非常に重要である。私たち一人ひとりの内面には無限大の力が秘められている。これは、世界共通の教訓として、世代を超えて繰り返し語られているのだから、あなたも納得できるだろう。

【真の個人の力】

ここからは、順序立てて話を進めながら、個人の力について基本的な誤解を解いていきたいと思う。個人の力とは、自分の道を切り開くために武器のように使われる力ではない。自分自身の嫌な面を抑え込むことでも、世界から称賛される完璧な理想を実現することでもない。お金、地位、財産、その他の物質的な何かで代用できるものでもない。財産を相続してぜいたくな暮らしを送りながらも、平均的な人々より無力に感じている人もいる。それというのも、個人の力の問題はすべて、あなたが自分自身とかかわっている「内面」で起きていることだからだ。

さて、個人の力ではないものについて確認したところで、今度は、真の個人の力をもたらす五つのステップについて、リストアップしてみよう。

◆真の個人の力をもたらす五つのステップ

①自分の力を放棄するのをやめる。
②被害者でいることが「良いこと」なのかをよく考える。
③自己を成熟させる。
④進化の流れ、または個人の成長と自分自身を同調させる。

⑤日々の現実を超越する高次の力を信頼する。

これら五つのポイントはいずれも、五つすべてを一つに結ぶたった一本の糸に頼っている。それはあなたの周囲からあなたの中へと流れ込み、全身を巡り、通り抜けていく。あなたが見ているすべての現実は、この目に見えない一筋の流れが創り出している。

「内面」で、あなたは、あなたの体が持つ創造性と知性と、その内なる英知によって支えられている。「外部」では、あなたは宇宙を持続させている進化的な力によって支えられている。自分はこれらの力と切り離されていると考え、自分だけの空想の世界に一人で力なく座り込むのは、根本的な誤りであり、日々の生活のなかで無力感を生むことになる。

では、個人の力の源と再びつながるためのステップを一つひとつ見ていこう。

①自分の力を放棄するのをやめる

人が無力になるのは、野蛮人が集団で押し寄せてきてドアを打ち破り、家に火をつけた、というような衝撃的な出来事が起きたときではない。無力になるのは過程であり、その過程は大半の人にとってはあまりに緩やかに進行するため、本人が気づかないほどだ。実際のところ、彼らは大喜びで、少しずつ自分の力を放棄していく。なぜなのか？　それは無力であるということが、大衆受けし、容認され、保護されるための簡単な方法のように思えるからだ。次のようなとき、あなたは自分の力を放棄していく。

・その場に溶け込むために他人に気に入られようとするとき。
・その場の大勢の意見に従うとき。
・自分のことよりも他人のことのほうが重要だと心に決めているとき。
・自分よりも大きな力をもつように思える誰かに責任を委ねるとき。
・恨みを抱くとき。

これらはすべて心理学的な作用であり、目には見えない。ある女性が、自分でも気づかないまま自分の力を放棄すると、事を荒立てないために、自分は目立たないように控えめに座り、広く受け入れられている意見に迎合し、子どものために生き、自分の感情や意見を支配欲の強い配偶者に無視されることが、自分にとって唯一正しくふさわしいように思えてくる。このような犠牲を払っていると、大なり小なり、彼女の自尊心は弱められていくが、自尊心がなければ、期待値が下がり、彼女の脳にできることも小さくなっていく。

やがて自力、すなわち、他力本願にならずに自分で何とかしようとする力はすべて隠される。自尊心がそがれると、それに置き換わるようにして、妥協、偽りの意思表示、習慣、条件づけが入り込んでくる。あなたの脳は、胸躍る挑戦を重ねながら徐々に朽ちていくものとして人生を見るようにしつけられ、現実化は型どおりの出来事となる。自尊心の低さは、あなたに向けて絶えず送られている成功のためのシグナルを遮断するフィルターとなる。

★打開策★

・自分の力を放棄するのをやめるには、成り行きに任せたい気持ちに抵抗することだ。
・自分自身のために声を上げることを学ぼう。
・ちょっとしたことでも実行するのを恐れて先延ばしにするのを、やめよう。
・毎日、小さな成功の機会を自分に与えよう。自分の成功に気づき、その瞬間の満たされた気持ちを心に刻むようにしよう。
・自己否定を美徳だと思うことをやめよう。自分が我慢すれば他の人のためになるという考え方は、満足感の欠如を生む論理である。
・恨みを抱き続けるのをやめ、長引く怒りにエネルギーを浪費するのをやめよう。次に脅威を感じたときは、それを好機に変えることはできないかと自問しよう。

②被害者でいることが「良いこと」なのかをよく考える

ひとたび自尊心がそがれはじめると、それは犠牲者になる一歩手前の状態でしかない。私たちは、犠牲者になることを「無私無欲の痛み」と定義している。自分は取るに足らない存在だと口に出して言うことで、あなたは自分が耐えているその苦しみを一種の美徳に仕立て上げることができる。しかし、たいていの犠牲者は、つまらない理由のために身をささげている。

◆あなたがわざわざ行う必要のない「良いこと」

・他人の誤りの責めを負う。
・身体的または精神的な虐待を隠す。
・公の場で軽く扱われることに甘んじる。
・自分の子どもから見下されたままにしておく。
・自分の本心を話さない。
・性的に満たされることを否定する。
・愛しているふりをする。
・嫌いな職場で働く。

このような無意味な苦しみのどれか一つにでも自分の身を投じていたのでは、一般に悪いとされていることに対して、ますますつけ入るすきを与えてしまうことになる。なぜなら、犠牲者になることが脳内でいったん習慣化されると、あなたの反応を限定するようになるからだ。どのような状況でも、厄介事の矢面に立つ役回りに選ばれるような決断を、無意識のうちに下してしまう。それは、非常に危険で強力な「期待どおりの行動」となる。

犠牲者はつねに、自分の置かれた苦境を「良いこと」として肯定する理由を探している。自分を虐待する配偶者に対して寛容でいるとき、寛容さは気高いと言えるだろうか？　薬物中毒者のなすがままの状態に置かれているとき、他者に対する忍耐と受容は、それでも尊いと言えるのか？

一歩下がって冷静な見方をすれば、このような状況に置かれた犠牲者は、自分の身にわざわざ苦痛をもたらし、そのせいで最終的に、無力な状態へと身を落としている。犠牲者はつねに受け身に立つ。世の中には、みずから進んで犠牲者になろうとする者から力を奪い取ろうとする虐待者、中毒者、激情家、支配欲の強い者、下劣な暴君がいくらでも存在する。

★打開策★

まず最も重要なことは、自分が果たしている役割は、自分の自由意志によるものだと気づくことだ。運命、宿命、あるいは神の意志によってわなにはまったわけではない。「善行を積むための苦しみは神聖なものである」とする物の見方そのものは、なるほど聖人にとっては確かにそうかもしれないが、日常生活では、犠牲者のままでいるのは悪い選択である。一八〇度の方向転換をすべきだ。加害者の役を演じさせるためにあなたが雇い入れている相手が誰なのかを認識し、彼らを解雇するための手段を講じよう。先に延ばしてはいけない。屁理屈をこねてもいけない。虐待されている、傷つけられている、軽んじられている、あるいは何らかの形で危害を加えられていると感じるなら、真実と向き合い、できるだけ早く脱出しよう。

③自己を成熟させる——核となる自己を持つ

人類は、自然な成り行きでは成熟しない唯一の生き物である。世間には、何歳になっても小児期や思春期から抜け出せずにいる大人があふれている。成熟するのも選択であり、成人期に達するのは努力の結果なのだ。マスメディアがさんざん吹聴するせいもあって、若いうちが人生の最盛期だと誤解されやすくなっている。だが実際には、青年時代（十三歳から二十二歳くらい）は、人生のなかで最も厄介で、精神的に不安定で、ストレスの多い時期だ。個人の力——個人の幸せ——にとって、成熟した大人になるというプロジェクトほど決定的なプロジェクトはない。

プロジェクトがすべて完了するまでには数十年かかるが、その途上で道しるべを通過するたびに、岐路に立つたびに、満足度は高まっていく。高齢者は、年齢を重ねてきたことを悲しみ、不満に思い、憂うつに感じている人々と、満足した気持ちで人生を振り返り、精神的充実感を覚える人々に、はっきりと二分される。七十歳を迎えるころには、もはや後戻りできなくなっている。しかし、成熟に至る道のりは、ゴールのビジョンを描くところから始まる。私たちにとってのゴールを具体的に表現するとすれば、「核となる自己」を確立することだと言えるだろう。「核となる自己」とは、「あなたの現実」を形作っている「あなた」の一部であり、あなたが自分で生み出した経験の中心に自分を置くことである。

◆核となる自己を持つと、感じられること

・自分は実在している。

・他人に支配されていない。
・誰かに認められるために生きるのではないし、誰かに非難されても打ちのめされない。
・長期的な目標があり、そこに向かって努力している。
・自分自身が感じる尊厳と自尊心のために、困難な状況に取り組んでいる。
・他人を尊重し、他人から尊重されている。
・自分の生活における感情面を理解している。他人の感情に振り回されない。
・世間は安全な場所だし、自分の属している場所が好きだ。
・人生は、確かな知恵を持たらしてくれている。

核となる自己を持つということは、あなたが自分の物語の著者になるということだ。他人が書いた人生を生きなければならない犠牲者とは、正反対の立ち場である。核となる自己は、目標を定め、あなたを先導する。その目標に一日で到達することは期待できない。幼稚園児が大学生に追いつけないのと同じである。「成熟した自己」ではなく「核となる自己」という表現を使うのには理由がある。「成熟」には落ち着きはらったイメージがある、静かに退屈な生活を送る人物を思わせる傾向があるからだ。実際には、あなたに刺激を与えてくれるような理想像を追いかければ、あなたの人生の旅路は、年を追うごとにどこまでも胸躍るものになっていく。理想像は、満足を与える好機を生み出す。だからこそ、核となる自己は、無限の力の源であり、そこから、あなたの未来が成長していくのである。

★打開策★

- まず、うわべばかりの軽薄な活動に忠誠を尽くすのをやめ、代わりに、押しも押されもせぬ正真正銘の成熟した人物になる、という重大なプロジェクトに忠誠を尽くそう。
- 腰を下ろし、あなたの個人的な理想像を書き出してみよう。実現するところを想像できる最高のゴールを狙おう。
- 同じ理想像を共有し、成功しつつある人々を探し出そう。自分がどこに向かっているのかがわかれば、内なる声に導かれ、道はおのずと開かれる。
- 成り行きを黙って見守ろう。あなたの潜在能力は徐々に花開きながらも、日に日に強化される必要がある。

④ 進化の流れ、すなわち個人の成長と自分自身を同調させる

この章では、進化する脳について書いている。未来の進化は選択であるという点が重要であることもすでに書いた。あなたの脳は、ダーウィンの進化論に縛られているわけではない。未来の進化は、生存の問題ではなく、達成感の問題だからだ。成り行きに任せた成長を選択すると、あなたは未知のなかに顔を突っ込むことになる。最初のうちは、道案内もおぼつかない。誰もがある種の不安な気持ちを抱えるが、それがしだいに冷静さに置き換わり、本物の知識へと置き換えられていく。

進化がなければ、道筋も何もあるはずがなく、ただ目的もなくさまようだけだろう。進化には宇宙規模の支配力がある。流れ漂う星くずの雲から地球上に命をもたらしたのも、進化の力のおかげである。進化はすべての生き物と知性の源であり、あなたが考案するアイデア、洞察、ひらめきの瞬間のすべてが、その証拠である。進化は、今も目に見えない形で私たちに働きかけ、人生を陰で導いている。

宇宙が万物の進化を支えていると私たちは深く信じているが、同時に、あなた自身で自分の成長を導くこともできる。その鍵となるのが、願望である。私たちは皆、自分のために、より良いものをより多く欲しがる。その、より多くのより良いものが、あなたの成長のためになるなら、あなたは自分で自分の進化を導いていることになる。あなたの望むものが他人のためになる可能性が高ければ、その願望が達成される確率は高まる。

◆進化を促す願望の条件とは?

- 過去の繰り返しではなく、新鮮さや新しさが感じられる。
- 自分だけでなく、より多くの人を助けることになる。
- 満たされれば高揚感がもたらされる。
- 心の奥底にある願いを満たす。
- 後悔の念ではない。
- 気軽に自然と公言されている。

・自分との闘いでもなく、外部の力との闘いでもない。
・達成されれば、あなただけでなく他の人の役にも立つ。
・活動の舞台をより大きく広げる。
・充足感が膨らむにつれ、意識的な気づきが拡大される。

その瞬間に何に快感を覚え、何に不快感を覚えるのか、ということばかり考えていたのでは、願望はガイド役として信用できない。もっと大きな枠組みが必要である。インドの文化では、ダルマ（法にかなった徳のある行い）とアダルマ（法に背く悪行）を区別している。幸福、真実、義務、美徳、奇跡、崇敬、畏敬、感謝、非暴力、愛情、自尊など、人生を自然と上向かせるものは何でも、ダルマに含まれる。進化は、このような特性のすべてを後押しするが、まずは、あなたがこれらの特性を選択しなければならない。

その一方で、悪い選択もある。怒り、暴力、恐れ、支配、独断的態度、強すぎる疑念、不道徳な言動、身勝手、習慣の条件づけ、偏見、依存、狭量、全般的に無自覚な態度など、アダルマはその性質上、人生を支えてはくれない。東洋と西洋の世界の英知を一つに統合すれば、何がダルマで、何がアダルマなのかはおのずと知れる。ダルマは悟りと自由をもたらすが、アダルマはより大きな苦痛と束縛をもたらす。

★打開策★

ダルマの道を進もう。ダルマこそ究極の力である。進化が創造のすべてを支えているのであれば、あなた、つまり個人の一人くらいは、進化が簡単に支えてくれる。自分の日常生活と、自分が決めようとしている選択を正直に見つめよう。ダルマの選択を増やし、アダルマの選択を減らす方法について自問しよう。一歩ずつ着実に進化しようという信念を追求していこう。

⑤日々の現実を超越する高次の力を信頼する

ここまでに述べてきたことは、現実について高次の展望をもたなければ、何ひとつ実現しないだろう。ひとまず、宗教や、神について言及しているもののことは脇に置いておこう。それよりもはるかに重要なのは、あなたが現実を生み出す者として、受け身でいる殻を破れるかどうかだ。無力な状態にあるあなたを支配しているものが何であれ、あなたがそこで行き詰まる運命にあるなら、手中に力を取り戻せる日は来ないだろう。

幸い、苦悩を乗り越えるための力は、つねにあなたのなかに存在している。それは、生まれながらに与えられた、あなたの権利である。そのかけらだけでも手に入れることができれば、進化、創造、知性を支える無限の意識とつながることになる。それらはどれも、数少ない果報者に与えられる偶然や恩恵などではない。より高次の現実とつながりたいとあなたが求めたときに、そのつながりは形成される。

◆高次の現実の片鱗

・見守られ、保護されているように感じる。
・関心をもたれていると感じる。
・人生において、特別の恩恵のように感じられる幸運に気づいている。
・生きていることに感謝している。
・自然に対して、驚きと畏敬の念があふれてくる。
・神秘的な光を見たり感じたりした経験がある。
・個人的な体験として、神の存在に触れたことがある。
・純粋な無我の瞬間を経験したことがある。
・奇跡は起こりうると思える。
・自分の人生に高次の目的が感じられる。偶然など一つもなかった。

さて、高次の現実との距離はどれくらいだろうか？　例え話を用いて説明しよう。自分が網にかかったところを想像してみてほしい。網には幾つもの穴が空いている。あなたは穴を一つ見つけて、そこから外に飛び出そう。するとそこには、高次の現実が待っている。

独裁的な夫を持つ妻は、ある日、自分が息苦しさと無力感を覚えていることに気づいた。家庭の外で働いた経験がなく、二十年間、家庭を築いて子どもを育てることに専念してきた。しかし彼女は、絵を描くことに目覚め、網の外へと飛び出した。気晴らしなどではなかった。芸術は一つの逃げ道だったが、彼女の絵を評価してくれる買い手が見つかるにつれ、彼女の内面で変化が起きた。彼女が描く現実像は、「私は捕らわれの身で、何もできない」というものから「私は、自分で想像している以上に価値のある人間に違いない。こんなにも美しいものを生み出したのだから」というものへと変わった。

★打開策★

意識すればどこにでも、逃げ道はあるものだ。あなたはただ、あなたの意識のなかに隠れている個人の潜在力に気づき、それをしっかりとつかむだけでいい。あなたが満たしたいと渇望しながら満たせていない人生における可能性とは何だろうか？　これは、あなたが考え直すべき選択である。胸の奥に温めている何かを追い求めるなら、あなたは高次の現実と再びつながることになる。この新たなつながりが、あなたの「内面」に喜びと好奇心の瞬間を記録し、明日への渇望を研ぎ澄ます。そしてあなたを取り囲む「外部」を、無意識のうちにあなたを支えてくれる、拡大しつづける可能性として記録する。

ここまでに議論してきたことはすべて、結局は、いざというときのための避難路のようなものである。すべての避難路は、核となる自己、つまり、理想の現実をつくるために生まれた真の自己へと戻る道である。現実を作る者にとって、本当に信頼できるものは、個人の力の域をはるかに超えて広がっている。創造の栄光、自然の美、愛と思いやりの本質、新しい物事を発見するための精神力、神の存在をもたらす予期せぬ啓示――このような、個人を超え普遍的に広がる要素が、あなたに力を与えてくれる、真の源である。そのすべてがあなたであり、あなたがそのすべてなのだ。

第6章

幸せが宿る場所

「幸せ」って何？

現実をつくり出せるというのなら、理想的な現実とはどのようなものだろうか？　まず言えるのは、人それぞれに独自の理想があるということだろう。あなたの脳は絶えず自らを再構築しながら、唯一無二の存在であるあなたが現実を自分の人生に望むものと一致させていく。そのリストの一番上に「幸せ」が来るものと、あなたは思うかもしれない。しかし、幸せになりたいという願いは、すぐに深刻な弱点をさらすことになる。私たちはみな、現実を生み出せるように育ちながら、ほとんどの人は、自分の現実を「幸せ」に仕上げるのが下手だ。

ポジティブ心理学として知られる新たな専門分野の登場に伴い、「幸せ」についての詳しい研究が行われるようになったのは、ごく最近のことだ。これらの研究には、矛盾する結果が入り混じっている。自分を幸せにしてくれそうなものを予測してもらうと、人々は、お金、結婚、子どもなど、わかりきった事柄を答えに挙げる。ところが、実際にそれを手に入れている人々の実態は、この答えに反する。実のところ、幼い子どもの世話は、若い母親にとって大きなストレスの原因になっている。結婚の半数は、離婚で終わる。お金で幸せが買えるのは、生活必需品がそろうまでの話に限られる。貧しさは確かに不幸の原因になるが、お金も不幸の原因になる。なぜなら、人々は生活の基盤を築くのに必要なお金を手に入れたあとは、余分にお金があっても、余分に幸せになれるわけではなく、むしろ不幸になることも多いからだ。

全貌を眺めると、驚くべきことに、望んだものを手に入れても、大半の人は自分が思っていたほどには幸せにならない。仕事の世界でトップまで昇りつめることも、スポーツで優勝することも、大金を稼ぐことも、将来の目標として輝いて見えるが、実際にその目標を達成した人々は、達成するよりも夢見ているほうがよかったと答える。競争は、終わりのない途中経過に変わる可能性があり、その報酬は時の経過とともに減っていく（優勝経験のあるトップクラスのテニスプレーヤーを対象とした研究によれば、彼らの原動力となっているのは、勝利の喜びよりも、敗戦の恐怖と失望なのだそうだ）。思いがけない大金を得て一生働かずに済む人生を夢見ている人々の場合はどうだろう？ 実際に夢がかなった宝くじ当選者を対象とした研究によれば、大半の人は、当選したせいで人生はむしろ悪くなったという。大金にうまく対処できずに、すべて失った者もいた。人間関係がぎくしゃくしたり、ギャンブルや怪しげな投資話などの無謀な行為に走ったりした者もいた。そして全員が、絶え間なく金の無心に来る見知らぬ人や親戚に悩まされていた。

幸せになる方法について、予測がこんなにも当てにならないものなら、私たちはどうすればいいのか？

【長続きする「幸せ」を得る方法】

心理学の分野では、永遠に続く幸せなどありえない、という考え方が今の主流である。世論調査では、アメリカ人の約八〇％――いや、それ以上であることも多い――が自分は幸せだと回答する。ところが個別に調べてみると、どの人も瞬間的な幸せ、すなわち、永遠とはほど遠い一時的な幸福状態しか経験していない。そのため、多くの心理学者は、人は幸せのつかみ方を知らないまま、幸せを偶然見つけるものだと主張する。

だが、私たちは違う考え方をしている。問題は、現実のつくり方にあるように思われる。自分にとっての理想的な現実をもっと上手につくり出せるようになれば、幸せは永遠に続くことだろう。

◆長続きする幸せに向かって動き始めよう

○すべきこと

・見返りを求めず、身をささげよう。他人の世話をし、他人を思いやろう。何か自分の大好きなことに取り組もう。
・達成するまでに何年もかかるような、価値のある長期的な目標を設定しよう。
・偏見のない広い心でいよう。
・感情面の回復力をもとう。
・過去に学び、そして、過去を振り返るのをやめよう。現在を生きよう。

・不安や恐怖や心配を抱くことなく、未来を計画しよう。
・親密で心温まる社会的なつながりを築こう。

×してはいけないこと

・自分の幸せを外部からの報酬と結びつけて考えない。
・幸せになるのを、「未来のいつか」まで先延ばししない。
・誰かに幸せにしてもらおう、などと期待しない。
・幸せと刹那的な快楽を混同しない。
・より強い刺激を求めて追いかけない。
・自分の感情を常習化させたり行き詰まらせたりしない。
・新たな経験から自分を閉ざさない。
・内なる緊張や衝突のシグナルを無視しない。
・過去に生きたり、将来の不安のなかで生活したりしない。

消費者主導の社会では、「してはいけないこと」リストにある禁止行動にあまりに簡単に陥ってしまう。なぜなら、そこには、幸せを一時的な快楽や外部からの報酬と結びつける、という共通要素があるからだ。だがここで、ブレンドン・グリムショウという名の男の物語を紹介しよう。彼の幸せを求める本能は、非常に研ぎ澄まされていたに違いない。というのも、彼は自分だけの楽園を作り上げたからだ。

理想郷は人それぞれ

【グリムショウの理想の島】

英国デヴォンシャー出身のブレンドン・グリムショウは、南アフリカでジャーナリストとして働き、一九七三年に引退した。そのときすでに、南国の島を購入して個人所有するという途方もない一歩を踏み出していた。インドとアフリカの間に位置するセイシェル諸島の島の一つ、モワイヨンヌ島を八千ポンド（約百二十万円）で購入したのだ。彼はモワイヨンヌ島を九年間所有したあと、現地のセイシェル人協力者とともに、その無人島で暮らすという一大決心をした。この現代のロビンソン・クルーソーは、気の遠くなるような困難と向き合った。彼が島でとった行動は、浜辺でのんびり過ごすのとは正反対の行動だった。島に到着した当初、島全体が下生えの草にびっしりと覆われていて、ココナッツの実が落ちても地面まで届かないほどだった。

グリムショウはこの草の一掃作業に取り掛かり、その作業を進めながら、島の声に耳を傾けた――新たな植林に取り組む際の自分の流儀を、彼はそう表現している。どうやらモワイヨンヌ島ではマホガニーの木がよく育つらしいとわかると、数本のマホガニーを輸入するところから始めた。今では七百本が植林され、高さ二〇メートル前後まで達している。だがそれも、グリムショウが一本一本、手で植えてきた一万六千本の木のうちのほんの一部だ。また彼は、セイシェル諸島の珍しい巨大なカメを保護し、今ではその数は百二十頭になる。鳥たちも、この自然保護区に集まるようになり、新たに二千羽がやってきた。

二〇〇七年に現地協力者が亡くなると、八十六歳のグリムショウは独りで島の世話をするようになった。うわさでは五千万米ドルもの大金で島を買い取りたいという申し出もあったらしいが、彼はその申し出を断った。島を訪れた人が、マホガニーの木を家具用の材木としてしか見ず、手つかずのビーチを裕福な旅行者がバカンスで訪れるための天国としてしか見ないようなら、その人がセイシェル諸島を何回訪れようと、グリムショウは首を横に振る。モワイヨンヌ島は、彼の死後も保護され続けるだろう。グリムショウは、つば広の帽子をかぶったショートパンツ姿で歩き回り、日に焼けて風にさらされた顔をしているが、同時に、並外れて生き生きとしている。彼の充実ぶりをさかのぼると、彼の行動は、私たちがさきに掲げた長く続く幸せのためのリストのほぼすべての項目を満たしている。自分が愛する何かのために、自分をささげて働いていた。達成するまでに何年もかかる目標を掲げた。誰にも依存せず、誰の承認を受けることもなかった。

長く続く幸せの特徴のなかで、ただ一つ、この物語に欠けていたのは、社会的なつながりである。しかし、一部の人々にとって、孤独は、世間よりも豊かな友となることがある。グリムショウもその一人だ。また彼の人生は、「完全に統合された脳」が併せ持つ、次の要求を満たしていた。

- 自然界とつながりを持つ。
- 役に立つ。
- 体を動かす。
- 満足のいく仕事を見つける。

・人生の目的を満たす。
・自我の限界のさらに上を目指す。

【幸せのための脳の作り方】

これらの要求を満たすことは、人が完全に成熟するために必要なことだが、それは、脳の一つの領域が単独で成せることではない。脳全体が、統合された一つの塊として働く必要がある。このとき感じられる幸せは、自分は完成された人間であるという感覚に基づいている。完全に統合された脳のあるべき姿として最も信頼性が高いのは、ダニエル・J・シーゲル博士によって提示された脳のあり方である。シーゲルはハーバード大学出身の精神科医で、現在はカリフォルニア大学ロサンゼルス校医科大学院に在籍している。彼は、人間の気分と精神状態に関する神経生物学の調査で業績を上げ、私たち人間が、自らが選択している主観、すなわち心の状態が、脳といかに相関しているかという興味深い研究を世界に先駆けて行っている。彼は、脳画像撮影を何千回も繰り返す研究者たちとは一線を画している。なぜ、そう言えるのかというと、それはシーゲルが、治療を目的として研究を行っているからだ。彼は、患者の状態を良くしたいと願っている。治癒に至る道のりをたどることで、うつ状態、強迫観念、不安症など、神経の遮断を引き起こしている脳領域を正確に特定できるようになるのだと、彼は主張している。

思考と感情はすべて脳に記録される。このため、うつ状態や不安症のような心理学的症状は神経の配線に誤りがあることを示しているとする考えは筋が通っている。つまり、ある誤った神経回路ができあがり、望ましくない症状や行動を絶えず繰り返しているということだ。それは同じ信号を繰り返すマイクロチップのように作用する。ただし、神経の「配線」は、心理療法などによりつなぎ換えることができる。シーゲルは、脳の立場になって考えた彼独自の理論による会話療法を用いている。

シーゲルが目指すのは、その人が幸せでいられる「健康な脳」である。彼の理解では、脳は毎日、健康な栄養摂取を必要としている。日々の栄養を載せる「健康な心の大皿」を処方しているところを見ると、彼の取り組みは、私たちの考え方と一致しているようだ。その処方には、健康な心が健康な脳をもたらすというアイデアが添えられている。シーゲルと彼の同僚のデイヴィッド・ロックは、その「心の大皿」に七つの「料理」を載せた。

- 睡眠を取る時間
- 運動する時間
- 集中する時間
- 仕事をする時間
- 休憩する時間
- 遊ぶ時間
- 交流する時間

このようなシンプルな処方の背景には、長年の脳研究がある。生活のあらゆる側面が脳を介することを科学的に学べば学ぶほど、シーゲルの心の大皿が提供する栄養は、確立された他のどのアドバイスよりも、体にとってはるかに重要だと考えられる。あなたの脳には、すべてをバランスよく取り入れるための大きな能力が備わっているが、その能力をより大きく全体的に用いれば、脳はすべてをまとめて力強く成長していく。

内と外に働きかける

これら「七つの料理」の効能について考えてみよう。内部への働きかけと外部への働きかけに分けて考えることにする。

【七つの料理の効能】

◆内部への働きかけ……睡眠を取る時間、集中する時間、仕事をする時間、休憩する時間

内部への働きかけは、内面の主観的な経験の領域で起こる。脳の観点から見て、健康な一日は、自然のサイクルに従う。まず、十分な睡眠をとって、しっかり休んでおく。真剣に集中し、合間に脳のバランスを整えたり、心休まる休憩場所を探したりするために十分な休憩時間を取る。休憩時間を取るのは、精神を休めるため、すなわち、心と脳をただあるがままの状態にしておくためである。そして、多くの西洋人が軽視している時間、すなわち、瞑想や内省を通して内部を見つめるための時間を確保する。この時間は、実際、最も貴重な時間となる。進化と成長のための道を開いてくれるからだ。

あなたの内面世界では、何が起きているのだろうか？　たいていの人は、誠実であれば職場での八時間を集中力の要る活動に使っている。帰宅すると、リラックスするための方法を探し、就寝するまでの間、気を紛らせながら過ごす。仕事が充実していなければ、必要最低限の時間だけ仕事に集中し、帰宅後はテレビやビデオゲーム、タバコやアルコールで気晴らしをして、欲求不満を紛らせる。

シーゲルの指摘どおり、これでは脳は、カオス（混沌）と硬直状態という二つの機能不全状態の板挟みである。あなたの内面世界がカオス状態にあるとき、あなたは困惑している。相反する感情を抱えたまま、なかなか解消できず、衝動に抵抗するのも難しい。カオスはあなたの手を離れ、恐怖と敵意が心の中を気ままにさまよい、時にあなたは自分の行動に責任が持てなくなる。ふだん私たちは、カオス状態にある人のことを、気まぐれ、乱雑、ヒステリック、手に負えない、現実離れしている、などといった曖昧な言葉で形容する。いずれも、無秩序に混乱した状態を表した言葉である。

硬直状態は、カオスに対する誤った対処の仕方だと言える。硬直状態にある人々は、がんじがらめの状態にある。固定化された型どおりの行動をとる。自発的に動くことを認めず、誰かが自由気ままに生きながら幸せになることを疎ましく思う（ひそかに恐れつつ）。硬直状態は、型にはまった行動を生む。たとえば、熟年夫婦が毎年毎年、同じけんかを繰り返すといったように。極端な場合、硬直した状態では、厳しい罰則を設けてルールを守らせようとするなど、他人に対する非情な判断にもつながる。ふだん私たちは、柔軟性を失った状態にある人のことを、度量が狭い、堅苦しい、頑固、堅物、保守的すぎる、説教じみているなどと表現する。いずれも、生活を締めつける、ガチガチに固められたやり方を表す言葉である。そのような態度の良し悪しはさておき、彼ら自身も内面世界を厳しく縛られ、傷ついて苦しんでいるのは確かだ。カオス状態よりも安全であるように感じるため、柔軟性を失った状態は社会から是認されることもある。どこの社会にも、法と秩序を厳しく取り締まる組織は存在するが、後のことを考えず今を生きよ、とうたう刹《せつ》那《な》的な組織は存在しない。

シーゲルは、統合された脳を、カオス状態と硬直した状態の間に位置づけている。これは、双方にとって真の解決となる。だからこそ、内面への働きかけが必要になる。内面への働きかけのスピリチュアルな側面について、詳しく説明するのは後に回そう。ここでは、毎日を自然のサイクルに従って過ごすことがいかに重要であるかを、理解してもらいたい。たとえば、睡眠についての研究では、ほんのひと握りの例外を除いて、成人はみな、毎晩八〜九時間の良質な睡眠を必要とすることが示されている。良質な睡眠の後、脳はひとりでに目覚める必要がある。脳内の化学的状態は、睡眠時と覚醒時ではまったく異なるため、時間をかけて切り替えていく必要があるのだ。

睡眠は削ることができる、というのは作り話だ。脳の観点で言えば、平日の六時間睡眠は、永遠の損失である。寝不足の分を週末に取り返すなんてことはできない。また、目覚まし時計の音で目覚めるのも害になる。深い眠りから一気に引き戻されることになるからだ。本来、脳は浅い眠りと深い眠りを繰り返しながら、完全な覚醒状態へと徐々に近づいていく。浅い眠りまで浮上したあと、再び深く潜る。これを数回繰り返しながら、脳は覚醒に必要な化学物質の分泌量を少しずつ増やしていく。この工程を省くと、自分では目覚めているつもりでも、実際には、目覚めていないことになる。夜更かしをしてビデオゲームで遊んでいた小学生は、翌朝、学校に行っても、一時限目の授業は寝ながら聞いているようなものだ。六時間睡眠で働く大人も、最初の四〜六時間はかなり効率良く働けるが、その後、極端に効率が落ちる。睡眠時間が一時間短縮されると、運転技術は、アルコール二杯の飲酒運転と同じくらいまで低下する。

大半の人は、睡眠の重要性に気づいている。しかし、社会全体をみても私たちは、この分野で健康に良いとされることを実行していない。慢性的な睡眠不足に苦しみながら、そのことを誇りにすら感じている。仕事熱心で、働き詰めの毎日を送っていることの表れでもあるからだ。しかし、本当に仕事熱心でありたいなら、最高の成果を引き出せるように脳のバランスを整えるべきであることを、心の大皿は教えてくれている。つまり、就業時間、休憩時間、睡眠時間を真剣に確保する、ということだ。働き過ぎで刺激の多すぎる私たちの社会では、この三つの時間が軽視されている。

◆外部への働きかけ……運動する時間、遊ぶ時間、交流する時間

外部への働きかけは、外向きの活動の領域で起こる。脳の動きはすべて内部で起こり、行動はすべて外部で起こるのだから、内部への働きかけと外部への働きかけは厳密には切り分けられない。それでも一般的に、ほかの誰かと交流するとき、それは外部への働きかけだと言える。雑談

を交わし、うわさ話に花を咲かせ、結束を固める。レストランに出かけたあとは、期待に胸ふくらませてお洒落なバーを渡り歩く。家庭を築き、一緒に楽しめる何かを見つける。多くの社会学者が指摘してきたとおり、人生のこの領域は、かつては日常の大半を占めていた。毎日、家族で火を囲んで座り、一緒に夕食を食べた時代の話だ。

今ではすっかり様子が変わった。現代では、家族団らんが失われていることも多い。連絡を取り合うのも、せわしなく断続的である。誰もが自分だけの空間を持っている。家庭に縛られず、町の至るところに散らばって活動している。車のおかげで移動も自由になったが、近代社会の形成において最も力を発揮したのは、集中冷暖房システムかもしれない。昔は、自分の部屋と言えば、眠るために引きこもる冷え切った小部屋であった。眠くなるまでは、火のたかれた温かい部屋に家族が集まって夜を過ごしたものだ。

人々の間に物理的な距離ができたことで、外部への働きかけは、昔よりも難しくなった。デジタル世代は、そのような物理的距離に、かつてないほどうまく適応している。彼らの脳を調べると、新たな変化が見られる。ビデオゲームやソーシャルネットワークに長時間集中することで、若者たちは、ビデオゲームに必要となる目と手を連動させた動きや、コンピューターに関する専門技術など、幾つかのスキルを拡大させている。その一方で、面と向き合って人と交流するために必要となる神経経路は軽視されている。そこから言えるのは、ソーシャルネットワークでつながっていること、つまり、絶えず更新される写真アルバムにコメントを書き込むことが「人間関係」で、実際に会って話す必要はないと思われているということだ。

そのような現状の是非はさておき、ソーシャルネットワークは、「心の共有」の新しい形を代表している。数億人と活発につながるグローバルな脳の登場である。自分が思ったことを即座につぶやくことで得られる「つながっている」という感覚は、本物である。何か自分よりも大きな存在に属しているという感覚も、本物である。二〇一一年の「アラブの春」で吹き荒れた一連の事件に関するニュースは、リアルタイムで世界中を駆け巡った。ソーシャルネットワークは世界を良い方向に変える、と楽観的に考える人も多い。中東の弾圧的な社会では、将来はイスラム教の指導者とアイパッドの競い合いになると感じている人々もいる。つまり、伝統的な弾圧勢力と、人々の心を解放するテクノロジーとの戦いである。

交流時間はデジタル時代を迎えて急速に拡大している。ゲーム機で遊ぶ時間は遊戯時間だと言える。となると、おろそかにされがちなのは、運動時間である。脳は、身体的活動を必要としている。その性質からして、精神にかかわる器官だと考えられているが、体を監視し、コントロールしているのだから、当然、身体的な刺激に関与していることになる。運動時間を減らす要因は、身の周りにいくらでも存在する。残念なことに、それらはすべて脳にとって有害となる。うつ状態であれば、屋内に閉じこもって運動をしなくなる。屋外で運動する代わりに、取りつかれたようにコンピューターを駆使することで、体は座りっぱなしの状態にある。これは不健康なことだ。座りっぱなしの状態が続くと、心臓発作や脳卒中など、ほぼすべての生活習慣病のリスクが増加する。

「外に出て体を動かそう」というメッセージは、わざと聞き流されることが増えてきている。それに伴い、欧米人はますます座りっぱなしの生活になり、体重も増えている。米国疾病管理予防センター（CDC）の二〇一一年の報告によれば、米国では成人の四分の一が身体的活動のための時間を作っていないと回答している。その数は、南部からアパラチア地方にかけての地域では三〇%まで上昇し、推奨される運動量を満たしている人は二〇%しかいなかった。「カウチポテト族」という言葉が彼らの暗い現実を表している。参考までに、連邦政府のガイドラインでは、十八歳から六十四歳までの成人の場合、一週間に二時間半の軽い運動または一時間十五分の激しい運動が推奨されている。六歳から十七歳までの小児および青年の場合は、一日に一時間以上の激しい運動を行うように推奨されており、通常は、学校の体育の授業に参加することで、目標が達成できるようになっている。しかし、体育の授業への出席率は、年々、減少傾向にある。

積極的に運動している住民の多い地域は、北東部、西海岸、コロラド州、ミネソタ州であった（地域差が生じる原因のひとつは、仲間の影響力かもしれない。仲間内に誰か走る人がいれば、あなたも同じように走る可能性が高くなる）。ただし、データは自己申告のため、自分の運動レベルを高めに申告する人がいたかもしれない。そう考えると、この統計値は楽観的すぎることになる。

次に挙げるデータは、当然の結果であろう。米国の成人のうち、三分の一は標準体重より重い過体重であり、その三分の一は肥満である。実際の働きを考慮すれば、運動は、脳に直結していると言える。運動によって、心血管の健康状態が向上することは、よく知られている。運動が筋肉に良い緊張を与えるのも明らかだ。見過ごされがちだが、脳は、自己制御回路で体中の細胞とつながっている。そのため、ボールを投げたり、ランニングマシンの上で走ったり、海岸に沿ってジョギングしたりするたびに、数十億の細胞が外の世界を「見ている」ことになる。脳内から発信された化学物質が、まるで感覚器官のように働くおかげで、細胞たちは、外の世界と連絡を取り、外の世界からの刺激を受け取ることができる。

散歩、簡単なガーデニング、エレベーターを使わずに階段を使うこと。そんな最低限の運動でも、座りっぱなしの生活より格段に健康的になれるのは、この自己制御回路のおかげである（運動量を増やすごとに、健康に与える良い影響は高まるが、最大の影響力を持つのは、カウチの上に寝そべっている生活から離れる最初の一歩である）。細胞たちは世界の一部になりたがっている、という話をしても、以前なら、にわかには信じてもらえなかったことだろう。昔は医師の間でも、心と体のつながりに疑いをもつ考え方が主流だった。その結果、医学は、検証の難しい心理学的な説明に対して敵意を抱き、薬物と手術こそが重要であると考えた。薬物療法や手術をするには、疾患Xと原因Yの間にシンプルな因果関係が成立している必要がある。風邪のウイルスが原因で風邪になり、肺炎球菌が原因で結核になる。しかし、シンプルな因果関係が成り立たなければ、私たちの命にかかわる。そこから導かれるのが、完全に統合された脳であるスーパーブレインが健康には欠かせない、という考え方である。

それでは、社会全体を苦しめている障害である心疾患を例に取り上げながら、心と体が統合されるまでの道のりを、さらに詳しくみていこう。

心と体を関連づける

【心疾患の原因】

心と脳との関連づけは、浸透するまでに時間がかかった。一九五〇年代、米国では、おもに四十歳から六十歳の男性に起こる若年性の心臓発作が急増し始めた。心疾患と脳卒中が原因の死亡例が天井知らずの増加を示し、胸の痛みを訴える男性も増える一方となり、冠動脈閉塞の主症状である狭心症と診断される患者があまりに多かった。十九世紀から二十世紀へと変わるころ、ジョンズ・ホプキンス大学医学部の創設にもかかわった高名な医師ウィリアム・オスラーの診療記録には、一般診療にあたる医師が狭心症の患者を診察する機会は月に一回あれば多いほうだと記されている。それが突然、一日六例にまで増えたのだ。

心臓専門医は、この流行の意味を求めて奔走する際、物理的な原因にばかり注目した。そして、アメリカ人の食事に含まれる脂肪の量が、全粒穀類や野菜をもっと大量に食べていた祖父母の代に比べて極端に増えている事実に目を向けた。なかでも、科学的に見て疑わしく思われた一つの要因、それがコレステロールだった。国民向けのキャンペーンが大々的に立ち上げられ、赤身肉、卵、その他コレステロールを豊富に含む食品の摂取を控えるように呼びかけられた。このキャンペーンが大きな成功を収めたとは思えない。なぜなら、アメリカ人は今も、脂肪分の多い食事をとっている。それでも、コレステロールという言葉は恐れられている（血中コレステロールの八〇%

が体内で産生されていることも、この化合物が細胞膜を構築するために絶対に欠かすことのできない物質であることも、見過ごされているようだ)。血中の悪玉コレステロールを減らし、善玉コレステロールを増やすとうたって、数十億ドル規模の産業が生まれた。しかし当初から、心臓発作の原因として脳の存在を真剣に考えた者は一人もいなかった。当時は、脳から心臓の細胞に向けてメッセージが発信されるというモデルが存在せず、ストレスという用語が話題に上ることもほとんどなかった。このため、脳は検討対象から外されていたのだ。

一方で、偶然かもしれないが、一部の専門医は、コレステロールを原因とする説について最初から疑問視していた。彼らは、朝鮮戦争で死傷者となった兵士の死体解剖をした際に、二十歳代前半であっても冠動脈には大量のプラークが含まれており、いつ心臓発作を起こしてもおかしくない状態であったことを指摘していた。なぜ、心臓発作はすぐに起こらず、だいぶ後になってから起こるのか? 誰も答えを知らなかった。フラミンガム心臓研究で得られた大規模データの解析が行われたときに、小児期に心理的問題と直面したことがある二十歳代の男性は、そうでない同年代の男性に比べて、若年性の心臓発作を発症しやすいことが示された。しかし、そのような検証の難しい、状況証拠だけを並べたような説明が受け入れられる時代ではなかった。

【心疾患と心理的要因】

自分が心臓発作を起こすまでの道のりを自分で考えることができる、という話を信じる者は誰もいなかった。そして、すでに悪役として定着していたコレステロールに矛先が戻された(ここでは、コレステロール仮説が直面している問題を詳しく論じるつもりはないが、これだけは言っておきたい。コレステロールを食べたからといって、血中コレステロール値が高くなるとは限らない。その生理学的な全貌は複雑であり、十年単位でますます複雑さを増している）。やがて、心理学的な議論に人々の注目が集まるようになり、タイプAとタイプBのパーソナリティー（人格）をめぐる議論が活発になり始めた。タイプAの人は、緊張しやすく、要求が厳しく、完璧主義で、短気で怒りやすく、他人をコントロールしたがる傾向にある。タイプBの人は、肩の力が抜けていて、寛容で、気分にむらがなく、忍耐強く、誤りを受け入れる傾向にある。その結果、この理論によれば、タイプAの人は、タイプBの人より心臓発作を起こしやすい。タイプAのほうが、ストレスを生む可能性が高いと思われていたのだ（タイプAを上司に持つと、上司より先に部下が心臓発作になるだろう、という皮肉もよく聞かれた）。しかしふたを開けてみると、実際にタイプAとタイプBを検査で振り分けるのは至難の業だった。現在、医師たちは、「パーソナリティー」ではなく「行動」で、タイプAかタイプBかを評価している。

こうして、「ストレス」と「行動」が表舞台に登場したからには、脳も重要な役者として迎え入れられたに違いない、と思う読者がいるかもしれないが、そうはならなかった。脳は未だに蚊帳の外だった。外部のストレスがどのように体内に入り込み、細胞に至る経路をどのように見つけるのかを説明するモデルが、まだ存在しなかったのだ。

一九七〇年代後半になると、外界の情報を伝達する経路がようやく登場し始めた。気分やストレス、うつ病のような障害を身体的な何かに変換する化学物質群「メッセンジャー分子」が発見されたのだ。そうなると、世間でも、脳細胞についての詳しい説明が聞かれるようになった。神経細胞のすき間（シナプス）を飛び越えて伝達される物質は、生物学者によって神経ペプチドや神経伝達物質と命名された。セロトニンやドーパミンという用語は家庭でも聞かれるようになり、脳内の化学的な不均衡と関連づけて語られるようになった（セロトニンが多すぎる、ドーパミンが少なすぎる、など）。大発見の時は目前に迫っていた。決定的な段階まで来たのは、これらの化学物質がシナプスを越えるだけでなく、血液の流れを通じて移動することがわかったときだった。体中のすべての細胞に、鍵穴のような受容体が存在し、脳から発信される化学的なメッセンジャーが、その鍵穴にぴったりと合う鍵の役割を果たす。複雑なモデルを単純化して説明すると、脳内でわき起こる思考、感覚、気分、総体的な健康について、脳が全身に語りかけていることになる。こうして、心と体がようやく関連づけられるようになった。

現在では、心理的要因が心疾患の発症リスクに寄与しているという考え方は、一般に受け入れられている。心理的要因には、次のようなものが含まれる。

・うつ状態
・不安症
・性格特性
・タイプAの行動
・敵意
・社会的孤立

・慢性ストレス
・急性ストレス

あなたの心臓は、精神的苦痛が原因で動脈が閉塞することも考えられる。数十年前に医学的に許容されていた内容と比べれば、これは驚くべき発見である。健康の専門家は、疾患の予防だけに目を向けるのではなく、より前向きで、広範囲に及ぶ、全人的（ホリスティック）なこと、すなわち、幸せに関することを語り始めている。数千億もの細胞で構成される集合体のオーケストラが化学的な交響曲を奏でるとき、その中心に立って指揮をとるのが、脳である。オーケストラの音色が完全に調和したときに、幸福感は高まる。一方で、化学的な不協和音が発生すると、疾患、若年性の老化、うつ病、免疫機能の低下、すべての生活習慣病について、リスクが高まる。生活習慣病の種類も増え続ける一方で、心臓発作と脳卒中だけにとどまらず、肥満、二型糖尿病のほか、ほとんどすべてとは言わないまでも、おそらく多くのがんのリスクも高まる。

私たちは、この新たな動向が暗に意味することをよく理解し、行けるところまで追いかけたいと考えている。健康な心が健康な脳をもたらす、というシーゲルの考えには、全面的に賛成である。高次の意識に手を伸ばす心を持てば、なお一層の利益がもたらされるだろう。とくに、「幸せ」という名の利益が。内部への働きかけと外部への働きかけに関するガイドラインに従えば、脳に正しい栄養を与えることもできる。

けれども、幸せの正体は、依然としてつかみどころがない。心の大皿に載っている「七つの料理」も、そのものは意味を成さない。料理は、ビジョンも長期的な目標も示してくれないのだから。将来への見通しや長期的な目標を生み出すのは、現実の作り手である「あなた」の仕事だ。何よりも望ましいもの、誰にも奪われることのないあなただけの理想郷に到達するためには、その前に、新境地、スーパーブレインに向かうもうひとつの国境を超えなければならない。それは、心と体の融合である。

✦スーパーブレインで解決——自己治癒力

心と体のつながりについては、この二十年のあいだに繰り返し証明されてきた。すでに確立された事実ではあるが、次の、心を使って体を癒やす段階に進むとなると、とらえどころがなく、いまだに論議を呼んでいる。結果を保証する診療などありえない。心と体のつながりは、特効薬にはなりえない。ほぼすべての種類のがんで自然寛解が観察されており、死の危険が最も高い黒色腫のような悪性腫瘍のなかにも、非常に高い自然治癒率を示すものがあるとはいえ、そのような現象はまれである（米国で実施された調査による推定では、一年あたり二十五例未満であったが、このような調査は、広く疑念がもたれるものである）。

自己治癒力といっても、主治医を驚かせようとして、奇跡の治療法を求めるわけでも、一万人のうちの一人の患者だけを回復させようとするわけでもない。自己治癒力は、呼吸と同じくらい自然なことであり、だからこそ、体がすでに行っていることを最適化するような生活習慣が、治癒力の鍵となるのだ。

◆癒やしの力を持つ生活習慣

・推奨されている量の健康的な軽い運動を行う。
・控えめの体重を維持する。
・ストレスを減らす。
・うつ病や不安症などの心理的問題に関心を向ける。
・十分な睡眠をとる。
・バランスのとれた健康的な食事をしているなら、ビタミンやミネラルのサプリメント補給について心配しない（貧血症や骨粗しょう症のような病状が見られ、医師から特定のサプリメントの補充を助言されている場合は別である）。
・アルコールやニコチンなどの有害物質を避ける。
・食事に含まれる動物性脂肪の量を減らす。
・心と体のつながりを強化する。

このようなガイドラインは、どれもありきたりに聞こえるが、だからといって、その効き目が弱いわけではない。最良の治療は、予防である。それを避けて通る道はない。一方で、リストの最後に挙げた項目「心と体のつながりを強化する」は、最強でありながら、たいていの人にとっては新境地となるのではないか。脳に利益をもたらす毎日の活動を載せた心の大皿については、すでに紹介した。ここからは、心と体のつながりを通した自己治癒力について、より繊細な問題を扱っていきたいと思う。

【あなた自身のプラセボ（偽薬）になる】

心と体の治癒力に関するテクニックのなかで最も研究されているのが、プラセボ効果である。プラセボとは、「喜んでいたします」という意味のラテン語である。これはそのまま、プラセボ効果の説明になっている。医師が患者に、この薬はよく効きますよ、と保証したうえで強力な薬を渡すと、患者の症状は、医師の言葉どおりに軽くなる。ところが実際には、医師が処方したのは無害で不活性な砂糖の錠剤であった（特筆すべきことに、この効果は薬に限った話ではない。信じ込めるものなら何でも、プラセボとして作用する可能性がある）。なぜ、どうやって、患者は回復したのか？　回復しろ、と心が体に命令したからだ。そのためには最初に、もうすぐ治るのだ、と心を納得させなければならない。

プラセボ効果が抱える大きな問題は、最初の段階で患者を欺いていることだ。プラセボ効果がうまく働くのは、平均すると、症例の三〇％であることが知られている。医師が患者を欺くという事実が、倫理上の重大な障壁になっていることは、すでに明らかにされている。倫理観を備えた医師であれば、通常、患者にとって最良となる治療を拒んで、代わりに無害な物質を提供するようなことはしないだろう。たとえ、一部の例では（軽度から中等度のうつ病など）、薬物がプラセボ以上の効果をまったく示さない可能性があることを研究で示されていても、だ。しかし、これは一方で、多くの薬物が想定外のプラセボ効果を患者に届けているということでもある。薬剤はすべての患者に同じように作用するという考えも、誤った通説である。プラセボ効果は、広まっている疑念とは裏腹に、「本物の」治療法なのだ。痛みを軽減し、症状を緩和する。

ここで、最も重要な問いかけをしよう。偽りを用いることなく、あなた自身が自分に対してプラセボ効果を発揮できないだろうか？　自分で砂糖の錠剤を飲む場合は、効き目がないことをあらかじめ知っていることになる。それで終わりだろうか？　いや、そんなことはない。プラセボ効果を介した自己治癒力は、自分で自分を欺くことなく、心の中から疑念を取り除けるかどうかにかかっている。そのためには、少なくとも、心と体のつながりについてもっと知る必要がある。

自分自身に対するプラセボになるということは、脳から発信されるメッセージを介して、治癒システムを解放するのと同じである。どの治癒力も、突き詰めれば自己治癒力である。医師は、体が持つ複雑な治癒システム（免疫細胞、炎症、ホルモン、遺伝子、その他多くを組み合わせて調和させる）を助けはするが、実際に治癒力が起こる方法については未解明である。

【心と体を結びつける方法】

心と体のつながりに関して言えば、治癒力には、次に挙げる基本条件が伴っていなければならない。

・心が病状の改善に寄与している。
・心が病状の悪化に寄与していない。
・体は心と定期的に情報交換している。

・この情報交換が、幸せの身体的側面にも精神的側面にも利益をもたらす。
・その人が信頼を寄せて治療を受ければ、治癒反応が自然に進む。

プラセボ効果が働くときは、この五つの特徴がすべて関与する。患者の心は、治療と協調して働き、治療を信頼している。体は、この信頼に気づいている。開かれた情報交換手段が存在し、その結果、体中の至る所にある細胞が治癒反応に参加する。治癒システムは全体としては信じられないほど複雑で、説明するのはほとんど不可能である。私たちにわかるのは、抗体や、感染に対する免疫反応などが、全体のなかの一部としてどのように作用するのか、ということだけである。

さきの五つの基本条件を意識的にそろえるには、どうすればいいのか？　少なくとも、恐怖、疑念、懐疑、絶望、落胆を抱いたままの状態で症状と闘ってはいけない。そのような気持ちの状態は、それ自体が体に対するネガティブな化学的メッセージに変換されてしまう。砂糖の錠剤が自分を癒やしてくれると信じていれば、その癒やしのメッセージが効力を持ち始める。ただし、プラセボ効果の恩恵を受ける三〇％の人が何か正しいことをしていて、残りの七〇％の人はそれをしていない、というようなことは言えない。誰もがそれぞれに異なる病歴を持っているし、治癒システムはまだ、正確に測定するにはあまりにも曖昧すぎる。根の深いネガティブな感情がプラセボ効果を邪魔しているのなら（確実にそうなるというわけでは決してない）、そのような感情は複雑で、しかも無意識であることが多い。このため気持ちの状態から生まれる違いも単純ではないはずだ。

最も期待できる明るい展望は、「喜んでいたします」という心の決意表明に効き目がある、という事実のなかに見出せる。自分で自分のプラセボになるには、従来のプラセボ反応と同じ条件をそろえる必要がある。

①これから起こることを信頼する。

②疑念や恐怖にうまく対処する。

③心と体が互いに交錯するような矛盾したメッセージを送らない。

④心と体の情報交換の回線を開いておく。

⑤自分の意思を解き放ち、治癒システムを自由に働かせる。

指の切り傷や打撲などの軽い症状であれば、干渉せずに放置するのも簡単である。疑念や恐怖が心に入り込むこともない。ところが、深刻な病気の場合は、疑念や恐怖が目立った動きを見せるようになる。瞑想やグループカウンセリングのような訓練が役立つことが示されている理由も、そこにある。不安な気持ちを同じ苦境に立つ他人に打ち明けるのも、不安を徐々に取り除いていくためのひとつの方法である。

あるいは、自分のなかにある最も健全な本能に従ってみるのもいいだろう。多くの人は、病気に対して、希望的観測や否定的な考えを持つことで、みずからを惑わせている。私たちは恐怖心を抱くと、偽りの希望という袋小路に入り込んでしまう。その場合、心は、体が発する警告を敏感に察知することができなくなり、体も、心の声に気を配ることができなくなる。暗雲がたれこめ、見通しが利かなくなる。体の声を信頼するには、経験が必要である。心と体のトレーニングをある程度まで積む必要があり、それには時間がかかる。たとえば、運動、食事、瞑想などのポジティブな生活習慣が心疾患を減らすことは、十分に裏づけられている。そのような生活習慣の組み合わせにより、体は、冠動脈を閉塞させるプラークを減らすことができる。しかし、そのような改善は一晩で起こるわけではない。忍耐強さと不断の努力と、時間が必要である。

これは、がんの診断を受けてパニックに陥り、最善の治療を必死で追い求める姿勢とは、対極にある。病気に強要されて、あわてて祈りや瞑想に宗旨替えをしても、効果はほとんど期待できない。病気が深刻である場合、恐怖心はさらに手強くなるが、病気になる何年も前からトレーニングに参加していれば、不安に対処するのははるかに効果的になる。心と体のつながりは、問題が起こる前に強化しておかなければならない。

自分の体に意識を向けておくという非常に重要な課題を、退屈に思うようではいけない。そんなときは、何よりも、心と体を再び味方につける必要がある。本来の同盟関係を取り戻すのだ。そのためには、静かに座って目を閉じ、ただただ体を感じるのもひとつの方法である。

内面でわき起こった感覚を、素直に表に出そう。その感覚が愉快でも不快でも、その感覚に反応してはいけない。ただ力を抜いて、意識を向けよう。その感覚がどこから生じているのか、注目しよう。感覚や感情が一つしかわいてこないということはないだろう。あなたの意識は次から次へと移り行く。ほんの一瞬、足、胃、胸、あるいは首を意識する程度だ。

この簡単な手順を実践するだけで、心と体が再びつながる。突然の痛み、筋肉の凝り、吐き気、その他の無視しがたい不調など、体が発する信号が大音量になるそのときまで、体の声に耳を傾けようとしない人があまりにも多い。あなたが求めているのは、感度を上げると同時に、信頼度を上げることだ。あなたの体は、その声がごく繊細なレベルのときから、ちょっとした不調や不快感のありかに気づいている。そして、いついかなる瞬間も信号を発している。そのような信号は、恐れるべきものではない。

たとえ、細胞で起きていることを意識的に無視したとしても、意識のすぐ下では、無意識の情報が飛び交っている。最近になって連邦政府は、年一回のマンモグラフィーによる乳房検査は若い女性には必要ないとする判断を下した。そのときに考慮されたのは、小さな乳腺腫瘍の二二%が自然に回復し、消失したという事実である。がんである恐怖に直面しているとはいえ、人体に備わった治癒システムの前では、わき起こる恐怖反応も強固なものとは言えないのだ。免疫系は、毎日、数千個もの異常細胞を撃退している。がん抑制遺伝子を作動させる仕組みは、まだ解明されていないが、それでも、すべての人の体のなかに、がん抑制遺伝子はある。

体内にあるすべての細胞は、メッセンジャーとなる化学物質を介して、他のすべての細胞が今何をしているのかを把握している。自己治癒力の未来は、この実証済みの事実から花開いていくことになる。その細胞の輪のなかに、あなたの意識的な心を組み込めば、体内のコミュニケーションを活発化させることになる。ヨガの上級者は、体の不随意反応を意のままに変化させることができる。心拍数や呼吸数を下げたり、皮膚の温度をきわめて正確に上昇させたりすることができる。あなたにも私にも、同じ能力が備わっているが、私たちは、その能力を意識的に使うことはない。あなたも練習を続ければ、手のひらの一点だけ温度を上げられるようになる。その能力をこれまで使ったことがなかったとしても、できるようになる。

プラセボ効果もヨガと同じカテゴリーに分類されるのではないか、と大胆なことを言い出す人がいるかもしれない。確かに、プラセボ効果は本人の意思に付随して起こる反応なので、やり方さえ覚えれば利用できる。切り傷や打撲を治すために考える必要はない。だが、患者のなかには、処方された薬が砂糖の錠剤であっても、自分の痛みを消し去る人がいる。この事実は、意思の力で治癒の仕方に違いを生み出せることを、非常に強く示唆している。このあと、私たちはポジティブ思考について話すつもりである。ポジティブ思考は、しばしば、うわべを取り繕うことに終始し、根底にあるネガティブな要因を覆い隠してしまっている。そうではなく、私たちは、心と体がより深いところで結ばれるような生活スタイルを生み出すものとして、ポジティブ思考を提案していくつもりである。

注記：脳とプラセボ効果のつながりは非常に重要であるが、深く研究されるようになったのは、ごく最近のことである。そもそも書籍とは、あらゆる健康問題を扱った、あらゆる立場の人々によって読まれる「公開された議論の場」であることを、今一度、はっきりとさせておきたい。私たちは、従来の医学的治療をやめるようにアドバイスするつもりはない。医療の助けを拒むようにアドバイスするつもりもない。プラセボ効果は、いまだ謎に包まれている。この節の内容は、ただ単に、その謎を探っているだけであり、奇跡的な自己治癒の仕方を教えているわけではない。

Part 3

脳に秘められた謎と明るい展望

SUPER BRAIN

第1章

老いない脳

老化とは

スーパーブレインがもたらす新たな明るい展望の扉を開くには、まず、昔からの謎を解かなければならない。最古で最大の謎と言えば、老化の謎だろう。ごく最近まで、老化の脅威を免れるには、魔法の万能薬、不老不死の薬、若返りの泉といったものに頼るしかなかった。魔法の力に頼ろうとするところに、その迷走ぶりが表れている。誰もが例外なく老いていく。一方で、医学的な見地で言えば、老いが原因で死ぬことはない。死がもたらされるのは、体の重要な臓器の少なくとも一つに支障が出たときであり、体の他の部分はそのあとを追うだけだ。ほとんどの死には呼吸器系がかかわっている。大部分の人は、呼吸の停止が直接の原因となって死亡する。あるいは、心機能や腎機能の停止も有効に死を招く。その一方で、事実上、体内のすべての遺伝子は、重要な臓器が機能しなくなる瞬間も、まだ活動を続けている。

このような、たった一つの重大な臓器のせいで他のあらゆる機能が停止する事態を防ぐには、どうすればいいのか？　きっと、一生の間つねに全身に注意を払っていなければならないだろう。

しかし予測するのはきわめて難しい。老化の進行の最後にとどめを刺すのがどこになるのかを予見しようとしても、次のようないくつかの不確定な要素に阻まれる。

◆**不確定要素1……老化はとてもゆっくりと進む**

老化は三十歳ごろから始まり、年に約一%ずつ進行する。このように進行が遅いため、私たちは、細胞が実際に老化していく様子をなかなか観察できない。老化による影響が目に見えてくるのは、何年もたってからだ。しかも、その影響は一律に現れるものではない。身体と精神のさまざまな側面に機能の低下が見られるが、どの側面においても、人によっては、むしろ年齢を重ねるごとに向上することもある。それ相応の鍛錬を重ねていけば、若いころより強化されることもある。数少ない幸運な例では、九十歳になっても、記憶力は低下するどころか向上させた人もいる。老化とは、統率の乱れた軍隊のようなもので、一部の細胞が他の細胞より先を行くけれど、集団全体としては、非常に遅いペースでひそやかに進行する。

◆**不確定要素2……老化は人それぞれ**

人はそれぞれに、違う年の取り方をする。同じ遺伝子を持って生まれた一卵性双生児でも、七十歳の時点では遺伝子の活動パターンがまったく異なってくる。つまり、染色体は変化しないが、遺伝子のスイッチのオンとオフの状態に、数十年にわたるその人独自の人生経験の特徴が反映される。数万日間、刻々と細胞は制御され続け、体は予測できない形で老化していく。たとえ誕生の瞬間には遺伝的にうり二つの存在であっても、死の瞬間には、それぞれが世界でただ一人の存在になっている。

◆不確定要素3……老化は目に見えない

白髪、しわ、たるみなどの鏡に映る老化は、細胞の内部で進行する変化が表に現れたものである。しかし、細胞は計り知れないほど複雑で、一秒間に数千から数万もの化学反応が起きている。反応は、一定の様式で自動に進行し、その間さまざまな分子同士に結合が生じる。その結合は体を作っている炭素、水素、窒素、酸素、リン、硫黄の六大元素の原子的性質に基づいて起こる。これらの分子をビーカーに入れて振り混ぜれば、ほんの一瞬で自然に反応が起こる。たとえば、リンは非常に不安定で、酸素と激しく衝突して自然発火する。ところが、細胞内のリンは爆発しない。生命体は、数十億年の歳月をかけて、信じられないほどの複雑な結合をつくり出すことで、リンと酸素の荒々しい相互反応を防いでいる。細胞内のリンは有機化合物に組み込まれ、アデノシン三リン酸（ATP）として酵素の結合とエネルギー移転の鍵を握る主要成分となっている。

この複雑な分子一つが細胞内でどのように働くのかを研究するだけでも、生物学者の一生のテーマとなりえたほどだ。しかし、個々の反応が何によって制御されているのかは、まだ明らかではなく、説明もされていない。細胞が問題なく機能しているうちは、何によって制御されているのかを知る必要はない。だがそこに、ある種の化学的知能が働いているのは明らかだ。生命の暗号（コード）はDNAに記されているのだから、細胞内で起きることはすべてDNAに始まり、D

NAに終わる、と言えば事足りる。しかし実際に老化によって、細胞の働く効率は落ちていく。そこに、目に見えない要素が頭をもたげる。原子が誤った動きをすれば、即、正しい働きができなくなるが、細胞は、多少誤った動きをしながらでも、集合体全体としてはそこそこ正しい働きを示すことができる。そのため、誤作動が起きる理由と仕組みを予見することは難しく、ただ、誤作動が起きてしまったあとで追跡することしかできない。

さきに挙げた三つの不確定要素から、導かれる結論は一つだ。一生のあいだ、全身に注意を払う以外に方法はないらしい。でも、そんなことはとてもできそうにない。私たちの生活には山もあれば谷もあり、私たちはつねに人生の浮き沈みに振り回されている。かといって平坦なレールの上を進むのは、いかにも退屈そうだ。それは自己犠牲を模範とし、喜びを排除する、禁欲的で息の詰まる「清らかな信仰」のようだ。しかし、私たちがこれまでに見てきたように、真の挑戦は、そのような苦行をやめ一生の幸福を価値ある望ましい状態に高めていくことだ。

【老化に抵抗するには】

では、どうやって始めればいいのか？　老いに抵抗するためには、どのような方法を取るにしても、脳がかかわってくる。体内のどの細胞も、決して孤立無援ではない。全細胞が、脳の中枢神経系から途切れることなくメッセージを受け取っている。ある種のメッセージは細胞にとって好ましいが、ある種のメッセージは細胞にとって悪く働く。チーズバーガーを毎日食べれば、ある特定のメッセージを送ることになる。ブロッコリーの蒸し料理を食べれば、別のメッセージを送ることになる。幸せな結婚生活と、独身や孤立した生活では、送られるメッセージの種類も異なる。もちろんあなたは、老化を止めるメッセージをすべての細胞に送りたいと思うだろう。そう思うことにこそ、希望がある。ポジティブなメッセージをできる限り増やし、ネガティブなメッセージをできる限り減らすことができれば、老化を防止できる可能性が見えてくる。

老化を予防し改善する「アンチエイジング（抗加齢）」は、一生涯続く巨大な自己制御回路（フィードバックループ）であることがわかっている。本書では、自己制御回路という言葉が何度も登場するが、それは、自己制御回路の働く仕組みが、今まさに科学によって解明されつつあるからだ。二〇一〇年、カリフォルニア大学デービス校と同大学サンフランシスコ校が合同で行った画期的な研究では、瞑想すると、テロメラーゼという重要な酵素が増えることが明らかにされた。すべての染色体の末端にはテロメアと呼ばれる反復構造があり、文の終わりに打たれる句点（「。」）のような働きをしている。つまり、染色体の端を結んでDNAがほどけないようにしているようなものだ。そうすることで、DNAを無傷のまま保つのに一役買っているのだ。この何年かで、テロメアの摩耗と加齢に伴う体の故障が関連づけられるようになった。不完全な細胞分裂が原因でテロメアはだんだん短くなっていく。そうなると、細胞の遺伝子暗号（コード）は、ストレスによって傷つけられるリスクが高くなる。どうやら、健康なテロメアを持つことが重要らしい。テロメアの長さを補う酵素であるテロメアーゼの濃度を、瞑想によって高めることができるというニュースは、まさに朗報である。

この研究はきわめて専門的な内容のように聞こえるため、関心を寄せているのはもっぱら細胞生物学者だ。しかし、このカリフォルニア大学の研究では、さらに一歩踏み込んで、瞑想の心理学的な効果がテロメアーゼと関連していることを示している。また、テロメアーゼの濃度は、運動や健康的な食事によっても高められるらしい。テロメアーゼ濃度の高まりは、その人の幸福感やストレスに対処する能力を生む自己制御回路の一環として、驚くほど十分に働く。この一つの発見が、心と体の医学における最も基本的な信条を裏づけている。その信条とは、すべての細胞は脳の声に耳を傾けている、というものだ。たとえば、腎臓の細胞は、言葉を使って考えているわけではないので、「今日は散々働かされた、ストレスで死にそうだ」などと思うこともつぶやくこともない。それでも、無言のまま、その思いを共有している。瞑想によって心が幸福感で満たされるとき、その幸福感はテロメアーゼのような分子を介して静かに広がっていき、あなたのDNAにまで届く。心と脳と細胞をつなぐ自己制御回路は全身に行きわたり、すべてを包み込んでいる。

心と体のつながりは、実在する。そして、あなたの選択しだいであなたは変わる。この二つの事実があるからこそ、老いない脳に寄せられる期待は大きく、輝かしい展望が描かれている。

予防とリスク

なぜ老いるのかを知らないまま、医学は老いることをまるで病気のように扱ってきた。病原菌は細胞を損傷させる。老化も細胞を損傷させる。ゆえに、体の健康と機能を保つことに力を注ぐのは賢明である。身体面の老化に抵抗するアンチエイジングは、生活習慣病の予防プログラムに似ている。その要点を大まかに見てみよう。何十年も前から公衆衛生キャンペーンが展開されてきたので、とくに目新しい内容ではないだろう。それでも、今も身体面の幸福に欠かせない要素であることに変わりはない。

◆老化のリスクを減らす方法

・バランスの良い食事をとり、脂肪、砂糖、加工食品を減らす。望ましいのは、バターのかわりにオリーブ油、赤身肉のかわりに魚（または豆類を原料とするタンパク質源）、全粒穀物、マメ科の野菜、ナッツ類、新鮮な果物、そして、食物繊維を豊富に含む丸ごと野菜を食べるといった地中海食である。
・食べ過ぎない。
・少なくとも週に三回は一時間の適度な運動を行う。
・タバコは吸わない。
・飲酒はほどほどにする。適量の赤ワインが望ましい。
・車に乗るときには、シートベルトを着用する。
・家庭での事故（すべりやすい床、傾斜の急な階段、火の元、歩道の凍結など）を防ぐために対策を取る。
・良質な睡眠をとる。高齢になってきたら、昼寝をするのも良い。

・規則正しい習慣を続ける。

予防に関して言えば、身体面のアンチエイジングは、生活を改善し続けることに尽きる。肥満を例に挙げよう。肥満は今、米国と西ヨーロッパで大流行している。体重が正常範囲よりも重い「過体重」の状態は、心疾患、高血圧症、2型糖尿病など、多くの疾患のリスク因子になると長らく考えられてきた。ところが今、脂肪のなかでもとくに腹部の脂肪が、最も有害な脂肪として標的にされている。脂肪と言っても、バターの塊に含まれる脂肪のように不活性ではない。絶えず活性化している。腹部脂肪は信号を発して体に損傷を与え、代謝のバランスを変化させる。残念ながら、運動だけではお腹の脂肪は取り除けない。総合的な減量と運動のプログラムが必要である。お腹の脂肪と闘うには、十分な食物繊維を取るのも効果的である。

だが、私たちの正確で豊富な知識によれば、本当の問題は別のところにある。正しい行動に従う姿勢の問題だ。何が健康に良いのかをいくら知っていても、それを実践するがどうかは別の話だ。運動は、予防のためのアドバイスとして絶えず声高に推奨されている。それなのに、私たちはますます座ってばかりいる社会へと移行している。健康のために推奨される運動量を維持している人は、成人の二〇%に満たない。十回に一回は、脂肪と砂糖を大量に含み、食物繊維も新鮮な野菜もほとんど含まれないファーストフードで食事を済ませている。

あなたの脳の配線が誤った状態でつながっている状態では、正しい行動を守ろうとしても、なかなか難しい。とりわけ、塩味、甘味、酸味といった味覚は、人を強く引き付ける即効性のある魅力となっている。繰り返し味わうことで、これらの味覚はその人の好みの味になっていく。何度も反復されると、私たちはその味を自然に求めるようになり、無意識の習慣に陥ることになる（米国のスナック菓子の業界には、袋が空になるまで手を止めることなく、ポップコーンやポテトチップスやピーナッツを自然とほうばり続ける様子を表す「むしゃむしゃリズム」という言葉がある。これぞ究極の無意識な習慣。スナック菓子を売る側にとっては非常に望ましい状態だが、人間の食習慣としては悲惨な状態である）。

保健衛生の専門家は事あるごとに生活習慣を変えるよう口やかましく国民に訴えかけ、国民がその訴えに従ってくれることを期待してきたが、何の効果も得られていない。あなたが自分で自分に訴えかけた場合は、さらに効果が低くなる。そんな自分のことを後ろめたく思えば思うほど、ますますあなたの気持ちはくじかれる可能性が高い。気持ちがくじかれるとき、あなたのなかで二つのことが起きている。まず、自分自身と闘うことにうんざりし、どうでもよくなる。次に、自分が感じている不快感を和らげようとする。たいていは、気晴らしになるようなことをする。テレビを見たり、塩味のスナックや甘いデザートを食べるなどして、その場限りの楽しみを見つけ出す。こうして、改善の努力はかえって悪い結果を招いて終わる。専門家の訴えが実際に役に立っていたなら、わが国はジョギングを楽しむ人々であふれかえり、スーパーの有機産物コーナーでは商品の争奪戦が繰り広げられていたことだろう。

老化は、とても長い時間をかけて進行する。ストレス管理術を学ぶ講座、ヨガの数カ月コース、つかの間のベジタリアン生活――いずれも、ゆっくりと忍び寄る老化の前では一瞬の出来事、ほんの誤差にすぎない。老化を防ぐのは、私たち自身の正しい行動を守ろうとする意識の問題で、専門家のアドバイスを守ろうとしない私たちの姿勢を改善しなければならないのは明らかだ。

生活習慣を意識的に選択する

【より良い選択のための基盤を作る】

正しい生活習慣を守る秘訣は、意志の力でもっと自制心を働かせることでも、完璧になれない自分を克服することでもない。秘訣は、「強制せずに変わっていくこと」だ。無理やり何かしようとすれば、最後にはかならず失敗する。アンチエイジングは一日にしてならず。今していることを、何十年もし続けなければならない。だから、自制心や自己統制について考えるのはやめておこう。なかには、老化予防のために聖人のような生活を送る人々もいる。彼らは、一日の食事で大さじ一杯分しか脂肪を摂取しない――それが、心臓の健康に良いとされる理想の摂取量だからだ。雨が降ろうと風が吹こうと毎週五時間、精力的に運動する。そんな聖人の姿を見て、他の人は刺激を受けながらも、心の底では落胆を味わう。自分は彼らに遠く及ばない存在なのだと思い知らされるからだ。

強制しなくても、間違いなく、あなたは変われる。変わるためには、より良い選択をするための「基盤」を作り上げる必要がある。その基盤を用いて、私たちは自分の日々の生活の段取りを明確にする。誰もがすでに、自分の基盤を持っている。一部の人々の基盤は、他の人の基盤よりもポジティブな選択を生み出しやすいようにできている。そのような基盤を持つ人の家の食糧棚にはスナック菓子はない。家にテレビやビデオゲームがないという人もいるだろう。ただし、家に居ても楽しみがないからジョギングをしているという場合、それはあなたにとって良い状態とは言えない。要するに、物質的な側面は二の次なのだ。基盤とは、外側だけを取り繕うものではなく、もっと中身の精神面を伴った持続可能なものだ。だからこそ、心から好きだと思える行動を支えてくれるものを、自分の周りに集めよう。

誤った選択をせずにはいられない気持ちのまま生きるのではなく、自由な心で正しい選択を重ねられるような「基盤」のなかで生きることこそ、本当の秘訣である。

◆ポジティブな選択を生み出す「基盤」

- 良い友人を持つ。
- 孤立しない。
- 配偶者やパートナーと生涯にわたって心を通わせ続ける。
- 意義あるプロジェクトに社会的に従事する。
- 良い生活習慣が身についている人々と親しくする――習慣は伝染する。
- 人生の目標を追いかける。
- 遊んだりリラックスしたりする時間を残しておく。
- 性生活の充実を維持する。
- 怒りにまつわる問題に取り組む。
- ストレス管理を実践する。

・反射的な反応がもたらす悪影響にうまく対処する。ネガティブな反応を示したときは立ち止まり、引き返し、深呼吸を二〜三回してから、今、自分が感じている気持ちを観察する。

この項目の多くは、脳に良い生活習慣として取り上げた内容と同じである。同じことが、長寿にも関連しているのだ。両者に共通して言える、ごく基本的なことが一つある。それは、誰かと一緒に実行すると成功しやすいということだ。独りでは失敗しやすい。配偶者なり人生のパートナーなりを得て互いの食事を気にかけ合うのは（「今日はすでにクッキーを一枚食べていたでしょ？　ニンジンを食べなさい」など）、独りでスーパーの棚の間を歩き回って一週間分の冷凍食品を衝動的に買い込むよりもいい。週三回のジムに一緒に通う友人がいれば、独りで日曜の夜にフットボールの試合を観戦しながら自分も通うと心に誓うよりも励みになる。早めに自分の基盤を確立し、その基盤を活用し続けることが大切である。配偶者を突然失うと、孤独感、うつ病、疾病リスクの上昇や、寿命の短縮につながることが研究によって示されている。しかし、配偶者以外にも社会とのつながりがあれば、そのような悪い結末のショックを和らげてくれる。

◆惰性が老化に及ぼす大きな影響―ある夫婦の例

老化によって最も深刻な影響が出る側面には、惰性がかかわっていることが多い。つまり、いつもしてきたことを、そのまま し続ける。中年期も後半になると、しだいに、新しいことを始めても途中で挫折するようになっていく。消極的な受け身の態度に道を譲り意欲を失う。数えきれないほど多くのお年寄りが、惰性で行き詰まっている。

ディーパックの知り合いに、妻が五十歳の誕生日を迎えたときに行き詰まってしまった夫婦がいた。彼女は五十歳の誕生日を新たなスタート地点として考えていた。子どもたちは晴れて大学生になるし、彼女の仕事は安定していた。そこで、これまで家事に追われ、遠ざかっていた夢の分野で、人生の新たな境地を開きたいと思っていた。

「私たち夫婦は、毎年この日にある儀式をしていました」と彼女は言う。「二人だけでゆっくりと長めの週末を過ごし、自分たちの結婚を見詰め直すのです。その儀式はきちんと形式化され、半ば事務的に行われていました。セックス、仕事、隠された課題、恨みごとなど、夫婦関係に関するすべての項目のリストを作りました。私たち夫婦は二人とも、とてもまめな性格なのです。私の五十歳の誕生日を目前に控えて、私たちは自分たちの結婚の各側面を点数で評価しました。すると、すべての項目に八点以上の点数がつきました。私は幸福感と安心感に包まれました」

だからこそ、この女性は、ある夜、夫とじっくりと話をしてみてショックを受けた。その夜、彼女は、幸せな結婚生活を続けていくための今後二十年のプランを夫に打ち明けたのだ。すると、ビジネスで大成功を収めていた夫は、こう答えた。「今の生活を変えたくないよ。わざわざ変える必要がどこにある？　これから年を取っていくのだから、安楽いすに座って、子どもたちの訪問を楽しみに待てばいいよ」

彼女の目の届かないところで、夫は忍び寄る惰性に屈していたのだ。彼のこれまでの人生は、つねに仕事中心の生活だった。彼に言わせれば、仕事を引退した後の人生には、達成すべきことなど何も残されていなかった。「私はすべてをやり尽くしてきた。なぜ、過去を繰り返すようなまねをしようとするんだい？　同じことを何度も繰り返すのは、しんどいよ」

この夫婦はカウンセリングにも通ったが、二人の考えは、あまりにも違っていた。離婚の前夜、二人は肩を落としながらも、自分たちの選択にとても満足していた。妻は、新たな野心に基づいて新しい生活を築いていける解放感を覚えていた。夫は、自分の栄誉の上に横たわり、過去を懐かしく振り返ることに満足していた。どちらも知性あふれる人物で、自尊心と自信にあふれていた。

しかし時がたち、五十歳から六十歳、七十歳、八十歳と年齢を重ねていくなかで、どちらがより良い選択をしたことになるだろう？　妻は、自分が生まれてからの五十年間を支えてくれていた基盤に基づいて、生活を築いている。夫は、時間の問題は時間が解決してくれるものと信じて任せている。人生に絶対などないが、大半の心理学者は、妻のほうが長寿につながる選択をしており、それ以上に、妻のほうが自分の年齢に満足しながら生きていける選択をしたと予想する。

不老不死とのかかわり

【細胞は本質的に不死身である】

ここまで、私たちは「ニュー・オールド・エイジ」の重要な側面を取り上げてきた。ニュー・オールド・エイジとは、ポジティブな老化を提唱する社会的動向を指す言葉である。ここ二十年ほどの間に、老化に対するイメージは劇的に変化している。六十五歳になったらお払い箱、という考え方をする人は、もういない。ベビーブーム世代の大半は、いつか引退しよう、なんてことは考えていない。「高齢者」と呼ばれること自体、これまでになく先延ばしされている。これは、ある意味では、若者志向の文化に囲まれた生活の明るい側面である。誰も「もう若くはない」という現実と向き合いたがらない。高齢者の間で高まっている最新の波が、急速な変化とまでは言えないが、生活習慣にポジティブな変化を生んでいる（そして誰にも等しいとも言えない。米国の上位半分に相当する高所得層は長寿化の恩恵にあずかっているが、その恩恵は下位半分の低所得層にはなかなか広がっていない。高所得層の平均余命が急速に伸びている一方で、低所得層の平均余命は八十歳よりも七十歳に近いままである）。

では、次に何が起きるのか？ アンチエイジングには、身体面を超えた見方、さらには心理面を超えた見方が必要であるように私たちは感じている。最良の人生は、充足感という理想に根差している。充足しているからこそ、もっと長生きしたいと思えるような人生だ。しかし、不老不死の理想を持つのは難しい。なぜなら、数えきれない世代を重ねながら、人類はいきさつを見届けてきた。そこに人類は何を見たのか？ 命あるものはすべて老いていき、死んでいくという現実だ。しかしながら、このだれが見ても同じに見える事実は、実のところ真実ではない。本質的には、細胞は不死身であるからだ。少なくとも細胞は、有機生命体として限りなく不死身に近い存在である。これは新しい、より高次の人生観の手掛かりになるだろうか？

【細胞は進化し続けている】

原始の藍藻類《らんそうるい》は十億年前に誕生し、今もなお当時の形のまま生き続けている。藍藻類は決して死なず、ただ分裂し、分裂を繰り返す。アメーバやゾウリムシなど、池の水の中にいる単細胞生物にも同じことが言える。有害な環境は、原始生命体を数億個単位で死に追いやるが、それは偶然の事故であって、本来の寿命とは異なる。多くの細胞の本来の寿命は無限である。一方で、細胞同士が集合体をつくり、複雑な植物や動物になったとき、はじめて細胞は死に直面するようになった。赤血球は三カ月で死に、白血球は侵入した病原菌を捕食して死ぬ。皮膚細胞は風に吹かれてはがれ落ちる。細胞は集合体としての統制をとるために、それぞれが天寿を全うしている。わたしたちの体は、数百種類もの異なる寿命を持つさまざまな細胞の集合体であり、組織の種類の数だけ、それぞれに違った長さの命を持っている。だとしたら、体には、とんでもないゆとりと柔軟性が備わっていることになる。実際に、あらゆる細胞に変化できる幹細胞は、どんなに年老いた人の体内にも存在し、新しい体の細胞になりうる能力を秘めている。

あなたの体の細胞には、細胞分裂など、原始生命体に備わっていた全メカニズムが保持されている。と同時に、あなたの体の細胞は、進化し続けている。ほ乳類のような複雑な生き物は、命を守るための発明を重ね、免疫系などの原始生命体にはなかった機能を取り込んできた。人類は、藍藻類が遭遇することのなかった多くの脅威に直面してきた。その過程で一つ、また一つ、新たな脅威に遭遇するたびに、独創的な方法で身を守り、対処し、生き延びてきた。こうした細胞の進化の歴史は、ずいぶん昔に人間の英知に引き継がれた。たとえば、人類の長寿命化に唯一最大の貢献をしたのは、衛生環境の整備だったかもしれない。下水の処理と浄水の確保は、人類の進化に飛躍をもたらした。もちろん医学も、寿命を延ばすために大きな役割を果たしている。

【進化と崩壊】

誰もがみな、二つの力の間で板挟みになりながら、人生を歩いて行くことになる。その二つの力は、あなたの未来を自分の側に引き込もうと競い合う。その力とは、一つは、生きるために必要な進化する力、もう一つは、死に向かう崩壊する力である。老化もまた、崩壊に向かう過程である。宇宙で崩壊する力が生じると、恒星は光り輝きながら内部燃料を使い果たし、最後の爆発で新星や超新星となって壮絶な死を迎えるが、人間の老化はそこまでシンプルではない。

実のところ、状況はあまりに複雑だ。しかし、だからこそ私たちは、各自で、進化と崩壊のどちらの側に加担するかを選択できる。崩壊する力の増大は、宿命ではない。日々進化するという選択肢を捨てる理由もない。突き詰めれば、私たちは「進化する力」を通して、不老不死と確実につながっている。「進化する力」はビッグバン以来、百三十八億年の間、創造の原動力となってきた。早春になると、木々は冬の終わりを確信し、外の世界に顔を出す。新しい茎を芽吹かせ、花を咲かせる。バラの茂みに、つぼみが膨らむ。詳しく観察してみれば、柔らかな新芽の一つひとつに生長点があることに気づくはずだ。細胞分裂を活発に行う生長点は、未知なるものに向かって伸びていく。柔らかな新芽は、こんなにも弱々しく見えるのに、数々の困難を乗り越えて永遠に繰り返されてきた創造活動を今、再び繰り返す。その姿は、生命の象徴として私たちの目に映り、生命に対する強い信頼感を抱かせる。

本質的には、あなた自身も宇宙の生長点である。宇宙最古の銀河が過ごしてきた時間よりもさらに長い永遠の時間をかけて、ようやくたどり着いたこの一瞬に、あなたという存在がある。次の瞬間、宇宙はどこに向かうのか？　それを選択できるのは、あなただけだ。あなたは、自分の成長に対して責任がある。しかも、その選択は、あなた一人の問題ではない。永遠の時間が、あなたの手中にある。あなたの決定を待ち望んでいる。あなたが次にどこに向かおうとも、現実は後からついてくる。話が大げさすぎる——いや、突拍子もない話だ——と思われるかもしれないが、よく考えてみてほしい。あなたの細胞が今、何をしているのかを。細胞と宇宙の永続性のあいだにつながりがないのなら、生命は存在できないはずである。

✦スーパーブレインで解決——長寿

【延び続ける寿命】

細胞が老化すれば、あなたも老化する。これは生物学から導き出される当然の結論である。だが細胞は、進化の過程を生き抜くために、たくましくしなやかにデザインされている。それこそ永遠に続く、少なくとも宇宙の歴史と同じだけの時間を越えてきた化学的プロセスと結びついている。皮肉にも、たとえ、あなたの生活習慣の何もかもが健康に悪いとしても—慢性的に喫煙し、脂肪と砂糖を体に詰め込み、まったく運動をしないとしても—そのような最悪な選択をさせた脳そのものも、死んでなるものかと努力している。脳細胞も他のすべての細胞と同じで、時間に打ち勝つための優れた作戦を遂行している。その作戦は、母親が受胎した瞬間から、一秒も休まず刻々と動いている。

話がやや哲学的になってきているが、それでも、長寿という展望を抱いて生きる特別な方法はある。長寿を約束された遺伝子を引き当てる、なんてことはめったに起こらない。東欧諸国に祖先を持つアシュケナージ系ユダヤ人の家系に、父親も母親も兄弟姉妹も百歳を超える長寿の家族が存在する。彼らから長生きを可能にする特別な遺伝子変異を見つけ出そうと、さまざまな研究プロジェクトが組まれてきた（同じ家族の同世代で百歳まで生きた人物が二人以上いたという歴史的記録は、彼ら以外に存在しなかった）。長寿の重要な鍵となったのは、動脈硬化巣（プラーク）をほとんど蓄積させない遺伝子だと思われた。プラークは、心臓発作や脳卒中のおもな原因となる。しかし現時点では、このような長寿に有利な変異を遺伝子に導く見通しは立たず、それはほとんど不可能にも思われる。

一般に、先進国では寿命が延び続けている。日本人女性は、平均寿命が世界一長い。米国でも、十年刻みで平均寿命を比較すると、着実に延び続けていることがよくわかる。そこには、衛生環境の改善と医学の進歩が重要な役割を果たしてきた。小児の感染症が予防されたほか、ごく最近では心臓発作の救急治療に大きな改善がみられ、脳卒中からの回復プログラムも重視されるようになった。喫煙の減少も長寿に有効に働いている。残る二つの障壁は、運動不足と肥満だろう。言い換えれば、人々が真剣に予防に取り組み、生活習慣を改善していけば、長寿のための身体的な基礎は整えられるということだ。百歳を迎える人はごくまれでしかない（約三万人に一人）が、一方で八十代、九十代を健康に生きる人の数はどんどん増えている。

【さらに寿命を延ばすためにできる個人的対策】

現状から大きく進歩するためには、がんとアルツハイマー病の治療法を見つける必要がある、というのが一般的な見方だ。確かに、がんもアルツハイマー病も、高齢者の災難のもとになっている。米国では、いまだに心疾患が死因の一位のままだ。治療法は進歩しているが、医学はまだ、心臓病の原因を明らかにしていない。冠動脈内で採取されるプラークは、排水溝を詰まらせる土砂やゴミのようにも見えるだろう。しかし、プラークは、血管の内側を覆う滑らかな層にできた微小な傷や病変に脂肪の微粒子が沈着し、それを足掛かりとして堆積したものである。この進行の過程は、私たちがまだ幼いころから始まっている。高コレステロール、喫煙、座りっぱなしの生活、生真面目なタイプAの行動、高ストレスなどのリスク因子がよく知られているが、リスク因子は原因そのものではない。

現在のところ、長寿という概念には、遺伝子とリスク因子と薬物が複雑に絡んでいる。ここに薬物が入り込んでいるのは、製薬会社の後押しがあるからだ。高齢者は、平均すると一人あたり七つの薬を処方されており、すべての薬に副作用がある。錠剤は服用が簡単だし、医師も簡単に処方できてしまう。しかし、過去十年にわたって盛んに行われてきた、うつ病、心疾患、関節炎に対する薬物治療を精査すると、当初にうたわれていた効能に比べて効果が小さい、あるいは、危険が大きいことがわかってきている。また、薬物に期待する姿勢は、どちらかといえば副作用がなく、効果が実証されている予防の習慣を身につけようとする人々のやる気を弱めている。

さてここからは、長生きするために、ごく個人的にできる対策として、あなたの体の調子を整える方法を考えていきたいと思う。その方法を実践するには、自己認識が必要である。片方の手の平に、一生分の好き嫌い、習慣、考え、条件づけが載せられている。もう片方の手の平に、全細胞のなかで進化してきた英知が載せられている。アンチエイジングでは、両手に分けて載せられているこれらのものを調和させることが重要である。それこそまさに、最も賢明な生き延び方の完璧な模範である。

◆細胞の英知―七つの長寿の教え

①細胞は互いに共有し協力する。孤立して生きる細胞など存在しない。
②細胞には自己治癒力がある。
③細胞が生きていくためには、絶えず栄養を得る必要がある。
④細胞はつねに活動している――淳滞すると死ぬ。
⑤内部世界と外部世界のバランスがつねに保たれている。
⑥毒物や病原体はただちに見分けられ、防御の標的とされる。
⑦死は、細胞のライフサイクルの一部として受け入れられている。

細胞は、数十億年の進化のなかで賢くなった。あなたも、自己認識という天から授かった能力を活用すれば、細胞と同じように賢明になることができる。日々の生活のなかで、人生における最も難解な問題に直面したときは、細胞の英知に意識を向けてみよう。

①細胞は互いに共有し協力する。孤立して生きる細胞など存在しない

あなたは人間社会に属しており、共生は、最も自然で健康な生き方である。細胞は、この自明の理に逆らって苦しむようなことはない。細胞同士で集まって組織や器官を形成することによって、多くの利益を得ている。脳はその最たる証拠であり、最高傑作と言えるだろう。ところが人間は、誰もが自立し独立したいという願望を抱き、自分の利益を増やすことばかりを考えがちだ。エゴ（自我）に突き動かされ、近親者で集まり、それ以外の人間をほぼすべて排斥しようとする（金持ちになる方法について書かれた一冊の本のことが、今でも記憶に残っている。その本は、一代で億万長者になった人々の人生に注目し、そのような億万長者のほとんどは「ケチな最低野郎」だという、何とも気の滅入るような結論に達していた）。細胞は、自分が一番になろうなどという見当違いな望みは抱かない。

私たちはここで、道徳的な教えを導き出そうとしているわけではない。ただ興味深いことに、いくつかの研究によれば、社会的なつながりには、不思議なほどの伝染力が備わっている。心臓発作に関連するリスク因子について継続的に調査している「フラミンガム心臓研究」という研究プロジェクトがある。この研究プロジェクトの巨大データバンクを用いて三十二年間分のデータを精査した社会学者たちは、衝撃的事実を発見した。心疾患の主要なリスク因子の一つである肥満

が、ウイルスのように伝染するというのだ。家族、同僚、友人で構成される社会的ネットワーク内で、体重の問題を抱えている人物と単にかかわりをもっているだけで、今後、あなたが体重の問題を抱えることになる確率は高まる。「データによれば、誰か一人が肥満になると、その友人が同じ道をたどる可能性は、五七％上昇した（つまり、肥満に関連する遺伝子の有無よりも、社会的ネットワークのほうが、はるかに正確に肥満を予測するということだ）。兄弟姉妹の一人が肥満になると、残りの兄弟姉妹が肥満になる可能性は四〇％上昇し、夫婦のどちらか一方が肥満になれば、もう一方が肥満になる可能性は三七％上昇する」

米国マサチューセッツ州フラミンガムの居住者一万二六〇七人について統計学的手法を用いたところ、肥満の広がり方に見られたウイルスのような動きは、喫煙やうつ病など、他のリスク因子にも当てはまることがわかった。友人に喫煙者がいれば、あなたが喫煙するようになる可能性は高まるが、友人のなかに禁煙成功者がいれば、あなたが禁煙という良い行動を起こす可能性も高まる。だが、何よりも不可解なのは、相手と直接かかわっていなくてもよい、という点だ。あなたの友人の友人に、肥満やうつ症状、喫煙の習慣をもつ人がいる場合、その人物のことを知らなくても、あなたにその習慣が伝染する可能性は、ごくわずかながら高まる。

他の社会科学者からは、このような相関関係は見受けられないとする報告も出されているが、現在のところ、行動や習慣がどのようにして伝わるのかを説明するのに、これよりも優れたモデルは見つかっていない。重要なのは、ポジティブな社会的環境に身を置くことが、身体的にも精神的にも良いということだ。完全には解明されていなくとも、何らかの方法で、細胞たちは、どういう行動が「良い行動」なのかを理解する。一九八〇年代にハーバード大学で行われた有名な心理学研究がある。被験者に、カルカッタの街で病気に苦しむ孤児たちに奉仕活動をするマザー・テレサの姿を映した映画を見せた。すると、映画を見ているあいだ、被験者の血圧と心拍数は低下していた。

二〇〇八年には、ミシガン大学の社会心理学者サラ・コンラスが、さらに踏み込んだ研究を行っている。この研究は、一九五七年の高校卒業以来、健康調査に参加し続けている一万人を対象に、長寿について調べたものだ。コンラスは、過去十年間にボランティア活動に参加したことのある人に注目し、驚くべき知見を見出した。ボランティア活動に参加した人は、参加していない人よりも長生きしていたのだ。ボランティア非参加者二千三百八十四人のうち四・三％は、二〇〇四年から二〇〇八年のあいだに死亡していたが、ボランティアに参加した利他的な人々では、この間に死亡したのはわずか一・六％だった。

キーワードは、「利他的」である。この研究では、ボランティア活動に参加した理由を尋ねているが、その答えは、利他的な理由ばかりではなかった。「他人の役に立つことは、大事なことだと思っているから」「ボランティア活動は、自分が一番よく知っている人々にとって重要な活動だから」など、他人のためを思った動機で参加している人もいた。しかし、他の回答者は、「自分が抱えているトラブルから逃げるための口実として、ボランティアに参加している」「ボランティア活動に参加すると、自分がより良い人間になれる気がするから」など、自分のためを思った理由でボランティアに参加していた。自己満足のためにボランティア活動に参加したと回答した人々の死亡率は、ボランティア活動にまったく参加していない人々とほぼ同じ（四％）だった。心と体を結ぶシステムの目に見えない作用から身体的な結果が生じるという考え方を裏づける例は数多く存在する。この研究は、そのうちのほんの一例にすぎない。あなたの細胞は、あなたが何者であり、あなたがどのような動機で動くのかを知っている。ミシガン大学の研究は、ボランティア活動への参加の動機が、その参加者の寿命に影響することを示す最初の研究となった。

エゴ（自我）を中心とする自分勝手な考え方から、社会全体と分かち合う（利他的な）考え方への移行は、次のような段階を踏みながら進む。

・他人に好かれたいし、受け入れてもらいたい。
・すべてを自分のものにしていたら、他人に受け入れてもらえない。
・みんなで力を合わせれば成功し、個別に取り組めば失敗する。
・私は他人と分かち合うことができる。分かち合っても傷つくことはない。それどころか気分が良い。
・与えると同時に、受け取っていることに気づく。
・より多く所有する者は、より多く他人に与えることができる。
・奇妙なことに、より多く与えれば与えるほど、満たされる。
・自分を差し出すことで、最も満たされた気分になる。
・最も深いつながりは、寛大な精神から生じるということに気づく。

人生の他のすべてのことと同様に、最初の段階から最後の段階に至る道のりは、一直線に進むわけではなく、人それぞれに紆余曲折を経ることになる。おもちゃを友達と一緒に使うことを学習中の三歳児は、寛大な精神の何たるかを理解することができないし、どれだけ年齢を重ねても、理解できない人には理解できない。それでも、自己を確立していく過程は、この軌跡をなぞり、細胞の持つ自然な姿、つまり、生き残るために重要なこととして共有し協力する姿に、どこまでも近づいていく。細胞は生き残るために協力するが、私たち人間の目的は、ただ生き残るためではない。私たちは、互いにつながり、協力し合うことで報われる。このような利他的な姿勢は、人間が平和な社会を築くための基礎となっている。

②細胞には自己治癒力がある

自己を意識的に認識しているときに、あなたは、自分が受けたダメージを回復させる方法を学ぶ。自己治癒は細胞にも自然に起こるが、治癒の過程は、体がもつ仕組みのなかでも最も複雑で理解の難しいもののひとつと言える。私たちにわかるのは、体には治癒力が備わっているということと、生命は治癒力に依存しているということだけである。幸い、細胞は治癒力について意識する必要がない。細胞は損傷部を見分けると、反射的に修復メカニズムを始動させる。一方、人体では自己治癒は基本的に、心と並行して進んでいく。時間が傷を癒やしてくれる、と言うとき、私たちは、その傷がどんなに痛くても、その傷を癒やすメカニズムが自然にひとりでに動き出すものと考えている。たとえば、深い悲しみも、この経過をたどることになる。ずたずたに切り裂かれた感情が、実際にどのように治癒されていくのかを誰も知らないままに。

しかし、ほとんどの治癒は、無意識のうちに起きているわけではない。それは、深い悲しみからいつまでも回復できない人々がいることからも見て取れる。時間による治癒のほとんどは、意識的な活動である。あなたは、自分の内面を見詰め、「調子はどう？　元気？」と絶えず尋ねる。それでも、治癒のメカニズムを始動させる「鍵」がかならず見つかるという保証はない。内面の傷があまりに深く、あまりに痛む場合には、その傷を見詰めることさえできないときもある。自己治癒とは、自ら意識して痛みを克服し、再び完全な状態を取り戻す道を見つけることを意味する。その道筋は、次のように表せる。

・痛い。苦しい。誰か助けて。
・また傷が痛む。もう一度、誰か助けて。
・なぜ、この痛みは消えないのか？　傷口を見なければ、痛みは消えるだろう。
・気を紛らせようと努力してきたけれど、そろそろ、この痛みを自分の一部として受け入れてしまう必要がある。
・何が間違っていたのかを直視することに耐えられる。
・自分で自分のためにできることが何かあるはずだ。
・この痛みは、何かを私に告げようとしている――何を告げようとしているのか？
・理解できたように思う。おかげで、ようやく痛みが消え始めた。
・信じられないほどの解放感だ。完治する見込みはある。

・私は、自分が持つ治癒能力を信頼している。

幼い子どもが母親を求めて泣いているとき、その子をなだめることができるのは、母親しかいない。子どもには、「自分の治癒能力を信頼する」という最終ステージを理解することはできない。しかし、治癒は心と体を結びつける、壮大な自己制御回路の一部である。自分で自分を癒やそうとする瞬間をたくさん経験すればするほど、あなたの自己治癒力は高まっていく。これ以上ないほどの深い傷を克服することができたなら、それは、魂の勝利である。それがなければ、人生は過酷だ。生きていれば、傷つくことは避けられないのだから。自己を確立することで痛みに打ち勝つことさえできれば、人生は過酷ではないのだと、自分に証明してみせることができる。治癒力は、あなたの人生を支える力のなかで最強だ。そのことを、あなたは、自己認識を通して知ることになる。

③細胞が生きていくためには、絶えず栄養を得る必要がある

細胞を取り巻く究極の環境は、宇宙である。細胞たちは、宇宙に身をゆだねることによって生き抜いている。宇宙を信頼しきっているからこそ、細胞は、ほんの三、四秒を生き延びるための食糧と酸素しか蓄えていない。栄養は途絶えることなく補給される。そう確信することで、細胞は、持てる時間とエネルギーのすべてを、成長、再生、治癒、細胞内部の仕組みの運営など、生命の営みを前進させる作業に費やせる。このとき、細胞たちは、自分のためになるものを選り好みするようなことはない。供給される栄養はすべて「良いもの」とされる。細胞には、選択を誤ったり、

リスクを伴う生活習慣に陥ったりしている時間はない。

細胞の姿に垣間見られるこれらの「英知」は、私たち人間には、あまり好まれない傾向がある。人間は、守り従うよりも、抵抗し突破することに敬意を払う傾向がある。すなわち、刺激を求め、危険を冒すことを良い行動とし、バランスを保ち、周囲と調和し、中庸を歩むことは、面白みのない退屈なこととする考え方がある。反抗を試みることが、生まれながらの権利のように思われているのだ。そのため、バランスの取れた生活がもたらす恩恵を無視したくなる衝動がいくらでもわいてくる。しかし、私たちが反抗を試みているあいだ、体の細胞たちは苦しんでいる。「英知」は、単なる教訓ではない。誰にでも過ちを犯す権利があり、進化は深い懐でその過ちを包み込む。あなたはいつでも引き返してやり直し、より豊かな人生を歩み直すことができる。大切なのは、あなたにとって最も豊かだと言えるのはどんな生活なのかを知り、そのような生活を送れるようにエネルギーを注ぐことだ。

それができれば、ほとばしる情熱もバランスの一部となる。おそらく、細胞たちも無我夢中で生きているのだろう——彼らは、成長し増殖するために、自分にできることはすべてしている。だからあなたも、生きるための情熱を高めてくれる三つのものを自分に与えるようにしよう。さあ、腰を下ろして、その三つを実際に紙に書きとめ、そのリストをいつでも見られるように財布に入れておこう。具体的な内容はさておき、その三つは、あなたの生活を豊かにし、心と体にしみわたるものでなければならない。となると、次の三つがふさわしいだろう。

・あなたにとって最高の理想像

・あなたが抱く最も深い愛情
・あなたの遠い将来の展望
理想像は、生きる目的と意味を与えてくれる。愛情は、みずみずしい感情と長く続く情熱を与えてくれる。将来の展望は、何年もかけて達成すべき課題を与えてくれる。この三つの要素がすべてそろえば、本当の幸せにつながる。これまでに紹介してきた他の「細胞の英知」のときと同じように、ここでも、あなたの人生を豊かにするにあたり、たどるべき道筋がある。その道筋は、およそ次のように表せる。
・今のままでも十分に幸せだと思う。私の人生は、私の隣に座っている人と同じくらい恵まれている。
・ただ、毎日が同じことの繰り返しでなければいいのに、何か新しいことが起こればいいのにと願っている。
・ふだんは口に出さないが、実は、秘密の夢がある。
・もしかしたら、背伸びすることを怖がる必要はないのかもしれない。
・私には、今よりもっと質の高い幸せな生活を享受する資格がある。
・思い切って、自分の最高の幸せを追いかけてみよう。
・私の望みが、現実になろうとしている。
・にわかには信じられないが、でも確かに、宇宙は私の味方だ。
このような軌跡をたどって、あなたは宇宙に身をゆだねるようになっていく。宇宙に対する信頼は、細胞にとってはごく当たり前のものだが、私たちの日常生活のなかでは弱まっている。たいていの人は、信頼しようとしても早い段階でつまずく。幼いころは、親をただひたすら信頼し、食べ物も、衣服も、生きていくために必要なサポートも親に依存していた。あのころの信頼感を、私たちは手放す。そして新しい種類の信頼、つまり、自分を頼りとする自立心へ移行する時期を迎える。この移行期に、人は、他人を頼る（母親と父親に何とかしてもらう）のをやめることを学び、自分を頼る（自分で何とかする）ようになる。この移行はなかなかに難しく、挫折を繰り返すことになる。そのため、進化し続けるには、絶えず意識していなければならない。あなたの一生をつねに豊かにしてくれる栄養の供給源は、あなたの中にしかない。他人に信頼を置いたままでいると、信頼する相手を失う可能性がある。しかし、自分を信頼していれば、そのような恐れはない。自分に対する信頼感は、「自分でできる」という気持ちから「今の自分で十分だ」という気持ちに変わり、やがては「私は宇宙に支えられている」と思えるようになる。このような気持ちの変化をたどるのは、このうえなく崇高な体験であり、多くの実りを与えてくれる。

④細胞はつねに活動している──淳滞すると死ぬ

細胞たちは、日常に降りかかる数々の災難を排除する免疫力を備えている。そうでなければ生き延びられないから。そして、もうひとつ幸いなことに、細胞たちは決して淳滞することがない。細胞にとって、化学物質が超高速で大量に流れる血流が、すべての世界である。血液は、人間の目には均一な液体に見える。わずかに粘性のある、温かな深紅の液体だ。しかし、分子レベルでは目まぐるしく変化している。超高速の流れに乗って、次の瞬間に何が流れてくるのかを細胞が正確に知ることはない。戦場の兵士、がんの診断を受けたばかりの患者、ヒマラヤの洞窟で瞑想中のヨガの修行者、生まれたての赤ん坊、彼らの血液成分を調べれば、それぞれにまったく異なる特徴が見られる。

細胞は、絶えず変化する世界に応じて、ただちに順応する。なかでも脳は、最高レベルの順応性を備える必要に迫られている。体中のすべての働きについて、ほんの小さなこともすべて、脳に報告が戻ってくるからだ。そのため、あなたの行動、習慣、考えが凝り固まって動かなくなれば、あなたの脳にとって妨害になる。このように淳滞した状態がどれほど深刻な事態を招くものかを医学が受け入れるまでには、かなりの時間がかかった。今から二十年前、心と体のつながりに関する初期の研究がなされ、心理学と疾患の間に見られる相関が調べられた。科学的証拠はなかったが、多くの医師は、患者のなかには、がんになりやすい特定の性格の人がいることを感じていたのだ。結果は、はっきりと表れた。いわゆる「病になりやすい性格」は、感情の抑圧と全般的な神経質さを特徴としていた。しかし「がんになりやすい性格」は存在しなかった。つまり、あなたの心理状態が、普通の風邪から関節リウマチや心臓発作まで、ほぼすべての病気に当てはまる曖昧で一般的なリスクをもつ可能性がわかっただけで、大した役には立たなかった。

しかし逆手にとれば、この知見を役立てることができるはずだ。つまり、がんの発症を高める行動を特定するかわりに、すべての病につながる淳滞の状態を生まないように注力することならできる。なぜなら、脳細胞をはじめ、あなたの体のあらゆる細胞は、動的で、柔軟で、絶えず変化を察知することができるのだから。私たちは、年齢を重ねるにつれ変化に抵抗しがちだが、変化はあなたの見方になる。つねに変化に順応し、淳滞の状態を生まないために、私たちがたどるべき道筋は、およそ次のように表せる。

・私はこういう人間だ。私を変える権利は誰にもない。
・慣れ親しんだものに囲まれていると、居心地が良い。
・日々の日課が、だんだんつまらないものに思えてくる。
・世間の人が、自分より多くをこなしているように見える。もしかしたら、私は自分の好奇心を抑え込んできたのかもしれない。
・この先の人生で、何か新しいことが起きるとは期待できない。自分で自分にやる気をもたせる必要がある。
・新しいことを楽しめるようになってきた。
・変化に囲まれていても、居心地の良さを生むことはできる。
・私は、絶えず変わりゆく生活が大好きだ。生き生きとした気持ちでいられる。

細胞は、このような道筋をたどるまでもなく、絶えず変わり続けている。その躍動感こそが生命のありのままの姿であることを、細胞は私たちに教えてくれている。淳滞した状態と向き合わなければならないのは、個体レベルの話である。その理由も、進化を見れば、基本的で当たり前のことだ。つまり、私たち人間は、進化する想定でデザインされている。人間の体は、変化に順応するように働いている。自然の力と手を組もう。最初のうちは抵抗を感じるかもしれないが、そのまま推し進めれば、それが最も楽に生き延びる方法となる。

⑤内部世界と外部世界のバランスがつねに保たれている

細胞は、人のように内面（精神）世界に引きこもることはない。将来について神経質になったり不安になったりすることもない。後悔の念を抱くこともない（ただ、過去の傷は確実に引きずる。肝臓を診ればアルコール依存症かどうかがわかる。胃の内壁を診れば慢性の心配性かどうかがわかる）。細胞は不満を言わないので、細胞には内面世界がないのだろうと考えたくなるのもわかる。しかし、細胞にも内側と外側があり、その境界となるのが細胞膜である。あらゆる意味において、細胞膜は、細胞にとって脳の縮図となっている。なぜなら、細胞は、外部のあらゆる情報を、細胞膜上に存在する受容体で受け取り、情報を内部に取り込むからだ。受容体は水面に浮かぶスイレンの葉のように、外の世界に開いていながら、水面下に根を伸ばしている。

細胞の内部では、その根を伝って各情報が必要とされる場所まで運ばれていく。あなたが拒絶や抑制を経験していないか、ある特定の感情を打ち消すことで他の感情が高まっているのではないか、依存の傾向が感じられ、習慣が硬直化しているのではないか。そういったことはすべて、細胞膜までさかのぼって追跡することができる。受容体は、内部世界と外部世界のバランスを維持するために、絶えず変化することで、その要求を満たしている。これも、順応性という天からの贈り物が見せる別の顔である。ディーパックに言わせれば、「私たちは単に経験するのではない。経験を代謝する」のである。私たちが経験したことはすべて、化学物質による信号に変換され、その信号が、あなたの細胞の一生を大なり小なり変化させることになる。その変化はほんの数分で元に戻るかもしれないし、何年も影響し続けるかもしれない。

人が内面世界を封印してしまうと、外部世界との間にズレが生じ、二つの極端な事例が発生する。一つは、ゆがんだ考えと幻覚だけを現実だと思い込む精神病患者。もう一つは、良心や自制心がなく、内面世界をほとんどもたず、他人を利用することしか眼中にない反社会的人間。この両極端の間には、たいていの人が見せる無数の行動が並んでいる。私たちは、ありとあらゆる自己防衛を働かせることで、内面世界と外部世界の本来のバランスを崩している。別の言葉で言えば、ある種の遮へい板を差し挟んで外部世界を切り離し、外部世界に反応しないようにしているということだ。私たちが用いる「遮へい板」には、次のようなものが考えられる。

拒絶……物事がうまくいかないときに、自分の本当の気持ちを直視しようとしないこと。

抑圧……「外部世界」の出来事で自分が傷つくことのないように、感情を麻痺させること。

抑制……感情を抑えることは、社会にとってより安全で受容されやすいからという理屈で、感情をねじ伏せること。

熱狂……社会からの反響を顧みることなく、荒れ狂う感情を野放しにすること。抑制の反対。

自虐……他人に喜びを与えてもらえなくなるからという理由で自分の喜びを否定すること、または、自分にはふさわしいように思えるからという理由で痛みの重荷を背負うこと。

規制……内面世界と外部世界の両方を塀で取り囲み、どちらの世界も境界を踏み越えないようにすること。

支配……自分には権力があるという幻想に浸り、力に訴えて他人を自分より下位に置こうとすること。

このような遮蔽板を取り払えば、あなたの人生はどうなるだろうか？　端的に言えば、外の世界に順応する力が回復することになる。百歳まで健康に生きてきた人々に関する研究によれば、最大の秘訣は、順応性を維持する能力にある。百歳まで生きる人々も、他の人たちと同じように挫折や失望を経験して苦しんできた。ただ、彼らは他の人よりも立ち直りが早く、過去の重荷を軽くしているようだ。外界に対する順応性とは、防御メカニズムが機能し過ぎないことを意味するというのも、防御メカニズムが働くとき、人は、昔の痛みをつかんで離さず、恨みをひそかに抱き、ストレスを発散せずに抱え込むからだ。防御するたびに、あなたの体はその代償を払う。

細胞は、このようなゆがんだ形で活動することはない。かわりに、流入と流出を繰り返す生命の自然なリズムが存在する。細胞の内部の反応は、外部の出来事にぴったりと合っている。このリズムをあなた自身のなかに取り戻すには、自分の内面世界に意識を向けることが必要だ。誰もが精神的な重荷を抱えるなか、人は、次の二つの態度のうち、どちらか一方を取る傾向にある。一つは、それ以上傷つくことがないように自分の内面を保護する態度、もう一つは、直視するにはあまりに混乱しすぎているという理由で内面生活を無視する態度だ。「内にあるもの」と「外にあるもの」のバランスを取り戻すために、私たちがたどるべき道筋は、およそ次のように表せる。

・気が滅入る。考えるのもいやだ。

・自分がどう感じているのかを表わすのは安全ではない。

・世界は恐ろしい場所だ。すべての人に自分を守る権利がある。
・明日は、自分の問題に取り組もう。
・事態がひとりでに良くなっていくとは思えない。
・もしかしたら、自分がひそかに抱いている考え方や抑え込んでいる感情と、向き合う必要があるかもしれない。
・自分の内側を見詰めてみると、すべきことがたくさんある。しかし、想像していたほどには恐ろしくない。
・古い問題を手放すと、気分が軽くなる。
・世界の居心地が良くなりはじめ、世界はずいぶんと安全な場所に思えるようになってきた。

⑥毒物や病原体はただちに見分けられ、防御の標的とされる

私たち人間の生活のあり方について細胞に意見を求めたなら、細胞たちは間違いなく、人間が大量の毒物を許容していることについて、驚きを隠さないだろう。細胞は、毒物をただちに追い出すか、解毒するように生まれついている。免疫系の最重要任務は、有害な侵入者と無害な侵入者を区別することである。腎臓の任務は、血液から毒物をろ過することである。また、腸内には無数の細菌が存在し、その任務を果たしている（抗菌薬を服用すると、体内の細菌の大半を無差別に死滅させ、しばらくは消化が、場合によっては著しく乱れることになる）。さらに、腸内細菌と同じくらいの無数の生化学物質が血液中を駆け巡る。免疫系と腎臓は、良いものと悪いものを区別するために進

化してきた。細胞は、みずからに宿る知性に従い、毒物に対して細やかに順応しながら防御の構えをみせている。同じ姿勢を人間も学ぼうとしてきたが、なかなかうまくいっていない。

自然食を奨励して食品添加物に反対する運動を、医学の主流は無視したが、その態度は人々の健康に害を与えた。食肉の生産速度を上げ、乳牛からの搾乳量を劇的に増やす目的で、食肉産業と酪農業がホルモンの大量添加を開始してからは、なお一層、十歳未満の少女の早発月経や乳がんの増加（乳房組織は外来物質の影響を非常に受けやすく、外来物質による刺激をホルモンのシグナルと間違えて反応しやすい）がみられるようになった。現在でも、一般的に医師は、栄養と食事について最低限の教育しか受けていない。しかし、医療従事者であるならば、大気、水、食物に毒物を混入することになると考えられる行為への反対運動には、参加しておくべきだった。

汚染された水を飲み、下水が十分でない地域の住民集団では、ありとあらゆる種類の病気が流行し、寿命が短くなる傾向にある。だが、「標準的な」アメリカ人の食事に含まれる食品添加物と平均寿命の相関については、まだ研究がなされていない。米国政府は、農薬と殺虫剤の使用について法律で監視しているが、違反を追跡して起訴することはめったにない。巨大な市場原理の働きで、ファストフード、成長ホルモンを与え育てられた牛肉、砂糖含有量の高い食品、多種多様な保存料の消費が促進されている。しかし、研究によって食品添加物のどれが有害で、どれが無害なのかが判明するまで、黙って待っている必要はない。高脂肪で砂糖の添加された食事は、それだけですでにリスクとなる。警戒するに越したことはない。自然食を食べるのが、最も道理にかなっている。毒性が最も低く、手ごろな値段で手に入る食事を、人はなぜ好んで食べないのか？

これを極論にすり替えるべきではない。現在のところ、大量のサプリメントを熱心に服用する人や、オーガニックフードだけを徹底して食べている人が、バランスの取れた通常の食事をとっている人よりも長生きしたことを示す研究は存在しない。「毒物」という用語は恐ろしい言葉ではあるが、恐怖に駆られて完璧主義に走るよりも、バランスの取れた態度をとるほうが望ましい。農薬と殺虫剤については、食物が市場に出るまでに残留量が規制値以下になるよう法律で義務づけられており、商品として店頭に並ぶ前に洗い流される。いずれにしても、果物と野菜は各家庭でも洗うように習慣づけるべきだ。食品産業を完全には信用しないほうが賢明だろう。彼らは、現在使用されている程度の量の保存料、食品添加物、農薬であれば健康に害はない、といって消費者を安心させている。一生を通して、あなたは、あなたが食べたものでできている。そう考えるだけでも、十分な警告になる。

より良い食事を求める運動は、健康に良いことをもっと実践しようという社会全体の流れの一環である（さらに加速することを願うばかりだ）。さらに大きな問題は、幸せをむしばむ、目に見えない毒物である。これらについても、十分に周知はされている。ストレス、不安症、うつ病、家庭内暴力、身体的虐待、感情的虐待のことだ。これらの毒物は、見ることも味わうこともできないが、食事に含まれる毒物の場合と同じで、解決策がなかなか実践されにくい点が問題となっている。人々は害になる生活習慣に過度に耐えている。体にとても悪い影響を与える行為をしたり、我慢しながら家族、友人、同僚と同じように行動していたりする。解決策は、意識して毒物を認識し、追い出すことだ。鏡に映る姿を正直に見て、目に見える毒物を自分の生活から追い出す道筋は、およそ次のように表せる。

・私は強くて健康である。食べたいものは何でも食べられる。
・このままでも何も問題ないように思える。
・「自然」などという言葉は、自然に回帰する人や心配症の人たちが好む言葉だ。
・調べてみたら、思っていたよりも多くの毒物が存在する。
・後で悔やむより、先に用心するに越したことはない。
・明日、健康でいたければ、今日、変わらなければならない。
・やろうと思えば、加工食品を断つこともできる。
・私は健康でいるのがふさわしい。努力するだけの価値はある。

目に見えない毒物を生活から追い出すときも、これとは違う道筋をたどることになるが、大筋は似たようなものだろう。「このままでも我慢できる」というところから始まり、「私の人生が傷つけられている」と意識するようになり、最後には「私は幸せでいるのがふさわしい」と考えるようになる。論理的根拠と惰性には強い影響力がある。私たちが毒物に我慢しながら何年も無駄にできるのは、私たちの心が、変わらない理由を論理的根拠と惰性に見つけるからだ。これらの影響力の強さを理解し、注意を向けよう。自分の生活を完全に浄化しようと、正面から戦いに挑む必要はない。ただ意識を向けることで、十分に正しい方向に進化していける。細胞はこの知性を得るのに数十億年という長い年月をかけてきたが、私たちは、真剣に向き合えば数年で変われるはずだ。

⑦死は、細胞のライフサイクルの一部として受け入れられている

私たち人間には、ただうらやむことしかできず、ほとんど理解できないようなことを、細胞たちはやってのけている。持てるエネルギーのすべてを費やして生存状態を維持していながら、死を恐れていないのだ。アポトーシス（プログラムされた細胞死）については、本書の前半でも少し触れたが、細胞は、死ぬべき時が来たことを告げられて、死んでいく。私たちが自らの死を恐れている瞬間も、体の細胞たちは、たいてい死ぬというよりもむしろ分裂している――わが身を新しい世代の細胞へと変化させるとき、細胞は死を物ともしない。細胞の有糸分裂を顕微鏡で観察していれば、細胞は、あなたの目の前で生まれ変わる。人間が死にゆくときには、もっと落ち着きのない態度を見せる。それでも、ここ数十年、一九六九年にエリザベス・キューブラー・ロスの画期的な著書『死ぬ瞬間――死にゆく人々との対話』（読売新聞社、一九七一）が出版されて以降は、人々の死への恐怖は薄らいできている。

細胞の英知は、世界の偉大な師の英知と完全に相関している。死は、生命と同等でもなければ対極でもない。死は、生命の一部であり、すべてのものを包括する。生まれたものはかならず死ぬが、宇宙の枠組みのなかでは、死ぬということは、他の命への移行にすぎない。再生は、自然における不変のテーマである。このテーマは、人々が宗教的信条を比較する場合や、教義上の真実をめぐって争う場合に物議を醸す。しかし、細胞は神学的存在ではないし、自然も全体として、神学的存在ではない。

無神論者は、どのような信仰に基づく生命観にも反論する。宇宙は冷たく無機的な存在で、ラ

ンダムな出来事に支配されるとかたくなに主張し、彼らは、究極的には人間の存在について無関心だろう。だが不思議なことに、死を迎えようとしている人にとっては、信仰と無神論の間にある論争は何の影響力も持たないようだ。死にゆく過程は、信仰を超越した、きわめて個人的な体験である。死を予見して恐怖に震える信仰心の厚い信者もいれば、平静のなかで死の過程と向き合う無神論者もいる。キューブラー・ロスによって初めて提示された「死の過程」という概念は大きなスケールで語られていた。その要点は、死の過程が、いくつかのステージを経ながら進行するという点にある。それらは、「悲嘆」「否認」「怒り」「取引」「抑うつ」「受容」のステージとして、現在よく知られている（ディーパックの知り合いに、八十九歳の母親のホスピスケア〔終末期の緩和医療〕に付き添う姉妹がいた。その姉妹は、母親の気持ちを慰めたくて、ベッドの両脇に座り、『死ぬ瞬間――死にゆく人々との対話』を交互に朗読した。母親は目を閉じて静かに聞いていたが、突然ふたりは、母親が亡くなっていることに気づく。そして無意識のうちに、こう叫んでいた。「どうして！　まだ四つ目のステージなのに」）。

　その後の歳月のなかで、キューブラー・ロスが述べている死の過程に含まれるステージが正確かどうか、順番が正しいかどうかについて、異論も唱えられるようになった。しかし、より大きな視点に立てば、次のような教訓が得られる。すなわち、死の過程は、生きる過程と同じくらい動的であり、その経験は、あなたが死の過程を歩いていくにつれて、あなた自身のために展開されていく。チベット仏教などの一部の文化では、死を大がかりな準備で迎える。彼らは天上から地獄まで、さまざまな死後の世界を緻密に描いた神学理論を提唱している。アメリカ先住民の伝統を除いて、西洋にはこのような伝統は見られず、各自で自分の死の問題と向き合わなければならない。いずれにせよ、私たちは死の問題について深く考えなければならない。死を恐れるのは、体に良いことではない。恐れていると一層不気味に迫ってくるからではなく、どんな恐怖心も体に害になるから、である。

自己制御回路の働きによって、細胞には絶えず情報が送られており、これは避けようのない事実である。幸い、死の痛みはもっぱら心理的なものなので、取り除くことができる。自然はあなたの味方である。死にゆく患者の大多数は、死と折り合いをつけている。ホスピスで働く人々の間でよく指摘されることだが、誰よりも大きな不安を抱き、誰よりも大きなストレスに苦しむのは、死にゆく患者よりも、患者の家族である。またよくある誤解だが、老化と死を結びつけて考えるのは誤りである。老化は体に起こる。死は自己に起こる。そのため、自己意識がしっかりと確立されている人物――「自分は何者なのか?」という重要な問いを深く探究してきた人物――は、死に直面しても冷静なままでいられることが多い。

真の自己、すなわち、あなたの核をなす自己を築き上げる方法については、まだたくさん言うべきことがある。真の自己には死も指先さえ届かないということが、仏教の経典をはじめ世界で言い伝えられてきたことのなかで言明されている――この真理は、聖パウロの「dying unto death(死そのものは滅びた)」という言葉にも表れている。このように真の自己は、きわめて重要な問題なのだ。私たちとしては、死の過程は生命の営みの一部として最初から組み込まれており、体のなかのすべての細胞がすでに経験していることだ、ということを強調しておきたい。死と折り合いをつけて平静に至るまでの道筋は、およそ次のように表せる。

・私は死について考えない。考えたところで、よくわからない。
・今この瞬間の自分の人生を生きることが大事だ。
・なんだかんだ言って、内心では、自分もいつか歳をとって死ぬということが信じられない。
・正直に言えば、死ぬことについて考えないのは、それがあまりに恐ろしいからだ。
・これまでに、友人、家族、ペットの死に立ち会ってきた。自分もいつかは死と向き合わなければならないことはわかっている。
・死の問題の全般について、以前よりも冷静に感じられるようになってきた。逃げ腰になることなく、死を見詰めることができる。
・死の過程は誰にでも訪れる。目を開けて、冷静に死を迎えるほうがいい。
・死にゆく運命について、初めてさし迫った苦しみを味わっている。ついに死と向き合う時が来た。
・ふと気づくと、死とは要するに何なのか、ということが気になってしかたがない。
・人生のなかでたどるべき一つのステージとして、死の過程を受け入れることは可能である――
　そして今、私は受け入れている。

死の英知に到達する道筋は、生涯をかけた一大プロジェクトである。「ニュー・オールド・エイジ」や、老化のポジティブな側面を示す研究など、私たちを勇気づけてくれる話題も聞かれるが、これらの話題で言われていることは、「成熟」の範ちゅうに入るのではないだろうか。年輩者は、記憶力検査や知能指数（ＩＱ）検査の成績では若者に劣る傾向にあるが、人生経験の領域では若者よりも優れている。なかでも、従業員を解雇しなければならないとき、友人の結婚相手の浮気を知ってしまったとき、家族の誰かが難病の診断を受けたときなど、判断の難しい状況でどのような意思決定を行うかという試験なら、年輩者のほうが断然、優れているはずだ。そのような状況で必要とされるのが、「成熟」である。心の知能指数（ＥＱ）も関係しているだろうが、成熟度は、ＩＱのどれか一つの項目で表せるようなものではない。成熟するには、与えられた命を一生懸命生きなければならない。どうせ生きるなら、細胞たちを見習い、意識の進化と足並みをそろえて生きてみてはいかがだろう？

第2章

悟りの脳

悟りと脳

意識の拡大を極めると、どのような状態になるのだろうか？　魂に手が届く？　神や仏の存在を身近に感じられる？　多くの人にとって、この問いに答えるのは、架空の存在である一角獣（ユニコーン）を捕まえるようなもの、決して実現することのない美しい夢をつかむようなものである。一角獣は、中世の完璧な優美を体現している。らせん状に筋の入った長く鋭い角を額の中央から生やした純白の馬は、キリストの象徴とされ、一角獣を捕まえることは、神と出会うための内なる旅路であった。

意識の拡大には、心の内を巡る旅が深くかかわっている。神や仏を求める旅であり、その目的を成就することも可能だ。しかし、神仏のほかにも求めるべきものはある。意識が拡大した究極の状態を、仏教用語では「悟り」という。この言葉は、サンスクリット語の「モクシャ」に端を発する。モクシャとは「解脱《げだつ》」すなわち「解き放たれること」を意味する。では、何から解き放たれるのか？　苦悩、死、痛み、輪廻《りんね》（生まれ変わりの繰り返し）、幻想、カルマ（行為とその行為に応じた結果、因果）からの解放――こうした東洋の精神性は何世紀もかけて展開され、人々が心に抱く目標を数多く提示している。解脱は、すべての人が目指すべき現実的な目標であると考えられている。しかしもどかしいことに、実際に悟りの境地に達した人の例は、ごくまれである。一角獣の場合と同じで、一筋縄ではいかない。

私たちは、脳にとって自然な道筋となるように、悟りの追求に臨みたいと思っている。私たちが心と体のつながりを見出す以前の何世紀ものあいだ、人は、すべての経験に脳が関与しているに違いないことを、まだ知らずにいた。大脳の視覚皮質が活性化しなければ、鍋もやかんも見ることができない。あなたに天使が見えていたとしても、同じことだ。心の目で見るときも、視覚皮質が活性化しなければ、天使は見えない。視覚皮質の神経細胞がとらえる像は、現実に見えているものでもいいし、夢で見ているものでもいい。つまり、「内面世界」に存在するものを見ていることもあれば、「外部世界」に存在するものを見ていることもある。脳の視覚皮質が刺激されなければ、何も見ることはできないのだ。神、魂、先祖の霊など、崇高な体験も同じである。どの体験も、脳が記録でき、保持でき、その意味を理解できてこそ、存在する。すべての経験に脳が関与することは、視覚皮質に限った話ではない。精神世界に関しては、脳全体が未踏の領域である。

脳の目覚め──悟り

悟りの境地が本当にあり、しかも達成可能であることを示す手がかりは、すでに私たちの目の前にあり、こちらを見詰めている。悟りの境地へと登りつめるとき、私たちはいつも共通して、「目を覚ませ」「光を見よ」「ありのままを受け入れよ」などと言う。どれも、意識的な状態から、さらに意識を高めた状態へと登りつめるよう指示している。その境地に達したとき、あなたは完全に覚醒し、何もかもがくっきりと鮮明に見え、究極の現実に直面する。あなたの脳はもはや「鈍い」とか、「眠い」などの状態ではなく、かわりに「覚醒し」、「開眼し」、そして「創造的」であり、悟りの状態にふさわしい。

あなたの脳に劇的な変化が起きたのだ。中世において、「目覚め」という宗教用語が用いられたのも無理はない。新約聖書では、「光を見る」と言えば、「神の光を見る」という意味になる。「わたしは世の光である」（ヨハネによる福音書　八章十二節）とイエスは言われた。その真意は、人々がイエスを生身の人間としてではなく神の存在の一部として見れば、そこに神を見ることになる、ということであった。神は至高の光であり、その光を感じるには、新たな目、すなわち、心の目を開く必要がある。しかし、どんな種類の知覚であっても、それがいくら神聖な言葉や詩的な言葉で語られていても、そこにはかならず、脳の活動の変化がかかわっているはずだ。

そのような一大変化が生じると、あなたは、自分自身も含めたすべてを、新しい見地から見るようになる。イエスは弟子たちに向かって、「あなたがたも神の一部（世の光）なのだから、ともし火を升《ます》の下に隠してはならない」と語った。彼らは、自分自身を心の目で見て、自分たちがどのように変わったのかを世界に見せる必要があった。宗教は、信仰によって人は変われると説き、神を信じる者だけが救われると説く。だが、個人が経験するこのような変化は、心と体のつながりに根差すものであり、信仰がなくとも誰にでも起こりうる変化である。「ありのままを受け入れよ」と言うとき、それは、幻想ではなく物事の実体を見詰めよ、という意味である。悟りの状態にある人物は、心をあらゆる幻想から解き放ち、現実を一点の曇りもない明瞭さで見ている。平凡に見えたものが、突然、神々しく見えるようになる。

ひとたび心が目覚め、光を見て、現実を直視すれば、脳も物理的な変化を遂げている。どのような変化が起きるのかを神経科学で完全に把握することはできない。なぜなら、実験の対象者（悟りを開いた人物）があまりに少ないからだ。高次の意識に関する論争は、少しずつ解消されているが、その歩みは非常に遅い。脳が目に見えない何かを見る、ということがどういうことなのかを神経科学で説明できない現状では、人々が本当に天使を見ているのかどうかを判断するのは不可能に近い。本書でもすでに指摘したとおり、ごく平凡なテーブル、いす、本などの物体を見ているとき、その像自体は脳内には存在しない。聴覚、味覚、嗅覚、触覚についても同様だが、視覚に関する学説もまだ基礎の段階であり、ほとんどが推測の域を出ていない。

とはいえ、悟りの状態についての既存の証拠は、断片的な情報の寄せ集めではあるが、悟りの境地が確かに存在することを示している。インドのヨガ行者たちは、この数十年間、科学の目にさらされながら、目を見張るような身体的妙技を実践してきた。サドゥーとして知られる苦行者たちは、信仰のための修行としてだけでなく、自制心を得るためにも、自分の体を過酷な状況下に置く。ある者は、密封された箱に入って地中に埋められた状態で、数日間を生き抜いた。心拍数と呼吸数をほとんどゼロに近い状態まで落とすことができたからだ。他にも、一日にほんのわずかなカロリー摂取で生き続ける者や、並外れた体力や精神力を要する芸当を実践する者がいる。特別な精神修行を通じて、ヨガの修行者やサドゥーは、自律神経系さえもコントロールする力を習得している。それはつまり、彼らが、通常は不随意である身体機能を意識的に変化させたということだ。

このような極限的なコントロール力を目の当たりにすれば、さぞ驚くことだろう。しかし、その驚きも、悟りの状態に比べれば、それほどでもない。悟りの状態に達すると、脳はまったく新しい世界観をもつようになる。ひとたび脳が変化すれば、あなたは驚嘆と至福に満たされる。それは「アハ体験」であり、これまでわからなかったことを一瞬にして理解する。そのようなひらめきの瞬間をあなたの脳が道標のように一つひとつ処理していくにつれ、あなたは、新しい見方で世界を見るようになっていく。アハ体験を重ねるごとに、古い認識は覆されていく。

悟りから生まれるアハ体験

★一連の深い洞察★

私はすべてのものの一部である。
独りで孤立しているという考えが覆される。

私は大切にされている。
宇宙は空虚で冷たいという考えが覆される。

私は満たされている。
人生は苦しいものだという考えが覆される。

私の人生は神にとって意味がある。
「神も仏もあるものか」という考えが覆される。

私は解き放たれた、宇宙の子どもである。
人間は創造の広大さのなかでは取るに足らない存在であるという考えが覆される。

これらのアハ体験は、すべてが一度に起こるわけではない。これらは時間をかけて起き、その変化は自然で、無理がない。すべての人に気づきの瞬間は訪れる。認識を転換させるのは難しいことではない。映画のなかで（時には実生活のなかで）、女性が男性に向かって叫ぶ。「ちょっと待って。私たち、ただの友達なんかじゃない。あなたは私に恋をしている！　私が気づいていないとでも思った？」と。この気づきの瞬間は、映画であろうと実生活であろうと、誰かの人生を一変させる可能性がある。いや、そこまでの変化はなくても、内面の変化を経験するはずだ。心、そして脳も、「自分たちはただの友達」という考えに基づく世界を算定するのをやめ、「彼が私を愛している世界」を突然スタートさせる。これと同じことが、悟りの瞬間にも起こる。現実A（俗世）は洞察の瞬間に変化し、あなたの人生を別のルールが適用される世界、つまり、現実B（神が実在する世）に移行する。

もっと有意義でもっと満たされた人生を送りたいと願って、人は現実Bを求める。神の存在が百パーセント保証されていたなら、現実Aを放棄することは、喜びにも安堵にもなるだろう。もはや苦しみも疑念も、死への恐怖も抱かず、もはや罪や地獄や天罰について気をもむこともない。現実Aがどれほど居心地よかったとしても、俗世の落とし穴から逃れたいと願う気持ちに訴えることで、宗教は繁栄する。

とはいえ、神の存在を保証してくれるのは、唯一、直接的な経験だけである。どういう形にせよ、何らかの形で神の存在や神の御業を実感する必要がある。しかし意外にも、悟りの過程で神が果たす役割は比較的小さい。むしろその大半は、目覚めて、光を見て、現実を直視するという認識の転換が占めている。悟りを開いた人物を、地上の現実から摩訶不思議な方法で脱出してみせるスピリチュアルなイリュージョンマジシャンや、脱出の達人のようだと考えるのは誤りである。悟りの本当の目的は、世界をもっと現実のものにすることだ。非現実的な感覚は、自分は一人孤立していると考えることで生まれる。自分は生命の基盤においてすべてのものと結ばれているのだと理解したとき、それ以上に現実的なことなどありえるだろうか？

【アハ体験の生まれるとき】

悟りにも段階があり、次の気づきの瞬間がいつどのように訪れるのかは、決してわからない。認識を転換させる新たな方法を習得すれば、アハ体験はどのような状況でも生まれる可能性がある。ここで、著者である私たちが実際に経験した例を紹介しよう。ディーパックは以前、ある学会で、人間の世界にいるより鳥の世界にいるほうが気が休まる、と語る著名な神経科学者に会った。彼女の言葉は、どういう意味だったのか？　妄想ではなさそうだった。彼女は、神経科学についてよく知っていたし、自分の考えをはっきりと話す知的な女性だった。

彼女が経験していたのは、馬と深いコミュニケーションがとれるホース・ウィスパラーが感じるのと似た感覚だった。他の生き物の波長に自分を合わせていたのだ。十年前なら、彼女のことを相当な変わり者だと思ったことだろう。米国のカリスマ的ドッグトレーナーであるシーザー・ミランのように犬の気持ちがわかったり、元祖ホース・ウィスパラーのモンティ・ロバーツのように馬と心を通わせたりするようなことがどうしてできるのか？　その答えは、感受性と共感力にある。自己を認識しているとき、人はすでに自分の意識を拡大できる状態にあり、他人の気持ちを認識することができる。自分以外の誰かの喜びや痛みを感じ取ることは、少しも不思議なことではない。

動物が相手でも同じことができるようだ。その証拠に、馬の言葉や犬の言葉でささやけば、鞭《むち》や口輪を使ったり手を上げたりしなくても、ほとんど苦労することなく馬や犬を調教することができる。動物の神経系が世界をどのように把握するのかを知っていれば、動物と「絶交」しなくて済む。脳がたどる自然な流れに人が沿うことで、いとも簡単に動物の行動を変えることができるのだ。

ディーパックが出会った女性神経科学者の場合も、彼女が鳥と同調していることは、数種の野鳥が安心した様子で彼女の肩にとまり、彼女の手から餌を食べることからも明らかである。では彼女は、同じように動物に話しかけ、小鳥に教えを説いたとされるアッシジの聖フランシスコの後継者だったのか？ ある意味、そうだと言える。地上のすべての生き物を神に属するものとして見る聖人の能力は、すべての生き物と共感する力をもたらす。こうした気づきは、聖人の神経系――心が受け取ったものを刻々と表現している場所――で生じる。「私は今、世界と、すべての生き物と、平和的な関係にある。私が彼らを傷つけることはない」

私たちが平和な気持ちでいるときに、他の生き物がその気持ちを察することは、そんなに驚くべきことだろうか？ 人間に飼われているペットたちは、うなるべき相手と、すり寄って頭をなでてもらうべき相手を感じ取る。人間の神経系は、他の生き物の神経系と共通する部分がある。このように分析してしまうと、何とも味気なく聞こえるが、実際に起きている現象は、実に美しい。あなたの手の上に、鳥が舞い降りるのだから。

ここまで、鳥の気持ちがわかる女性と、ディーパックの出会いについて詳しく述べてきた。しかし、私たち二人にとって、これはまだアハ体験ではなかった。その瞬間が訪れたのは、ディーパックがルドルフに突拍子もない質問を投げかけたときだった。「ヒトのDNAの六五％はバナナのDNAと同じだが、さて、人間はバナナに共感したり、バナナと心を通わせたりすることができるものだろうか？」（このとき、ディーパックは米国の科学者クリーヴ・バクスターによる有名な実験のことを思い浮かべていた。バクスターは室内用の鉢植え植物にうそ発見器をつなぎ、持ち主がきつい言葉を浴びせたり強いストレスを提示したりすると、植物の電場の測定値に変化が見られることを発見した。なかでも衝撃だったのは、持ち主が植物を切り倒そうかと考えただけで、植物が最も強い電気的反応を示したことだった）

この質問に、ルドルフは次のように答えた。私たちがバナナの甘さを感じるとき、舌の上の受容体はバナナの糖分とつながっているので、ある意味、私たちは化学的な分子を介してバナナの現実に参加していることになる。また、バナナにはタンパク質も含まれる。バナナのタンパク質も人間のタンパク質とほぼ同じであり、受容体に結合する。そのため私たちは、「分子」を介したコミュニケーションを経験していることになる。同じように、私たちがバナナを消化するときも、バナナが持つエネルギーはあなたのエネルギーに変換される。それはある意味コミュニケーションよりも深い関係と言えるだろう。人体の中にある全DNAを解析したら、その九〇％以上は、人と互いに依存関係（共生関係）にある体内細菌のDNAと同じだろう。ヒトのDNAの大半は、細菌のDNAと似ている。また、私たちにエネルギーを供給する主要な細胞小器官であるミトコンドリアは、実は細菌性の細胞であり、エネルギー供給を目的としてヒトの細胞に取り込まれて一体化したものだ。このように、私たちは遺伝子的に生命の網に織り込まれている。生命の網は、エネルギー、遺伝子、コード化された化学的情報からなる基盤を形成している。分断されたり孤立したりしている部分はない、と。

これぞまさに、アハ体験だった。現代のエコロジー（生態学）ブームの台頭によって新たな証拠が示されるたびに、より多くの人が同じアハ体験を経験している。今や私たち人類は、地球は人間のものであり、自分勝手に操作し傷つけても悲惨な結果にはならない、という幻想を放棄し始めている。しかし、オゾン層の消失や海洋温度の上昇に関するデータを見るまでもなく、古代の賢者やインドの予言者は、みずからが悟りに至る道のりのなかで、すでに生命の本質を見抜いていた。それを彼らは、「あなたのなかに世界はある」と表現したのだ。生命の活動が私たち人間の細胞のなかで起きていようと、バナナの細胞のなかで起きていようと関係なく、生態学は、命を支えるすべての活動を一つにまとめて織り上げる。

証拠はどこに？

無神論者や懐疑論者は、人が神の存在を信じているとき、脳は、自らがつくり出す幻想によって脳自身をだまして信じ込ませ、スピリチュアリティー（高い精神性、霊性）を表す象徴をことごとく受け入れてしまうのだ、という見方をしている。懐疑論者にとっては、単純な物質的現実こそが唯一の現実なのだ（この岩は硬い。だからこそ、岩は実在していると言える）。となると、スピリチュアルな体験はすべて非現実的とみなさなければならず、そのやみくもな疑いの目は、キリストにも、ブッダにも、老子にも、何千年も崇拝され尊敬されてきた他の無数の聖人たちや賢者たちにも向けられる。筋金入りの懐疑論者にとっては、すべてが馬鹿げた話なのだ。英国の動物行動学者でありサイエンスライターでもあるリチャード・ドーキンスは、肩書きとしても無神論者を名乗っており、若者向けに書かれた著書『ドーキンス博士が教える「世界の秘密」』（早川書房）のなかで、現実とは何かという大きな問題を取り上げている。彼は読者に、何が現実なのかを知りたければ五感を使うこと、対象が大きすぎたり遠すぎたり（遠方の銀河系など）、あるいは小さすぎたり（脳細胞や細菌など）する場合には、望遠鏡や顕微鏡のような装置を使って人間の五感の感度を高めることを情報として提供している。だが、五感はつねに信頼できるとは限らない。目に見えるものだけを信じるなら、太陽は朝になると空に昇り、夕方になると地平に沈んでいくだけの存在になってしまう。そのことはドーキンスも当然、警告してくれているだろう、と期待したのだが、ドーキンスの著書には、そのような注意書きはない。

ドーキンスの考え方に従えば、私たちが感情や直観を通して知ることとは、すべてなかったことになる。そのような彼の考え方は人々を欺くものであり、その最たるものが、ドーキンスの別の著書のタイトルにもなっている「神は妄想である」という考え方だろう（彼の意見は決して、すべての科学者を代表する意見ではない。ある調査によれば、科学者の多くは神の存在を信じており、むしろ一般の人々よりも宗教儀式に参列する機会が多いくらいだ)。

物質主義(マテリアリズム)と精神性を重んじる考え方(スピリチュアリティー)の間にある、〝事実対信仰〟という溝には、何世紀もの歴史がある。しかし、その溝を、脳が埋めてくれるかもしれない。脳がスピリチュアルな体験にも順応しうることは、瞑想についての確かな研究によって明らかにされている。人生を精神修行に捧げるチベット仏教の僧侶を対象とした研究で、脳の前頭前野の活動が高いことが示された。ガンマ線を用いた脳活性の測定において、通常の人の二倍の活性が認められたのだ。僧侶の大脳新皮質では、研究者がこれまでに遭遇したことのない驚くべきことが起きている。つまり、単なる自己欺瞞《ぎまん》か迷信として信仰を軽くあしらう態度は、科学そのものによって否定されている。

信仰に対して懐疑的な態度をとること自体は、問題ではない。事実、本題とは無関係である。本当の問題は、現代の生活と精神性を求める旅が食い違っていることにある。数えきれないほど多くの人が、神の存在を感じたいと願っている。生涯を費やして精神性を高めていくことは、実りある深い生き方となりうるが、伝統的な価値観から見ても、一生を真理の探求者として生きる人はほとんどいない。人々の精神が求めているものも、中世の時代から変化している。神の存在は棚上げされている。現代の生活では、悟りはあまりに難しく、あまりに遠い存在であり、とても到達できそうにない。だが、ここでも、脳が私たちを助けてくれる。悟りを開いた状態とはどういう状態なのかを、最新の言葉で定義し直そう。それは「究極的に満たされた状態」だと言える。具体的には、次のような状態になる。

・人生はそれほど苦しいものではなくなる。
・望みはもっと達成されやすくなる。
・痛みや苦悩は少なくなる。
・洞察力と直観力がより強くなる。
・神と魂の宿る崇高な世界を実感するようになる。
・自分の存在に深い意味を感じられるようになる。

このような最終目標に向けて、私たちは、現実的な行程を段階を踏みながら進んでいくことができる。悟りには全人的な変化を伴うが、その変化はすぐには起こらない。脳の使用者でありリーダーであるあなたが、自身を変える新たな段階に達すると、脳内では物理的な変化が進行する。求めるべきは、脳内の変化だ。この脳内の自然な変化が、それぞれの段階で、あなた自身の意識の変化の特徴を生み出している。あなたはただ、その変化（気づき）を広げていけばいい。

◆悟りに至る七つの段階

①内面が穏やかに静まり、物事に執着しなくなる――外部の活動の中心に自分を置くことができる。
②つながりを感じる力が強まる――孤独を感じることが少なくなり、他人とのきずなが深まる。
③深い共感が生まれる――他人の気持ちを感じ取ることができ、他人を思いやれるようになる。
④明晰《せき》さが増していく――困惑することも衝突することも少なくなる。

⑤意識が研ぎ澄まされていく――何が現実で、誰が誠実なのかがすぐにわかるようになる。
⑥真実がひとりでに明かされる――従来の考え方や偏見に黙って従うことはもはやない。外部の意見に心を揺さぶられることが少なくなる。
⑦人生における至福の喜びが大きくなる――より深く愛するようになる。

【自分を変えたいと願うことが悟りにつながる】

拡大される意識の個々の特徴を達成しようと真っ向から取り組んではいけない。むしろ、一つひとつの特徴は、時が来ればそれぞれのタイミングで表れる。何も強要する必要はない。明晰《せき》さを増すより先に、より簡単に至福の喜びが増していることに気づく人もいる。反対に、至福の喜びより先に、明晰さが増したことに気づく人もいる。悟りは、あなたの特性に従って展開されていくもので、私たちは一人ひとり違うように作られている。

大切なのは、まず、悟りを求めることだ。それは、自分を根本的に変えていく変革という大きな問題に直結している。

自分を変えたいと願うこと、それこそが悟りのすべてである。ではそのとき、あなたの脳は何をする必要があるのか？　今すぐ変われるくらい簡単なことなら、深刻な問題は何もない。自分が変わることにあこがれる何百万もの人々は、実のところ、すでに変化している。なぜなら脳は絶えず変化し続けているのだから。ただし、絶えず流れゆく川に足を踏み入れるとき、同じ流れのなかに身を置くことは二度とできないのと同じで、脳もその時々によって状態が違っている。川も脳も流れゆく。脳は、物体を表す名詞ではなく、変わりゆく過程そのものを表す動詞なのだ。最大の誤解は、自分を変えるのは非常に難しいと思われていることだ。過去に、あなたの心に満ちあふれ、あなたをすっかり変えてしまった経験がなかったか、思い出してみてほしい。恋に落ちた経験や仕事で大きく昇進した経験のようにポジティブな経験でもかまわないし、失業や離婚のようにネガティブな経験でもかまわない。どちらの場合も、あなたの脳は、短期的な影響と長期的な影響の両方を受ける。その影響を受けるのは、もっぱら記憶である。脳には短期記憶と長期記憶をつかさどる特定の領域が存在するからだ。しかし、その影響はそこでは終わらない。自分ではどうしようもない状況を経験すると、自己意識が変化する。自分への期待値、将来に対する不安と期待、新陳代謝、血圧、ストレス感受性、中枢神経系によって監視されている他のすべてが変化する。あなたを圧倒するような経験が、あなたを変える。

優れた映画には、神経系に変化をもたらすだけの力がある。ハリウッドの大ヒット映画は、観客の現実感を打ち壊し、まるで本当に起きたことのようにわき起こる新たな感動を提供するために、しのぎを削っている。スパイダーマンは、粘着性のロープを使って振り子のようにニューヨークシティの高層ビルの谷間をすり抜けていく。スターウォーズのルーク・スカイウォーカーは、宇宙戦闘機を操縦してデス・スターに侵入する。他にも、脳を変化させるような素晴らしい効果は数多く存在する。

映画を見終えたあとも、その効果は続く。高揚感は、その場限りのものではない。心のなかで、女の子にキスして、悪を倒し、敵を制圧した英雄たちと凱旋する――神経細胞のレベルでは、これらの経験はどれもすべて現実である。あなたの脳の活動が変化したのだから、紛れもない現実である。映画は自己変革を起こすきっかけだ。人生も映画と同じである。自己変革は自然な過程であり、すべての細胞が関与することをあなたが受け入れさえすれば、悟りは、もう手の届くところにある。

もちろん、映画の登場人物である女の子を実生活で勝ちえることはできない。あなたの脳はしばらくだまされるが、あなた自身はだまされない。あなたは自分を現実（愛や恋が人間関係に複雑な問題をもたらす場所）に引き戻す。これが重要なのだ。あなたの関心を「何が現実なのか」という問題に戻すことは、「マインドフルネス」として知られている高い精神性を伴った行動である。マインドフルネスを習慣として自分の生き方にしていくこともできる。そうすれば、自己の変革もまた、誰もが望む自然で無理のない自分の生き方になっていく。

マインドフルな生き方

今この瞬間、あなたは何を意識しているだろうか？　もしかしたら、このページに書かれている言葉しか頭になかったかもしれない。しかし、「あなたは何を意識していますか？」と誰かに質問された途端、あなたの感覚は目覚める。そして、あらゆること――気分、体調、部屋の温度、屋内の照明など――に気づく。このように、意識を現実に引き戻してやることが、「マインドフルネス」である。

あなたは、自分の意識をいつでも好きなときに現実に引き戻すことができる。何も強制する必要はない。人並み以上の意志の力も必要ない。ただ、マインドフルネスは、普通の「意識している状態」とは違って感じられる。私たちの意識は、通常、特定の対象や作業に向けられる。脳を鍛える方法もそうだ——目の前にある物を見て、背景は見ていない。それが「意識している状態」だ。何かの刺激を受けて背景に意識を向けるその瞬間まで、私たちは背景をそこにあって当然のものとして受けとめている。想像してみてほしい。あなたは、人の話をよく聞いてくれる人とデートをしている。彼（または彼女）は、あなたから目を離さない。あなたの言葉を一言も聞きもらすまいとしているようだ。自然と、あなたは楽しくなって夢中になる。しかし、そのとき彼が言う。「あの、言いにくいのだけど、歯にホウレンソウが挟まっていることに、気づいているのかな?」その瞬間、あなたの意識が変わる。ショックで一気に幻想から覚める。だが、現実に引き戻されることは、必ずしも不愉快なこととは限らない。

今度は、これからVIP（重要人物）と会うところを想像してみよう。あなたは緊張し、不安を感じている。しかし、握手をする直前になって、誰かがあなたに耳打ちをする。「ミスター・ビッグは、かねてよりあなたの素晴らしい評判を耳にしていて、あなたが相手なら、いつでも契約したいそうです」と。先ほどとは別の種類の変化が起きる。あなたの気持ちは、不安な状態から、自信にあふれた状態へと切り替わる。マインドフルネスとは、このように、本来の現実に気づく能力のことを言う。

その能力は、生まれつき備わっている。耳元でささやかれたほんの一言で、劇的な変化を一瞬のうちに引き起こすことができる。このとき、体内のホルモン量が変化することが知られているが、私たちは、脳がスイッチを切り替えるように、一瞬にして現実を変える仕組みについては、とても知っているとは言えない。ただ、この能力をあなたが使うのと、脳に使われているのとでは、大きな違いがある。その違いを生むのが、マインドフルネスである。他の人からショック（うれしいショックにせよ、不愉快なショックにせよ）を与えられて現実に引き戻されるのではなく、自分で自分を現実に引き戻すのだ。マインドフルネスは「意識していることを意識する」という定義がぴったりだ。もっとわかりやすく説明すると、あなたはいつでも自分の好きなときに、我に帰ることができる、ということだ。

残念ながら、私たちはこの能力の一部を放棄している。自分の人生の、ある特定の領域に注意を払うのは安全だが、他の領域は立ち入り禁止になっている。たとえば、女性はたいてい、自分が感じていることについて話すのを好み、男性が気持ちを話さない、話そうとしない、話せないことに、我を忘れていら立ちを覚える。男性はたいてい、感情の急所に触れるのを避けて、仕事やスポーツなど、何か別のことに集中することで安心している。どちらも一部で自己を認識することを放棄している。ところが、東洋の伝統的な精神には、ほとんどの西洋人が考えもしないような広大な分野がある。それが、意識していることを意識する、ということだ。仏教では「念（サティ）」と言われ、一般にもアメリカから逆輸入された「マインドフルネス」として知られている。

あなたが自分に意識を向けているとき、あなたはマインドフルな状態にある。デート前や仕事の面接の前に、あなたは自分がどれほど緊張しているかを確かめることがあるだろう。このようにごく基本的な種類のマインドフルネスでは、あなたは自分の気分、感情、身体的感覚など、心が感じるすべてのことに目を向ける。では、心を空っぽにしたら、どうなるだろう？　恐ろしく冷たい空虚に直面することになるのだろうか？　いや、そうはならない。たとえば、ある日、偉大な画家が目を覚ますと、彼の絵画がすべて盗まれていたとしよう。それでも、彼は目に見えない何かを持っている。それは、どんな最高傑作よりもはるかに貴重なもの、新しい絵を生み出す能力である。

マインドフルネスも、これに似ている。創造力を秘めた状態なのだ。自分に意識を向け、心を空っぽにしたとたん、あなたに秘められた可能性は最大になる。なぜなら、あなたは完全に自己を認識している状態になるからだ（かつて、ある音楽愛好家がインドの著名な宗教家であり教育者であるJ・クリシュナムルティのもとを訪れ、先日の音楽会がいかに素晴らしかったかを夢中になって大声で話した。すると、クリシュナムルティは鋭い洞察力を働かせ、「確かに素晴らしい。しかし、あなたは自分の意識を自分からそらすために音楽を用いるのですか？」と答えた。愛好家は音楽の話に夢中になる自分を認識できていなかったのだ）。マインドフルネスとは本来、自分がどれほど自己を認識しているかに意識を向ける方法である。そう、すでにお気づきのとおり、スーパーブレインは、拡大する自己認識に依存するため、マインドフルな状態でいることは、きわめて重要である。それは、人生のあり方そのものである。

マインドフルな状態にない人は、無関心で気づきがなく、自分のことに夢中である。その態度はあまりにも自己中心的であるため、他人とつながれない。多種多様な社会的状況のなかで、感受性や思いやりに欠けている。自己中心的な状態とマインドフルな状態を比べると、その違いがはっきりとみてとれる。どちらの状態も大脳新皮質で生み出されるが、感じ方は同じではない。自己中心的な状態でいると、すべてがあなたのイメージを中心として展開しているため、あなたは現実を見ることができず、幻想のなかに浸ることになる。自己中心的であることを批判しようというのではない。自己中心的な態度は、人々を物欲に走らせる消費社会——自分をより見栄えよく、より若く、より格好よく、より楽しげに見せ、つかの間の気晴らしになるようなものを買うように、私たちを突き動かす社会——の投影である。

【自己中心的な状態にあるとき】

あなたの思考と行動は、「私が」「私を」「私の」で埋め尽くされている。あなたの関心は、あなたが達成または所有できる特定のものに向けられている——目標を設定し、その目標を達成する。エゴ（自我）の思いどおりになると感じている。あなたの選択によって、予測可能な結果がもたらされる。「外部」世界は、ルールや法律のおかげで整然としている。外部の力は強力だが、抑制したり操作したりすることができる。

◆典型的な考え方

□自分が何をしているのかということくらい、わかっている。
□自分のことは自分で決める。
□状況をすべて把握できている。

□私は自分を信用している。
□助けが必要なときに、どこに助けを求めれば良いかわかっている。
□私なら、うまくやれる。
□挑戦するのが好きだ。
□私に任せておけば大丈夫。
□私は良い人生を築いている。

【マインドフルな状態にあるとき】

あなたの心は内省的で思慮深い状態にある。自分の幸福感を観察するために心の内側を向いている。自己を知ることが、最も重要な目標である。所有できるもので自分という存在を測ろうとしない。論理や理屈よりも洞察や直観を大切にし、洞察や直観によく頼る。自然に共感できる。英知の何たるかが、わかりはじめている。

◆典型的な考え方

□この選択は正しい、他の選択は正しくない、と感じられる。
□状況に合わせようと、耳を傾けている。
□他の人の気持ちがわかる。
□問題の両面が見える。

□答えが、ふと思い浮かぶ。
□ときどき、最良のタイミングで刺激を受け、心動かされる。
□人類みな兄弟であると感じられる。自分と無縁の人などいない。
□解放されていると感じる。

【マインドフルな状態を見失うと──ルドルフの経験】

マインドフルな状態は、他の状態と同じくらい自然な状態である。マインドフルな状態を見失うと、必要のない問題を生むことになる。

たとえば、何年か前のことだ。ルドルフは、七時にボストンを出る飛行機に間に合うよう、急いで実験を終わらせようとしていた──大きな国際会議の基調講演を行う予定だった。ところが、ボストンの悪評高い通勤ラッシュにつかまり、運にも見放され、飛行機に乗り遅れた。飛行機のキャンセル待ちの席が取れるかどうかは不確かだったが、もし、最終の飛行機に乗れなければ、講演に穴をあける失態を犯すことになる。ルドルフは不安になり、いら立ちはじめた。カウンターの職員をどなりつけても仕方ないのに、彼は怒りに駆られた。完全に我を失い、脳が生み出す強い負の感情に身を任せていた。

もちろん、たいていの人は、このような状況でこのような感情に走るのを、ごく当たり前のことだと考えるだろう。だが、ルドルフには、いら立ちを限られた時間内に収め、すぐにマインドフルな状態を取り戻せるような、もっと健全な別の選択肢があったはずだ。一歩引いた視点に立てば、飛行機を逃したことによって、いかに自分の本能的・感情的な脳が始動され、いかに自分の体に本格的なストレス反応が生み出されていくかを観察することができたはずだ。マインドフルな状態を失うと、ストレスは、より長く暴走し続ける。しかも残念なことに、年を取るにつれ、私たちの体はほんのささいな出来事からもストレスを感じやすくなり、回復に時間がかかるようになる。ストレス反応を暴走させたままにしておくのは不健康である。やがては、ストレスがストレスを生むようになる。

脳内で引き起こされる負の感情を積極的に観察できていれば、ルドルフは、状況にもっと前向きに対処でき、そこから学べたはずである。そして何より、敏感な心の犠牲者にならずに済んだはずだ。この出来事一つからでも、マインドフルネスの利点を次のようにまとめることができる。

・ストレスにもっとうまく対処できる。
・ネガティブな反応から自分を解き放てる。
・衝動を抑えやすくなる。
・より良い選択をする余裕が生まれる。
・他人を責めるのではなく、自分の感情に責任を持つことができる。
・より落ち着いた冷静な視点に立って生きることができる。

【マインドフルな状態をつくる方法】

では、どうすればマインドフルネスをはぐくめるのか？　簡単な答えは、瞑想することだ。ほんの数分間でも、目を閉じ、心の中に入っていくと、脳をリセットするきっかけになる。心を静めようと努力する必要はない。脳は、機会さえ与えられれば、バランスを取り戻し、興奮していない状態に戻るようにできている。また、瞑想すると、自己意識にも変化が起きる。気分、気持ち、感動と自分を同一視するのではなく、静寂に意識を集中させるようになる。その途端、あなたの心をかき乱していたストレスが、すっと消える。ストレスと自分を同一視するのをあなたがやめれば、ストレスはあなたに付きまとっていられなくなる。

瞑想は、三、四十年前には、ほとんどの人にとってなじみのないものだった。今では瞑想の習慣もだいぶ浸透し、さまざまな瞑想法が数多く存在する。とはいえ、まずは最も基本的な技法から始めてみよう。瞑想法の基本を知るだけで、はっきりとした違いが感じられることも多い。

◆瞑想の方法

静かな場所に座り、目を閉じよう。邪魔が入って気が散ることのないようにしよう。照明は薄暗くしておこう。

座ったら、深呼吸を二、三回し、できるだけ全身の力を抜く。静寂のなか、あなたの呼吸だけが聞こえる。気を楽にし、ゆったりとした呼吸の流れを意識する。ちょうど、安楽いすに座って優しい夏のそよ風の音を聞くように。無理に集中しようとすることはない。とりとめのない思いがよぎりだしたら――いつもそうなるのだが――そっと呼吸に意識を戻す。五分が過ぎたら、お好みで、今度は自分の心臓に意識を向け、そのまま五分。いずれの方法でも、あなたは新しい何かを学ぶことなる。マインドフルな状態でいるときの感覚を身につけることになる。

瞑想をさらに深めるために、簡単なマントラ（真言）を用いるのもよい。マントラには、心をより繊細で鋭敏な状態までいざなう効果がある。静かに腰を下ろし、何度か深く息を吐き、ゆったりと落ち着いたら、基本のマントラを心に思う。気の向くままに繰り返す。リズムを気にする必要はない。これは心の詠唱ではないのだから。呼吸に合わせる必要もない。意識が瞑想を離れてさまよいだしたら、いつでも、ただマントラを繰り返す。声に出して唱えてもかまわない――ただ繰り返すうちに声は消えていくだろう――が、大声で唱えてはいけない。これを、十分から二十分ほど続けよう。

初心者からはよく、うまく瞑想できているかどうかはどうすればわかるのか、と質問を受ける。活動的な人生を送り、エネルギーを消耗しすぎている場合、あなたの体は休息を求めるあまり、瞑想中に眠りに落ちてしまう。これは失敗ではない。あなたの脳は、最も必要としていることをしているだけだ。しかし、とくに朝、一日を始める前に瞑想する場合には、意識が意識そのものを見詰めているような静けさを経験することになる。十分から二十分が過ぎると、あなたの心は静まり、ゆったりとリラックスした心地よい状態になっていることだろう。

◆瞑想以外の方法

先ほど私たちは、瞑想を「簡単な答え」だと言った。その理由は、より深く考えるために一日かけて完全に休養するという方法もあるからだ。では、瞑想する以外に、マインドフルな状態になるにはどうすればいいのか？　その方法は、何も目新しいものではない。無理をせずに、ただ変化することである。終日、心静かにマインドフルな状態でいることは、無理強いされてできることではない。それでも、次に挙げるようなマインドフルな人物の行動を、そっと取り入れることはできる。

- 自分の感情を他人に押し付けない。
- ネガティブな態度に加担しない。
- その場の空気にストレスを感じたら、その場を離れる。
- 怒りや恐れに意識を集中させない。
- ネガティブな反応が起きたときは、ほんのしばらくそのまま放置する。それから、できるだけ早く一歩引いて、何度か深呼吸し、自分の示した反応に浸るのではなく、観察する。
- 何か反応を示しているときは、再び落ち着きを取り戻すまで、何の意思決定も行わない。
- 人間関係において、うっ積した怒りを発散するために口論を利用しない。話し合いは、双方が冷静で理性的なときに行う。それが、その場の勢いで意味なく傷つけ合うのを避けるための簡単な方法である。

【マインドフルな状態を維持する】

実際のところ、マインドフルな状態でいるということは、責めたり意見したりすることなく自己を観察することである。自分を観察していないと、さまざまな厄介事の犠牲になりかねない。

「なぜあんなことをしたのか、自分でもわからない」という言葉は、「自分でもどうしようもなかった」という言葉と並んで、マインドフルではない人が頻繁に口にする愚痴である。衝動的に反応したあとには、後悔と自責の念が残る。

脳の見地から言えば、自己観察ができているとき、あなたは、よりバランスの取れた高次の意識の状態にある。脳の原始的な反応は、現代の生活ではめったに必要とされない。それでも人は、まるでいまだに、捕食動物と闘い、敵対する部族の襲撃をかわし、脅威から逃走する必要があるかのように、原始的な反応を残している。進化の過程で、高次脳は新たな反応を導入し、直面する脅威の状況に適した応答を示すようになった。しかし、たいていの場合、たいていの人にとって、そのような脅威はもはや何も存在しない。それでも、低次脳が示す原始的な反応は、いまだに顔を出し続ける――生物学的に組み込まれているのだ。

低次脳が現実にそぐわない反応をするときも、あなたが、現実を認識し直せば、その反応を引っ込めることができる。意識しさえすれば、さまざまなストレス反応を緩和できる。しかし、マインドフルネスは、それだけではない。何度も瞑想するうちに、あなたは、高次のバランスを見出す――くつろいだ気分のまま周囲のすみずみに気を配る、平穏な状態に自分を置くようになる。それは、その状態になければ手の届かないような、ある種の崇高な体験につながる道を開くことになる。古代インドの奥義書「マーンドゥーキヤ・ウパニシャッド」には、マインドフルな状態がいかに必要であるかが記されている。そのなかに、次のような素敵な一節がある。

同じ木の上で羽を休めて睦みあう二羽の小鳥のように、人間では、自我と自己が同じ身体に宿る。片方の自我が甘酸っぱい木の実をついばむのを、もう片方の自己は静かに見つめている。

マインドフルな状態になるにつれ、あなたは自分の意識の両面を認知するようになり、両者は、この一節に描かれているような睦まじい関係になれる。休みなく活動する「私」である「自我」は、もはや衝動や願望に従って動かなくてもよくなる。あなたの本質の片面である「自己」は、ただそこにあるだけで満足しているのだと、あなたは気づく。あなたはあなたの内部で完結しており、外部からの刺激がなくても幸せになれる。このことに気づくことができれば、あなたはこのうえなく満たされた気持ちになれる。私たちは、自我と自己の融合を「真の自己」と呼んでいる。

✦スーパーブレインで解決――神の存在を現実化する

【「願う」「信じる」「知っている」】

神は存在するのか、という昔からのジレンマに光を当てたいと思う。ここで、マインドフルネスが役に立つ。なぜなら、希望と信頼に関する問題となると、意識が重要になってくるからだ。「願う」ことと「信じる」ことと「知っている」ことのあいだには、大きなギャップがある。これは、神に関することだけでなく、あなたの意識のなかで起きるすべてのことに言える。あなたは浮気されていないだろうか？　職場で管理職を任せてもらえるだろうか？　子どもは薬物に手を出さないだろうか？　これらの問いにどのように答えるにせよ、その答えは次の三択のうちのどれかに近い形になる。「そう願っている」「そう信じている」「本当の答えを知っている」。この三つのなかから選ぶことになるのだ。しかし、神の問題は、そのような三択問題のなかで最も答えづらい問題である。だからこそ、私たちはこの問題に焦点を当てようと思う。

精神性を重んじるスピリチュアルな問題において、信仰は、その答えとなることを前提にしている。しかし、信仰の持つ力は限られているように思われる。ほとんどすべての人は、神について自分なりの意思決定を行っている。神は存在しないと言ってみたり、存在すると言ってみたり。ところが私たちの決定はたいてい当てにならず、かならず個人的なものである。「私に言わせれば、神は存在しない。少なくとも私はそう考えている」と言えば、より正確だろう。スピリチュアルな深い疑問に信用できる答えが存在するかどうかは、どうすればわかるだろう？　同じ神がすべての人に当てはまるだろうか？

子どものころに、私たちはみな、最も基本的でスピリチュアルな疑問を口にする。その疑問は自然にわいてくるものだ。「神様は私たちのことを見ていてくださるの？」「おばあちゃんは死んだあと、どこに行くの？」子どもは幼すぎるため、このような問題については両親も子どもたちと同様に、ただ困惑するしかないのだ、ということを理解していない。子どもは親から心強い答えを聞くと、しばらくは満足する。おばあちゃんは天国のおじいちゃんのところに行ったのよ、と言われれば、ぐっすり眠れるし、悲しみも和らぐ。しかし、子どもはやがて成長し、また同じ疑問を抱くようになる。そして、善意によるとはいえ、親は答えを見つけ出す方法を何ひとつ教えてくれなかったことに気がつく。神に関することだけではない。愛、期待、生きる目的、より深い存在意義についても同じである。

いずれの場合も、あなたは「願っている」、「信じている」、「答えを知っている」かのどれかである。たとえば、「彼に愛されることを私は願っている」「夫（妻）は浮気などしないと私は信じている」「この結婚が揺るぎないことを私は知っている」というように。この三つの言葉の違いは大きい。ところが私たちは、ふと気づくと、「願う」「信じる」「知っている」をまるで同じ意味であるかのように区別せずに用いて、自分を混乱させている。私たちはただ、そうであったならと願うだけで、本当の状況を見ようとしない。

【「願い」はいつか現実のものになる】

現実化は、スピリチュアルな目標であると同時に、心理学的な目標にもなる。精神性を重んじた道筋をたどることで、あなたは不確実な状態（願っている状態）から、いくぶん安全性の確保された状態（信じている状態）へ、さらには真の理解（知っている状態）へと進んでいく。問題の具体的な内容が人間関係についてだろうと、神や魂、高次の自己、天国、死者の霊についてだろうと構わない。その道筋は、願いから始まり、信頼によって強められ、知ることによって盤石となる。

懐疑的な今の時代、多くの批評家が、この経過を揺るがそうとしている。神や魂、無条件の愛、死後の世界、他のありとあらゆる意味深い事柄について知ることなど、あなた方にできるはずがない、と彼らは主張する。しかし懐疑論者は、自分で試そうともせずに、ただ軽視しているのだ。実のところ、自分の過去を振り返ってみれば、あなたもすでにその道筋を幾度もたどっていたことがわかるだろう。子どものころには、親から自立したいと願っていた。二十代のころは、自分は自立できると信じていた。そして今、あなたは自分が自立していることを知っている。誰かに愛されたいと願っていた。誰もがいつかは死ぬと信じていた。そして今、あなたは、自分が誰かに愛されていることも、誰もがいつかは死ぬことも、知っている。

この自然な経過をたどっていないとしたら、何かが間違っている。なぜなら、人生は、願望から達成へと進展するようにデザインされているのだから。もちろん、落とし穴はある。たとえば、実際には願っているだけで、「自分が大成功を収めることを、私は知っている」などと自分に言い聞かせることができてしまう。離婚することになれば、本当に愛されていたのかどうか、あなたは知らなかったことになる。親を恨みながら育った子どもは、たいてい、誰を信用していいのかわからずにいる。ほかにも、破れた夢や果たされなかった約束の例は枚挙にいとまがない。しかし、落とし穴に陥ることよりも、うまく経過をたどれることのほうがはるかに多い。願望は、人生を満たすための動力源である。あなたの願っていることは、いつの日か、あなたの知るところとなる。

つまらない願いの成就や根拠のない自信などで人生の落とし穴に陥らないために、マインドフルネスは重要となる。あなたが信用していいのは、あなたが本当に知っていることだけである。これは、万人に共通したことである。

【願いが現実になる道筋】

願いが信頼になり、知るところとなる道筋には、次のような特徴が見られる。

・他人の意見をうのみにせず、自分の意見を見出した。
・簡単にはあきらめなかった。袋小路に入り込んだり、スタートを誤ったりしても、模索し続けた。
・真実を発見しようという固い決意と好奇心が自分にはあると信じていた。半端な真実では満足できなかった。
・あなたが本当に知っていることは、内面からわき起こってきて、あなたをまるで別人のように変えてしまった。その変化は、恋に落ちる前と後ほどの違いであった。
・その成り行きをあなたは信頼し、不安や失望につけ入るすきを与えなかった。
・あなたは自分の感情に注意を払っていた。正しい道筋をたどっているときは、それとわかる満足感や明快さが感じられるが、正しいと言い切れない場合には、気持ちが落ち着かず、嫌な感じがする。
・あなたは論理的思考の域を超え、直観、洞察、英知が実際に重要になる領域に入り込んでいた。それが、あなたにとっての現実となった。

このシナリオは、ブッダが悟りを求めるときにたどった変遷と同じである。また、若者が人とのかかわり方を学んだり自分の人生の目的を見つけたりするときにたどる変遷とも同じである。つまり、だれにでも共通なものだと言える。この変遷をいくつかの要素に分けて考えれば、あなたも、人生、愛、神、魂についての大きな疑問を扱えるようになる。

あなたは一度に一つの要素に取り組むことができる。さて、あなたには、うわさをうのみにする傾向がある？　自分の決断に不信感を抱く？　深く探求するには愛は、あまりに苦しくて複雑すぎる？　これらはどれも、現実化の妨げとなりうる。どれもあなたの一部であるため、ごく身近で本質的な妨げとなる。さらに具体的に考えてみよう。あなたが解決したいと思っている問題を思い浮かべよう。あなたにとって非常に意義深い問題を選ぼう。たとえば、「私の人生の目的は何だろうか？」といった哲学的な問いでもいいし、「神は私を愛してくださっているのだろうか？」といったスピリチュアルな問いでもいい。人間関係に関する問題でも、仕事に関する問題でも構わない。あなたが疑念を抱き、抵抗を覚え、行き詰まりを感じているような、解決の難しい問題を選ぼう。答えを見つけたいと願い続けながらも、いままで解決できずにいたような問題を選ぶようにしよう。

問題を思い浮かべたら、次のようなステップを経て、信頼できる答えを見つけよう。

◆期待から信頼へ、信頼から事実へ

ステップ1……あなたの人生は進展するはずであることを認識する。

ステップ2……何かについて、ただ願ったり信じたりしているのではなく、事実であると本当に知っていることがどれほど良いことか、じっくり考える。

ステップ3……あなたが抱えているジレンマを書き出す。事実だと願っていること、信じていること、知っていることの三つに分類してリストを作成する。

ステップ4……事実であると知っている事柄について、なぜ事実であると知っているのかを自問する。

ステップ5……あなたが疑念を抱いている領域、つまり今は期待と信頼しかない領域に、あなたが知っていることを当てはめてみる。

私たちは、このステップを神や魂に当てはめ、たいていの人が神秘的でただ信じるしかないと考えている問題に取り組み、分析してきた。脳は、高い精神性（スピリチュアリティー）に関することであっても、理路整然と系統的に扱うのが好きなのだ。最初の二つのステップは、心理的な準備段階である。あとの三つのステップでは、雑念を払って頭の中を整理し、知識が入るように道を開くために、自分に働きかける。では、この五つのステップを〝神の現実化〟に当てはめてみよう。

○ステップ1……あなたの人生は進展するはずであることを認識する。

スピリチュアル用語で進展と言えば、神を受け入れる時を待つことを意味する。そのときあなたは、自分は神の恩恵を受けるにふさわしいと感じ、いつくしみ深い神の恩恵が自分の人生において良いものとなることを知る。これは、「神の存在に賭けたほうがいい。なぜなら、神の不在に賭けて神が実在することがわかった場合には、地獄に送られてしまうのだから」というパスカルの有名な賭けとは対極をなす。注目すべきは、パスカルの賭けが不安と疑念に基づいている点である。精神性を高めるうえでは、不安も疑念も好ましい動機ではない。賭けに負けて地獄に送られた場合の損害について考えるのではなく、神が実在するかどうかを知ることで、自分がどれほど満たされるかを考えよう。

○ステップ2……何かについて、ただ願ったり信じたりしているのではなく、事実であると本当に知っていることがどれほど良いことか、じっくり考える。

信仰の試練としてではなく、確かな経験として神を見出すことに専念しよう。疑念や懸念を感じたら——神をめぐっては誰もが抱くものだが——その疑念や懸念を軽くあしらってはならない。神への疑念や懸念は、どれも物事の一面しか語っていないのかもしれないと考える余地を心に残しておくことだ。神に突きつけられる最悪の事態（集団虐殺、戦争、核兵器、独裁者、犯罪、病気、死）や、人間の一生が引き受けるすべての苦悩にもかかわらず、神の問題は、どうしても決着がつかない。それでも、人間が過ちを犯しながら自分のペースで学んでいくのを見守る神は、存在するかもしれない。どんな結論にも飛びついてはいけない。あなたの人生におけるさまざまな問題の根源——暴力、罪、恥、不安、偏見の問題——に対して、自分は解決できるのだという態度をとろう。個人的に成長することを約束して取り組むほうが、人間の苦しみが長く続く状態を嘆き続けているよりはるかに良い。

○ステップ3……あなたが抱えているジレンマを書き出す。「願っていること」、「信じていること」、「知っていること」の三つに分類してリストを作成する。

ここで重要なのは、一般論や広く容認された意見を避けることである。たいていの人は、神について、総論として肯定または否定の判断を下し、そのうえで目の前の状況に応じて肯定したり否定したりする（ことわざにもあるとおり、無神論者であっても「苦しいときの神頼み」である。また、熱心な信者でも、真夜中の酒場で一人祈る人は、まずいない）。自分が「願っていること」、「信じていること」、「本当に知っていること」をリストに書き出してみると、自分でも驚くことだろう。スピリチュアルな問題は、ひとたび注意を払おうと心を決めてしまえば、興味深いテーマとなる。また、副次的な恩恵として、自分の考えていることの輪郭と中身がはっきりし、あなたの高次の脳の働きを助けることになる。考えるという行為は、大脳新皮質で体系化された一つの能力であり、神について考えることも、その能力に含まれている。

だから、率直になろう。罪を犯した人は神に罰せられるはずだとひそかに信じているのでは？　それとも、罪を犯しても罰せられないようにと願っている？　どちらもあなたに当てはまるなら、二つともリストに記入しよう。一つは「信じていること」のリストへ。もう一つは「願っていること」のリストへ。あなたは、自分は神の愛や許しの行為を目撃したことがあると思っているだろうか？　もし思っているなら、それを「知っていること」のリストに記入しよう。スピリチュアルな探索をするにあたって、神の存在に関する問題は、実に多くのことを明らかにしてくれる。リストは、時間をかけて作成しよう。作成し終えたら、いつでも見直せる場所にしまっておいて、将来、そのリストを見返そう。自分の進展ぶり――どのくらいうまく現実的に神の恩恵を受けることができているか――を把握するには良い方法である。

○ステップ4……事実であると知っている事柄について、なぜ事実であると知っているのかを自問する。

「自分が何をわかっているかということくらい、自分でわかっている」という愛想のない文句は、実は、かなり入り組んだ問題を覆い隠してしまっている。たいていの人は、自分がどうしてそう考えるようになったのかを深く考えないまま、自分の考えを固める。あなたが神の存在を信じるのは(信じている場合)、両親に教えられたから? 教会の日曜学校で習ったことに納得したから? ひょっとしたら、あなたの考えは、天の神様への最後の神頼みとして成り立っているのかもしれない。しかし現実的になれば、神は人間なのか、天の神様はこの世のどこかにいるのか、どこにもいないのか、どこにでもいるのかを、あなたは本当に知っているわけではない。

神について本当に知るには、自分で実際に経験するのが一番なのは確かだが、そのような経験は、あなたが思っているよりも幅広く、至る所で経験できるものだ。

- 神の存在や神々しい光の存在を感じたことがある?
- すべてを包み込むように愛されていると感じたことがある?
- なぜだかわからないまま、この上なく幸せで喜ばしい気分がわき上がってくるのを感じたことがある?
- 安心感を覚え、いつくしまれているように感じ、まるで自分という存在がこの宇宙に受け入れられているように思えたことがある？

・内面が深く静まり、強さを備え、何もかもを承知しているような時間を過ごしたことがある？

おわかりのとおり、「神」という言葉は、特別な経験と結びついている必要はない。ある調査では、過半数近くの人が、光に包まれた人を見たことがあると答え、多くの人が癒やし（ヒーリング）を経験したことや、ポジティブ思考の持つ力を体験したことがあると答えている。重要なのは、あなたが神に会ったことがあるかどうかではない。あなたの心を物質を超えた世界へと導くような体験を、あなたが実際に経験することが重要である。

あなたの人生に紛れもない現実として起こるこの種の体験について考えるのと同じように、聖書や聖典や経典の言葉とそれを書いた人々についても考えればいい。ふと気づいたときに、神聖な言葉や詩を楽しんで読んでいるようなら、また、神聖な人物のそばにいるときや、神聖な場所にいるときに心の平安を感じたことがあるなら、あなたは何が真実なのかを知っているのだ。そのような経験に注意を払い、そのような経験に意味をもたせることは、生命の基盤のなかに自分の居場所を見つけるときとまったく同じように、高い精神性の基盤のなかに自分の居場所を見出すのに大いに役立つ。

○ステップ5……あなたが疑念を抱いている領域、つまり今は期待と信頼しかない領域に、あなたが知っていることを当てはめてみる。

ステップ4まで順調に進んできたなら、あなたはすでに、自分が今「願っていること」「信じていること」「知っていること」について優れた「心の地図帳」を手にしているはずである。それだけでも十分に役立つ。変化の兆しを受け入れるための基礎となってくれるからだ。人が変わるには意志が必要である。神を探す意志を脳に伝えれば、あなたの知覚は、力を増大し始める（恋愛対象を探そうと決心したときも、同じことが起こるのではないか？　突然、周りの人のことがこれまでとは違って鮮明に見えてくる——見知らぬ人を、恋人候補になるか、ならないかで見るようになる）。

神は、積極的に関心を抱かれることを好む。つまり、私たちが精神性の成長に関心を持つことは、受け身の行為ではない。スピリチュアルな言葉で言えば、すべきことをするために心を開かなければならないということだ。それは、一般に考えられているような、今年こそ教会に通おうという新年の抱負（決して批判しているわけではない）や、清廉で信心深い人物になろうと一夜で固めた決心のことを意味しているのではない。そのような抱負や決意は、出発点ではなく、むしろ到達点である。問題の核心は、どのように行動するかだ。神の存在を現実化していくには、どう動くべきなのか。

そのような活動を、私たちは「ささやかな行動」と呼ぶ。心の中で起きるからだ。次のようなささやかな行動について考え、どうすればこのような活動を取り入れられるか検討してみよう。

★神を現実化するためのささやかな行動★

- 瞑想する。
- スピリチュアリティー（高い精神性、霊性）について心を開く。反射的に疑ってしまう傾向について分析し、遮断する。

・人々の良い面を見る。他人のうわさ話をしたり、誰かを責めたり、自分が嫌っている人に不幸が起きたときにひそかに喜んだりするのをやめる。

・数多くの情報源にあたり、気持ちを高める詩や言葉を読む。

・洋の東西を問わずスピリチュアルな伝統から輩出された聖人、賢者、予言者の生き方について詳しく調べる。

・窮地にあるときは、不安を取り除き、重荷を軽くするように頼む。

・予期せぬ解決策の入り込む余地を残す。決着を強要したり、コントロールする必要があると当て込んだりしない。

・日々、喜びを満喫する。青空を見上げたり、バラの香りをかいだりするだけでも構わない。

・子どもたちのそばで時間を過ごし、子どものあふれんばかりの生きる活力を吸収する。

・困っている人の手助けをする。

・あなたの人生のどこかに、許しによって大きく変わる可能性のあるところがないか、よく考える。

・感謝の気持ちや、自分が深く感謝していることについて深く考える。

・ある状況で怒り、ねたみ、うらみを感じたときには、一歩引いて、深呼吸して、受け流せそうか考えてみる。受け流せそうにないときは、せめてネガティブな反応を示すのを遅らせる。

・寛大な心でいる。

・助け、改善、批判を必要とする根拠がない限り、最良のものを期待する。
・自分という存在を楽しむ方法を見出す。あなたの楽しみの邪魔をする深刻な問題に対処する。
・良いとわかっていることをする。悪いとわかっていることを避ける。
・どういう形にせよ、個人的に満たされる道を見出す。

これらのささやかな行動は、神の存在にいくらか具体性を持たせることで、神を感情からなる曖昧な存在にしてしまったり、危機的局面を迎えるまで先送りされる話題にしたりしないようにしてくれる。私たちは、宗教色を前面に押し出さないように気をつけているが、それは、信仰というものに反対しているからではない。ただ、目指すものが信仰とは異なるからだ。脳を穏やかに鍛え、新しい現実に気づいて価値を見出せるようにしたいのだ。そのような現実を分かち合うかどうかは、あなたが選ぶことだ。スピリチュアルな経験を生む大きな基盤に同調したいと自分が思っているかどうかを意識するだけで、あなたの脳は順応する準備が整う。

ある意味、神について最もシンプルなアドバイスは、最も深いアドバイスであるとも言える。少なくとも一日一回は何かに執着するのをやめて、事の成り行きを、神でも魂でも何でもいい、あなたが選んだ高次の英知をつかさどる仲介者に委ねよう。あなたの人生が、人生そのものの面倒を見切れるかどうかを見定めよう。結局のところ、あなたの人生行路を導くのは、天の神様でも、神殿に居並ぶ神々でもない。人生は、人生そのものの流れのなかで進化する。「神」とは、私たち自身のなかに存在し、表出する機会をうかがっている「見えない力」のことであり、その力を、私たちが「神」と呼んでいるにすぎない。次に挙げる二編の詩は、インドのベンガルに生まれた偉大な詩人ラビンドラナート・タゴールの作品である。これを読んだときに、あなたは何を感じるだろう。マインドフルな心で味わってみてほしい。

私の心よ　聞け　世界のささやきを
そうやって世界はあなたを抱いている

砂漠は　ただ一枚の草の葉の愛をどれほど渇望することか！
草は首をふり　笑い声をあげて飛び去る

一つ目の詩に優しさを感じ、二つ目の詩に神秘を感じたならば、それは、あなたの心が動かされたのであり、それは神があなたに触れたとも言える。この二つに経験の違いはない。ただ、その経験によって、神があなたにとって実在のものとなるかどうかの違いだけだ。これは「あなた」が受ける恩恵である。神は実在するのだと、他の人にまで思わせる必要はない。

第3章

現実という幻想

五感で感じるものは現実なのか

脳について十分に探索しようと思ったら、脳の最も深い謎に取り組まないわけにはいかない。あなたは、一生を通じて一秒も休むことなく、つねにその謎にどっぷりと浸っている。たとえば、あなたは今、休暇中の旅先で、グランドキャニオンを見詰めているとしよう。太陽光に含まれる光の粒子は、断崖に当たってはね返り、あなたの網膜に接触する。すると、脳内には化学的かつ電気的な活性が電子と電子の衝突によって伝えられ、大脳の視覚皮質を刺激する。しかし、あなたは、この微小な世界で吹き荒れる嵐のような出来事を意識していない。かわりに、あなたには、鮮やかな色彩と形が見える。目の前に、畏敬の念を抱かせるグランドキャニオンの深い裂け目が見えている。峡谷を吹き抜ける口笛のような風音を聞き、砂漠に照りつける熱い太陽を肌で感じている。

このとき、言葉ではほとんど説明できないことがあなたに起きている。なぜなら、この経験を形容する性質のどれひとつとして、あなたの脳内には存在しないからだ。グランドキャニオンは輝くような赤い光を発しているが、どれほど詳しく調べても、あなたの脳の神経細胞に赤い点は見つからない。これは、視覚だけでなく、五感すべてに言えることだ。風を顔に感じながらも、あなたの脳内にはそよ風ひとつ吹いていない。サハラ砂漠にいようと、北極にいようと、あなたの脳内の温度は三十七℃のまま変化しない。脳内では、電子が電子に衝突する、それだけである。電子は、見ることも、触ることも、聞くことも、味わうことも、嗅ぐこともできない。このため、あなたの脳も、見たり触れたり聞いたり味わったり嗅いだりすることはない。

数ある謎のなかでも、これは難解である。あなたが、世界は物質でできているという考え方にこだわるうちは、あなたを取り巻く意識的な世界については、説明のしようがない。とはいえ、神経科学が追求し続けているのは、物質が起こす電子的反応や化学的反応に基づくモデルであり、世界が物質でできていることに変わりはない。脳の物理的な活動に関する新たなデータが大量に集積されれば、それは大きな興奮を巻き起こす。私たちが見て、聞いて、触れている世界を、心と脳のつながりがどのように生み出しているのかを、私たちが十分な確信をもって知ることができたなら、それらはきっと役に立つ。

かつて、ディーパックが高次の意識をテーマに講演していたとき、観客のなかから懐疑的な質問が出された。質問者は立ち上がると「私は科学者です」と自己紹介し、「これはすべて、まやかしです。神はどこにいるのですか？　神の存在を示す証拠を私は一つも挙げることができません。悟りなどというのは、おそらく自己欺瞞にすぎないでしょう。超自然的な物事が現実であるという証拠は何もありません」と発言した。するとディーパックは、考え込むこともなく「自然の物事も現実であるという証拠はありません」と答えた。これは本当である。山も木も雲も、十分に現実のように見える。しかし、電子と電子の衝突から五感が生じる仕組みについて少しも説明できない現状では、実際にそこに存在する物質的な世界と、心で感じて脳に描く世界が一致していることを示す証拠はない。

木は硬い？　いや、木に穴を開けるシロアリにとって、木は硬くない。空は青い？　いや、色覚をもたない多くの生き物にとって、空は青くない。ある研究によって、カラスの奇妙な特性が発見されている。カラスは人間の顔を識別し、数日後でも数週間後でも、同じ人物が再び現れるとその人の顔に反応を示す。この能力は、人間の顔認識によく似ているように思えるが、鳥の世界では、人間とはまったく別の役割を果たしているに違いない。なぜなら、人間の神経系は、通常、人間にとっての現実のみを認識できるように波長を合わせており、鳥にとっての現実とは波長が合っていないからだ。

五感の一つにゆがみが生じると、脳は、まったく違った世界の「像」を映し出す。私たちが見たり、聞いたり、嗅いだり、味わったり、触ったりして得られた情報が脳を介して「像」に反映されるのだから、五感のどれか一つがゆがめば、あなたの脳が描き出す世界はゆがんだ姿をみせることになる。このように、脳が描く「像」の信頼性はあまり高くないが、それでも私たちは、自分たちに見えている「像」を唯一の根拠として、外の世界はこの「像」に似ているはずだと信じるしかない。

【意識の難問】

アインシュタインはこれを、「最も信用ならないのは、宇宙の存在ではなく、宇宙が存在するという私たちの認識である」と表現している。ここに、日常的な奇跡が存在する。あなたが深く探求すれば探求するほど、不可思議なことが増えていく。この問題を、心の哲学の専門家であるデイヴィッド・チャーマーズは「意識の難問」と表現し、この表現は研究者の間に広まったが、まさに、難問と呼ぶにふさわしい問題である。

この難問も、脳が意識の先に立って働くのではなく、意識が脳の先に立って働くと考えれば、より簡単になると思われる。すでに示してきたとおり、あなた――つまり、あなたの心（意識）――は脳を扱う使用者である。あなたが脳に何をすべきかを告げているのだから、まず意識があって、次に脳がある、と言ってもよいだろう。同時にあなたは現実の創造者でもあることを、私たちはすでに述べてきた。絶えず脳神経の再構築を行っているだけでなく、化学物質を脳内で発火させているだけでもなく、脳内のすべてをあなたが積極的に生み出しているのだから、意識が脳よりも先に立つとする循環が成立することになる。これは、意識のより根本的な役割であり、先見の明のある認知科学者や哲学者は、以前からそのような立場をとっていた。そう考えることで、驚くべき利点が数多く得られることがわかっている。

この難問は抽象的であるが、あなたの意識の問題を、だれもプロの思想家に任せることはできない。今日あなたの身に起こる最良のことと最悪のこと――そして、最良でも最悪でもない中間のことすべて――は、あなたが認識したことの結果である。あなたは毎日を、一生涯続く同じプロジェクトに追加しながら過ごしている。そのプロジェクトを「自己を確立する」プロジェクトと呼ぼう。誰にでも、自分を唯一無二の存在であるように感じる権利があるが、あなたの自己を確立するために必要な情報は、ポジティブなものとネガティブなもので構成されており、それがあなたの意識に記録され、痛みや愉快さの基準となる。自己を構成する一つひとつの要素は、「心の素材」で作られている。そのため、「あなたには腎臓や上皮がある」と同じ扱いで、「あなたには意識がある」と表現するのは、本来は正しいとは言えない。「あなたは意識している」と言うべきだ。自己を確立した人間は、何年もかけて蓄積された思考、願望、衝動、不安、選好で構成された「歩く宇宙」のようなものである。

喜ばしいことに、あなたの脳は、あなたがこれまでに経験したすべてのことを記録し、蓄積しており、バランスの乱れや緊張の高まりが生じたときや、心と体の順調な関係の破綻が生じたときには、はっきりとした信号を発して、何を変える必要があるのかを知らせてくれる。そのような信号のほとんどは、ポジティブなものとネガティブなものに分類することができる。

自己の確立

次に挙げる項目のうち、今日のあなたに当てはまる項目はいくつあるだろうか？

◆ポジティブな信号

□心の静けさと充実感

□好奇心
□開放感
□安心感
□目的意識、献身的態度
□受容され愛されているという感覚
□心身の若々しさ
□自信
□自尊心
□よく冴《さ》えた自己認識
□ストレスの不在
□没頭、専念

◆ネガティブな信号
□心の葛藤
□退屈
□心身の疲労
□うつ状態と不安
□怒り、敵意、自分と他人に対する批判的態度

□目的の曖昧さ
□不安感
□過度の警戒、つねにある脅威に対して油断できない状態
□ストレス
□自尊心の低下
□困惑、疑惑
□無関心

あなたが人生のどのステージにあろうと関係なく、ごく幼いころから、あなたの脳はこのような信号を発信し、絶えず互いを競わせることで、自己の発達に貢献している。

自己の確立は社会のなかで導かれるが、その枠内で各自がほかの誰とも違う「私」を創り上げていく。その過程は複雑で、ほとんど解明されていない。本能的にみずからを創り上げていくように求められているのだ。私たちは無数の状況をくぐり抜けながら、自分が進むべき道を感じとっていく。そうして得られる正味の結果は、ありとあらゆるものを取り込みながら作られた即興の作品と言える。それは、二十年から三十年という長い年月をかけて創り上げていく。その長さゆえに今の自分がよりどころとする「自己」がどのように創り上げられてきたのかを、本当に知っている人はいないだろう。自己を向上させるには、プロジェクト全体を改善する必要がある。自己を創り上げていくすべての出来事は、意識的な状態のなかで起きる。となれば、あなたには、

「意識の難問」を解決しなければならない。行く手には厄介な問題がいくつか横たわっているが、スーパーブレインに到達すれば、あなたの幸せは飛躍的に増すことだろう。

現実性の問題──量子的現実

アイザック・ニュートン卿の時代から、物理学は、物質的世界は堅実で安定しているという常識的な考えに基づいている。そのため、現実は「外の世界」から始まり、そこにあるのが当たり前のものであった。この考え方を、アインシュタインは「ニュートンの基本信条」と呼んでいた。ある日、アインシュタインは、もう一人の偉大な量子物理学者ニールス・ボーアと話しながら夕暮れのなかを歩いていた。ふたりは、現実性の問題について話していた。量子の時代が来るまでは、「現実とは何か」ということが科学の問題として取りざたされたことはなかった。量子の時代に入ると、原子や分子として知られる微小物質が姿を消し始めた。固体と思われていた物質が、渦を巻くエネルギーの雲に変わったのだ。しかも、その雲はとらえどころがなかった。たとえば、光子や電子のような粒子は、空間内の一定の場所を占めるのではなく、確率の法則に従って存在していた。

量子力学では、ニュートン力学とは異なり、すべてのものが不確定または不確実であると考えられている。たとえば、リンゴが重力の働きで木から落ちるかわりに、水平方向や上方向に動く可能性は──リンゴがそのような例外的な動きをするはずがなくても──無限に小さい（ゼロではない）とされる。リンゴが落ちないことなどほぼありえない話だが、原子より小さな粒子では、ありえない話ではない。原子より小さな粒子は、非常に奇怪な振る舞いを見せる。そのあまりの奇怪さから、不確定性原理の提唱者ヴェルナー・ハイゼンベルクの名言、「宇宙は、われわれが考える以上に奇怪であるだけでなく、われわれが考えうる以上に奇怪である」が生まれた。

その奇怪さは、アインシュタインを生涯最期の時まで不安にさせた。なかでも彼を悩ませたのが、観察者に関する問題である。量子物理学では、原子より小さい素粒子（物質を構成する最小の基本粒子）は、観察者に見られるまでは、全方向に広がる目に見えない波動として存在する。観察者に見られた途端、その瞬間にのみ、粒子として時空のある一点に表せるとされる。アインシュタインがボーアと歩いていたとき、ボーアは量子論が現実をうまく表していることをアインシュタインに納得させようとしたが、アインシュタインは、空の月を指差してこう言った。「月は君が見上げたときにだけ存在するものだと、本気で信じているのかい？」

科学の歴史からわかるとおり、アインシュタインはこの論争に破れた。ブルース・ローゼンブラムとフレッド・カットナーは、洞察に満ちた共著『Quantum Enigma〔量子の謎〕（Gerald Duckworth & Co Ltd,2007）』のなかで次のように解説している。「一九二三年、物理学者はついに、波動と粒子の二重性を受け入れざるを得なくなった。すなわち、光子、電子、原子、分子など、原則としてすべての物体は、一点にまとまって存在することも（粒子性）、ひろく広がって存在することも（波動性）できる。この相反する性質のどちらを物体が実演するかを、あなたは選ぶことができる」。専門的な内容のように思えるが、話のオチはわかりやすい。「物体の物理的な実体は、その物体をどのように見るかを選択するあなた（観察者）の意志に左右される。物理学は、意識の問題に行き着いていながら、そのことに気づいていなかった」のだ。

物理的世界では、これまでに幾度も「そこにあるのが当たり前」とは限らないという事実が検証されてきた。この事実は、脳にとってもきわめて重要である。あなたにとって月が実在することを示すすべてのこと――白い輝き、月面を横切る影、月の満ち欠け、地球を周回する軌道――は、あなたの脳を介して起きている。現実のあらゆる側面は「内なる世界」の経験として生まれる。客観的であろうとする科学でさえ、意識しているなかで行われる活動である。

物理学者も、日常生活では量子のことなど気にかけていない。エネルギーの雲ではなく車を運転して、仕事に出かける。駐車場に車を停めると、車はそこから動かない。目に見えない波動になって、車が飛び去ってしまうようなことはない。同様に、白灰色の物質にメスを入れる脳神経外科医は、メスの下にある脳が固体であり、時空のなかで断固としてそこにあることを受け入れている。実体のない脳についてより深く探りたければ、五感を超えた領域へと旅立たねばならない。現実が「そこにあるのが当たり前」のものであったなら、そこまで旅立つ理由はなかっただろう。しかし量子の世界では、現実は当たり前ではないどころか、そもそも存在するのかどうかも危ぶまれるほどである。著名な神経学者ジョン・エックルスの「自然界には、色も音も感触も模様も美も香りも――そのようなたぐいのものは何も存在しないということに、気づいてもらいたい」という言葉を心にとどめよう。

色も音も感触も存在しないのだとしたら、外の世界は一体どうなっているのか。それを想像しよ

う と 努力するうちに、あなたは存在のあやふやさに悪酔いするような心持ちになるかもしれない。色を光の振動に置き換えて考えても、何の解決にもならない。振動で光の波を評価しても、それで色を見るという経験について何かが語れるわけでもない。物理的な測定結果は経験を単純化した縮図であって、経験の代用ではない。科学は、経験から生じる主観的な世界を拒否する。なぜなら、主観（心）は気まぐれで変わりやすく、測定不可能だからだ。人物Aはピカソの絵画が大好きで、人物Bはピカソの絵画を嫌っているとする。この二人の経験は正反対であるが、あなたはそれを数値で表すことができない。脳画像を調べたところで、視覚皮質の同じ領域に活性が見られるだけだ。

すべてのものが移りゆき、変化するというなかで、確かな基盤はどこにあるのか？　つかみどころのない幻想に基づく世界では、あなたは生きていけない。私たちの見たところ、この状況から抜け出すには、科学は科学そのものが生み出した現実という幻想に惑わされているのだと認識する必要がある。科学は、愛、美、真実などの主観的な経験を拒絶し、客観的データ――信頼性がより高いと思われている事実――に置き換えることによって、振動と色は同じであり、脳内の電子と電子の衝突は考えるという行為と同等である、という印象を与えている。だが、どちらも事実ではない。現実という幻想は一掃されなければならない。そのためには、時代遅れの思い込みを捨て去るしかない。

◆現実という幻想を一掃する──捨て去るべき古い思い込み

・脳が意識を生み出すという思い込み。実際には、その逆である。意識が脳を生み出している。
・物質的世界は確固たるものであり、信頼できるという思い込み。実際には、物質的世界はつねに移りゆき、とらえどころがない。
・外観、音、感触、味、においは「そこにある」世界と一致するという思い込み。実際には、すべての感覚は意識のなかで作り出される。
・物質的世界は、すべての生き物にとって同じであるという思い込み。実際には、私たち人間が経験している物質的世界は、人間の神経系を反映しているにすぎない。
・科学は実験によって立証できる事実を扱うものだという思い込み。実際には、科学は意識のなかで経験されたことを体系化し、数式を与える。
・人は常識と良識に従って生きるべきであるという思い込み。実際には、私たちは、周囲に対する認識力をできる限り働かせることにより、人生のなかで自分の進むべき道を感じとっていくべきである。

ではいよいよ、お約束していた厄介な議論に突入していこう。量子力学の出現で、人々が安心して身を任せていた物質的現実は百年以上も前に消滅した。そのあとを引き継いだのは、量子的現実である。量子力学によって、月と星の実在が証明できなくなるのを見て、他の人々と同様、物理学者も当惑した。最後の別れを想う悲しみに沈みながら、理論物理学者ベルナール・デスパーニアは、まるで納棺を執り行う司祭のように話す。「世界は人間の意識とは独立して存在する物体でできているとする原理原則は、量子力学とも、実験によって実証された事実とも相容れないとわかったのです」

しかし、だからといって、あなたや私までもが落胆する必要があるだろうか？　私たちがそれぞれに、幻想ではなく現実と手を組めば、より多くの可能性が――いや、無限の可能性が――存在するようになる。悲嘆に暮れる必要などない。心はつねに、心そのものに驚かされている。心は今、心そのものを満たすチャンスを手にしているのだ。

クオリア（感覚の持つ質感）

【脳は量子的現実と自分をつなぐ装置】

人間は、信じられないほど恵まれている。なぜなら人間の脳は、私たちが思い描くことすべてに適合できるからだ。神経科学の専門用語では、私たちが経験するすべての色、音、感触を一つにまとめて「クオリア（感覚の持つ質感）」という用語で表す。クオリアは、クオリティ（質）という意味のラテン語である。色もにおいもクオリアである。愛情もクオリアである。さらに言えば、生きているという感覚もクオリアである。私たちはいわば、揺れるアンテナのようなものだ。外の世界から受け取る膨大な量の情報を、にぎやかでざわついた色鮮やかな世界――いくつものクオリティ（質）で構成される世界へと変えている。つまり、すべての経験はクオリアを経験していることになる。クオリアという言葉自体は何の変哲もなさすぎて、まさか不可解な謎になりえるとは思いも寄らぬことだろう。しかし、クオリアは不可解な謎となっている。

量子物理学によれば、物理的な物体は必然的に、固定された特性を何ひとつもたない。岩は硬くない。水は湿っていない。光は明るくない。これらはすべて、脳を処理装置として用いて、あなたの意識のなかで生み出されたクオリアである。物理学者も、エネルギーの雲ではなく車を運転して出勤するからといって、目に見えないエネルギーの雲が追い払われたことにはならない。エネルギーの雲が支配するのは量子の世界であり、量子レベルで時間が生まれ、空間が生まれ、空間を満たすすべてのものが生まれている。すなわち、あなたの脳を量子的現実と接続しないかぎり、あなたは時間を経験することも、空間を経験することも、空間に存在する何かを経験することもできない。

あなたの脳は、量子の世界と自分をつなぐ装置である。五感が働く水面下で、あなたは創造的な力を持つようになる。時間はあなたの管轄下に入る。空間を生むにもあなたが必要となる。あなたが空間に存在する必要はないが、あなたは、あなたの生み出す現実のなかに存在する必要がある。わかりづらいと思うので、例えを用いて話そう。ほとんどの人に見過ごされているが、人間には六番目の感覚が存在する。体の輪郭、腕や脚の位置も含めて、あなたの体がどこにあるのかを感じる感覚であり、固有感覚と呼ばれている。体の位置を知るには、筋肉中の受容器と内耳の感覚神経が関係し、小脳が中心的役割を果たす平衡感覚も加わる。固有感覚は複雑な回路であり、支障が生じると、肉体から離脱したような不気味な感覚に襲われる。たとえば、右腕をまっすぐ上に伸ばしても、体の横に下ろしても、自分の腕がどうなっているのかわからない。そのような例はごくまれで、むしろ興味深い。固有感覚のない人でも、オープンカーに乗り込めば、自分に体があることを感じられる。体の周囲を風が猛烈に吹き抜ける様子を皮膚の受容器の働きで検知できるため、失われた六番目の感覚の代わりになる。

つまり、風に包まれている感覚が得られるおかげで、空間のなかに場所が与えられるのだ。こういった感覚は脳内で起こるため、空間が存在するためには脳が必要となる。素粒子のニュートリノに神経系があったとしても、ニュートリノは人間の空間感覚を認識しないだろう。なぜなら、ニュートリノは減速することなく地球を通過していく原子よりも小さな粒子だからだ。あまりにも小さすぎるため、ニュートリノにとって、地球は空っぽの空間だ。同じ論理で、時間が存在するためにも脳が必要である。その証拠に、あなたが眠りに落ちると、時間が止まる。しかし、翌朝、あなたが目覚めるのをすべての時計が待ち受けているという意味では、時間は止まらない。止まるのは「あなたの」時間である。

脳が処理しているすべての性質を取り除くと、「外部」の世界には物理的な特性が何も残らない。高名なドイツ人物理学者ヴェルナー・ハイゼンベルクは、「原子や素粒子そのものは実在しない。原子や素粒子は、ひとつの物事や事実ではなく、潜在的可能性や実現性の世界を形成している」と述べた。原子や分子が消えたあとに残るのは、そのような「潜在的可能性や実現性」の創造者である。とらえどころがなく目に見えない創造者とは何者なのか？　答えは、意識である。

【意識するものによって現実は異なる】

あなたこそが創造者であることを見出すのは、胸躍る展望である。私たちは、もっと多くのことを知る必要がある。知覚の専門家である認知科学者のドナルド・D・ホフマン（カリフォルニア大学アーバイン校）は、「意識的主体（conscious agent）」という便利な用語を作り出した。意識的主体は、その主体特有の神経系を介して現実を感じる。それは、人間の神経系でなくても構わない。人間以外の種も、意識的主体となる。脳は、時間と空間の橋渡し（インタフェース）の役割として働くが、その働き方は人間と他の種では異なっている。南米の熱帯雨林に生息するナマケモノは、一日に数メートルしか動かず、彼らの感覚ではそうでもないが、人間の感覚では耐えがたいほどにゆっくりだ。ナマケモノは、それを自然な時間の流れとして感じている。同様に、一秒間に八十回も羽ばたくハチドリにとっても、時間は自然に流れている。

ここで、現実という幻想をゆるぎなく持続させるための核となっている思い込みのひとつに挑もうと思う。それは、客観的世界はすべての生き物にとって同じである、という思い込みである。いくらか専門的な用語を用いて、ホフマンはこの思い込みに驚くべき攻撃を仕掛けた。「知覚による認識は、客観的世界の特性と一致していないし、似てもいない。ただ、客観的世界を経験する生物種によって異なるユーザーインタフェースを提供しているだけである」と述べたのだ。ここまでの論理の展開にお付き合いいただいた読者であれば、ホフマンが何を言っているのか、ほぼ、ご理解いただけるだろう。「ユーザーインタフェース」は、コンピューター用語から借りてきた言葉だ。

宇宙を、一つの物としてではなく、一つの経験として想像してみよう。晴れわたった夏の夜空一面に広がるきらびやかな星々を見詰めることで、私たちは、広大な宇宙の一部らしきものを経験できる。しかし、あなたの目に映る星々は、全体の十億分の一のさらに十億分の一にも満たない。宇宙全体を把握しようと思ったら、無限の神経系が必要である。人間の脳は、千兆個のシナプスで、無限の宇宙を把握しようとする。それでも、シナプスと連絡を取り合わなければならない状況にいたのでは、あなたは何かを見ることも聞くことも触れることもできない。ただ目を開けているだけでも、目から入る数千もの情報を同時に処理してうまく取り込む必要があるのだから。そこで、自然界は抜け道を考案した。それは、コンピューター上で毎日利用されている「ショートカット」のように、よくできた代物である。コンピューターの場合、ある一文を削除したければ、あなたはただ、削除キーを押せばいい。マシン内部に踏み込んだりプログラムを操作したりする必要はない。数千個の〇と一が並ぶデジタルコードを並べ替える必要もない。キーを一回押せば十分だ――それが「ユーザーインタフェース」の役割である。同じように、砂糖の「甘さ」やエメラルドの「輝き」のようなクオリア（感覚の持つ質感）を感じ取るときも、あなたは脳内に立ち入ったり脳内プログラムを操作したりする必要はない。ただ目を開けて、光を受けるだけでいい――そうすればもう、世界は丸ごとそこにある。

このように主張することで、ホフマンは果敢に矢面に立った。彼が敵に回したのは、脳が意識を生み出すと主張する科学者の陣営全体である。ホフマンの主張は彼らとは正反対で、意識が脳を生み出すというものだ。どちらの陣営も、持論の正当性を簡単には証明できない。「脳が先である」とする陣営は、原子と分子がどのようにして考えることを覚えるのかを示さなければならない。「意識が先である」とする陣営は、意識が原子と分子を生み出す様子を示さなければならない。ホフマンが見事だったのは（彼の注意深い論理展開には心より感謝しているが）、人知では計り知れない究極的実在について、つまり道理と相容れないような問題について、説明しなくてもいいような立場を取ったところだ。神は究極的実在なのか？　あなたの宇宙は無数の多元的宇宙から生まれ出たのか？　数千年前に、目に見える物質（現実）は、目に見えない原型（イデア）から生み出される像のようなものだと語った古代ギリシアの哲学者プラトンのそのアイデアは、はたして、正しかったのか？

あまりに多くの理論が衝突し合っているが、ユーザーインタフェース——自然界のショートカット——に忠実であれば、究極的実在がどこにあるかは問題ではない。物理学者は車で通勤しながらも、車の実体が目に見えないエネルギーの雲であることを知っている。重要なのは、生活のよりどころとなる像が、あなたの神経系を介して生み出されているということだ。ちょうど、時間と空間があなたのためだけに実在するのと同じように、他のすべてのものも、あなただけの現実である。ようやく、宗教家と無神論者は闘うことなく同席してお茶を楽しむことができる。究極的実在をめぐる議論は、この先もずっと未解決のままだろう。しかしその間も、私たち一人ひとりは、自分だけの現実を生み出し続ける——希望を抱き、より良い現実を生み出そう。

光を追い求めて

【意識的主体の役割】

自分も意識的主体であることをあなたが受け入れるなら、私たちはあなたを応援する。しかし、解決すべき厄介な問題がまだ残されている。意識的主体は、実のところ何をしているのか？　創世記には、次のように記されている。「神は言われた。『光あれ。』こうして、光があった。」今この瞬間も、あなたはその創造的行為に参加している。ただ、あなたは「光あれ」という言葉を必要としないだけだ（おそらく神も、言葉にする必要はなかっただろうけれど）。あなたが目を開けた瞬間に、沈黙のどこかで、創造の最も基本的な構成要素である光が、現実となる。あなたが、光をあなたにとって実在するものに変えている。では、いったいどうやって？

百三十八億年前にさかのぼろう。それは、虚空（何もない空間）から宇宙が爆発的に噴出したとされるビッグバンの瞬間である。物理学では、宇宙に存在するすべての粒子は虚空に消えては現れ、一秒間に数千回という急速度で瞬《またた》いていると考えられている。この虚空には、真空状態、創造前の宇宙の状態、確率波で満たされた場など、さまざまな呼び名があるが、どれも本質的な概念は同じである。今この瞬間に瞬いている無限の可能性に満ちた出来事は、物質的な宇宙よりもはるかに現実的である。創世は、すべての物質とエネルギーの素となる量子の創造だけでは決して止まらなかった。過去、現在、未来のすべての出来事が量子の世界に組み込まれている。私たちが想像したり考えたりできるすべての物事も、量子の世界に組み込まれている。「真の」現実を実際に知覚するには無限の神経系が必要になるというのも、これがその理由である。

私たちは、私たちが「現実」と呼ぶ「像」を脳に描かせている。ただし、現実像に描き込めるものは、非常に限られる。人間の脳が描く世界には、人間の神経系の進化が映し出されている。描く像は進化する。物理学者の火の見方と、クロマニョン人の火の見方は、同じではない。クロマニョン人はおそらく、崇敬の念で火を見ていたことだろう。ここにきて突然、私たちは、脳が大脳新皮質を発達させて高次の脳に移行したときに、低次脳が衰退したり無視されたりしなかった理由を理解した。旧型の神経系はすべて――池のなかで日光に向かって泳ぐ単細胞生物の最も原始的な感覚反応にまでさかのぼって――現在の私たちの脳のなかに包み込まれ、組み込まれているのだ。低次脳を包み込む大脳新皮質のおかげで、あなたはチンパンジーにとっては雑音でしかないだろうバッハの音楽を楽しめる。しかし、観客のなかの誰かが正気を失ってハープシコード奏者を銃で撃ったとしたら、あなたは、低次脳を使って、爬虫類脳が持つ原始的な力を振り絞って闘争逃避反応を見せるだろう。

人間の脳は単独で進化したわけではない。意識のなかに存在する世界像とともに進化し、つねにそのあとを追ってきた。ユーザーインタフェースである神経系は、脳を扱う使用者の要求に遅れを取らないように絶えず改善されてきた。今この瞬間、あなたには、最新型のインタフェースが搭載されている。なぜなら、あなたは、人間が進化してたどりついた最新の「世界像」の一部として組み込まれているのだから。

【そこにあるものが現実でない、と気づく】

ホフマンの理論（彼はこれを「意識的現実主義（conscious realism）」と呼んでいる）によれば、「客観的世界は、その世界を意識している主体と、その主体が知覚する経験で構成される」。つまり「外部世界」はまったく関係ない。「内面世界」がすべてなのだ。しかし実際には、この二つは根源で融合している。意識は、内と外に分かれた現実を難なく一つにまとめて織りあげる。さあ、いよいよ、私たちは飛躍のときを迎えようとしている。よく聞いてもらいたい。実際には、世界に「外」も「内」もない。私たちはただ、クオリア（感覚のもつ質感）を体験するのみだ。原子も分子も物体ではなく、経験を数学的に記述したものである。空間も時間も、人間が経験していることを説明しているにすぎない。あなたの脳は、そのどれに対しても責任をもたない。なぜなら、あなたの脳もまた、あなたの心（意識）がたどっている経験にすぎないのだから。

これは壮大な飛躍である。しかし、この飛躍は私たちに、計り知れないパワーを与えてくれる。まさに、計り知れないからこそ、親も社会も語らなかったのだ——私たちが本当は何者なのかということを、教えてくれなかった。私たちは、クオリアの源である。自然の力の前に屈する必要のない、意識の保護者である。私たちの前に自然をひざまずかせることのできる鍵を、私たちは手にしている。私たちの心は有限であるにもかかわらず、私たちは、神がその無限の心で行うのと同じように「光あれ」と命じている。しかし、知識として知っているだけでは、このパワーの鍵は解除されない。正面から列車が迫りくるなかで線路の上に立ち、「この現実を生み出したのは私だ」とつぶやいたところで、あなたの意識は、ディーゼル機関車の巨体があなたの小さな体と衝突するのを防いではくれない。目も当てられぬ不幸な結果になるだけだ。

　古代インドの賢人は、世界は夢にすぎないと断言していた。夢のなかでディーゼル車にひかれれば、あなたは実生活でひかれた感覚をそのまま感じるかもしれないが、夢なら目覚めることができる。そこに違いがある。夢から目覚めるのは、私たちにとって簡単で自然なことに思える。一方、物理的現実から目覚めるのは、ほぼ不可能に思える。私たちが、物理的現実と呼ぶ具体的な形を持つ世界にいるあいだは、この世界の行動規範はニュートンの運動法則に従う。

　あるとき、呪術師は弟子の手をとり、しっかり握るように言った。「あそこに木が見えるだろう？」と言うなり、呪術師は弟子を連れたままその木を越えて大きくジャンプした。地面に着地すると、弟子は疲労困憊していた。目が回り、頭が混乱し、胃がむかつき、吐きはじめた。呪術師は静かに見ていた。これは、心の拒絶反応にすぎない。弟子にとって、その体験はありえないことだった。だが、ありえないという思いは思い込みにすぎず、みずから限界をつくって正当化していたにすぎないという事実を見せつけられて、弟子の心は激しく反応したのだ。実生活でも夢のなかと同じように簡単に木を跳び越えられるということを、心は信じることができない。

　夢はすべて頭のなかの出来事だと、私たちは知っているが、目覚めている状態もまた、頭のなかの出来事だということを、私たちは見落としている。しかし、ひとたび、その誤りに気づけば、新しい現実が幕開ける。読者のなかには、先ほどのエピソードが、古代メキシコの伝統を引き継ぐヤキ族の呪術師ドン・ファンの弟子として有名なアメリカの作家・人類学者カルロス・カスタネダが著作に書いた内容であることを知っている人もいるだろう。もちろん、常識的な人であれば誰もが、このシリーズがフィクションであることも知っている。

しかし、夢から目覚めること（気づき）は、前章でも見てきたとおり、悟りへの鍵となる。それは、インド最古のスピリチュアルの伝統としてアジア全域に影響力を広げるヴェーダーンタの基本にもなっている。ヴェーダーンタの主要概念であるプラギャ・パラダ（pragya paradha）は、「知性の誤り」などと訳されている。その誤りの行きつく先は、自分が何者であるかを忘れることである。自分を個別の孤立した存在として見ているとき、人は世界の外観に屈し、無情な自然の力に支配されることを受け入れている。私たちはなにも、木の上を跳び越えたり、線路の上に立ちふさがったりすることに賛同しているわけではない。目覚めている状態には、それなりの法則と限界がある。クオリアをめぐる議論は、総じて、本来の基本的な知覚行動に立ち戻り、現実は「そこにあるのが当たり前」ではないのだと示すことを試みている。私たちは、進化を続けてきた神経系（インターフェース）が結果的に知覚できるようになったものを、知覚している。

理論を実践に移すために、この新しい視点を取り入れ、それが私たちの生活をどのように変えるのかを見ていこう。

◆インタフェースのパワーを強化する

・意識しないで知ることのできる現実などない。あなたは自分が望むどんなクオリアも生み出せる。
・誰もがみな、すでにクオリアを生み出している。秘訣は、クオリアをもっと上手に生み出せるようになることだ。

・さらに上手にクオリアを生み出すには、創造の源にもっと近づかなければならない。
・創造の源は、無限の可能性に満ちた場所である。
・その場所は、あなたの内面の世界も含めたすべての場所である。
・清らかに澄んだ意識を生む源をとらえれば、あなたは自分の手が届く範囲内のすべての可能性を手に入れる。

この一連の知識は、意識研究のアインシュタインともいうべき賢人たちによって語り継がれ、数千年の時を越えて伝承されてきた。自分の根源である純粋な意識に立ち戻れば、あなたはクオリアを再び掌握できる。自分の人生についてネガティブなメッセージを受け取っているとき——そのメッセージは、心の中に浮かぶネガティブな考えや、外の世界で起こるネガティブな出来事として現れる——それはすべて、クオリアである。つまり、自分の意識を変えれば、クオリアを変えることができる。

脳を再形成すると同時に、あなた個人の現実を再形成するには、クオリアに対する支配権をあなたに取り戻すことが鍵となる。東洋の伝統に生きる賢人たちは、この議論に冷ややかに笑って肩をすくめ、「言うまでもないことだ」と言うだろう。しかし、物質主義が主流の現代では、驚くべきことだ。

ここまで読んできた読者のなかには、反則だ、と叫んだ人もいるかもしれない。脳に関する本を読んでいるのに、突然、脳が消えてなくなるなんて！　脳は、すべてに行きわたる意識によって置き換えられたのだ。物質主義者は、そのような意識を持たない（これは本当である。私たちは彼らと膝を突き合わせて議論した）。物質主義者は、意識こそが、脳が生み出したものであるという断固たる主張を変えようとしない。しかし、ホフマンは引き下がらない。彼は、「あなたは脳の使用者であって、脳の使用人ではない」という、この本の基本的な前提を取り上げ、その前提を限界まで突き詰めて、「意識が脳の活性と、身の回りにある形あるものを生み出している」と表現した。要するに、私たちは、考えることを覚えたマシンではない。マシンの作り方を学んだ思考なのだ。この事実をあなたが受け入れさえすれば、現実という幻想は丸ごと弾け飛ぶ。

意識が脳を生み出す

【実験的証拠】

ここまで読んできて、あなたは今、どちらの意見を正しいと思っているのだろう？　もしあなたが、脳が意識を生み出すと信じるなら、すべての議論の勝者は物質主義者になる。物質主義者だけではない。脳が死ねば心も死ぬと考えている無神論者も、勝者になる。神には何の恨みもないが、岩は硬く、水は湿っているといった、日常すべての常識的な経験をただ受け入れるだけの人々も、勝者に含めることができるだろう。しかし、真実はいずれ明るみに出る。まず意識があって、次に脳が生まれるのだとしたら、その証拠があるはずだ。

では、実験的証拠について考えてみよう。一九六〇年代前半、先駆的な研究者T・D・デュアンとT・ベレンは、離れた場所にいる二人の人間の脳波パターンが互いに同調しうることを実証した。実験には一卵性双生児の脳波記録が用いられた（現在のような脳画像診断技術が登場する二十年以上前のことである）。

双子は、遠く離れているときも同じ気持ちや身体的感覚を共有するという事例報告を検証するために、双子の一方の脳波パターンを変化させ、もう一方の脳波パターンへの影響を観察した。十五組の双子のうち二組では、双子の一方が目を閉じるとすぐに、本人の脳だけでなく、目を開けたまま明るい部屋で座っていたもう一方の双子の脳にも、アルファー波が生じた。

彼らは心を共有しているのか？　一部の一卵性双生児には心が感じられるのか（すべての一卵性双生児ではないが）？　特筆すべき逸話がこの知見を強固なものにしている。ラリー・ドッシー博士は、徹底した調査に基づく彼の著書『One Mind（Hay House Inc, 2013）』のなかで、デュアンとベレンの研究について記述し、その裏づけとなるような物語を語っている。

ある事例には、ロス・マクワーターとノリス・マクワーターという一卵性双生児がかかわっている。二人は『ギネスブック』の共著者として英国でよく知られている。一九七五年十一月二七日、ロスはロンドン北部の自宅玄関先で、銃を持った男二人に頭部と胸部を撃たれ、致命傷を負った。ロスの双子の兄弟であるノリスと一緒にいた人物によれば、その銃撃のあった時刻に、ノリスは劇的な反応を示した。まるで「目に見えない弾丸に撃たれた」かのような反応を示したのだ。

関連する研究により、一人の心がほかの誰かの心とつながりうることが明らかにされており、脳波の相関によっても示されている（ルドルフ自身は女兄弟のアンと二卵性双生児である。彼も驚いているのだが、急にアンに電話したくなって電話すると、アンは身体的または精神的に不調を抱えている——何らかの形で、彼は何かがおかしいと感じるのだ）。双子だけではない。育児中の母親は赤ん坊と同調し、ヒーラー（癒やし手）は患者と同調する。物質主義の枠組みの中では、ヒーラーの存在は一蹴されるが、ドッシーは、故ジーン・アクターバーグ博士が率いたハワイ先住民のヒーラーに関する先駆的な研究を引き合いに出している。アクターバーグ博士は、心と体のつながりについて研究していた生理学者で、ハワイ先住民のヒーラーたちが、しばしば離れた場所からヒーリング（癒やしの技）を行ったという逸話に強く興味を引かれていた。

二〇〇五年、二年間の調査のあと、アクターバーグ博士らはハワイのヒーラー十一人を集めた。ヒーラーたちは、平均で二十三年間、先住民に伝わる伝統のヒーリングを追求してきた人たちだ。ヒーラーには、過去の治療で治りがよく、うまく共感し合えた人物を一人ずつ選んでもらった。選ばれた人物には、管理された環境下でヒーリングを受けてもらうことになる。ヒーラーたちは、さまざまなヒーリング手法について説明している。祈ったり、エネルギーや良い念を送ったり、ヒーリングを受ける患者にとって最良のことをただ考えたり願ったりするのだという。アクターバーグ博士は、このような治療のための行為を遠隔送念（distant intentionality：DI）と呼んでいる。

患者は、ヒーラーとは隔離された場所で脳活性をみるための画像診断を受けた。この状態で、ヒーラーは二分間隔でランダムにＤＩを行った。いつＤＩが行われているのかを患者が予測することはできない。ところが、患者の脳は予測していた。十一例のうち十例で、実験期間（送念中）と対照期間（非送念中）に有意な差がみられた。画像診断装置で見ると、送念中には、患者の脳内の特定領域が明るく光り、代謝活性の増加を示した。この現象は非送念中には起こらなかった。ドッシーは、「活性化された脳領域は、帯状領域の前部から中央部、楔《けつ》前部、および前頭野であった。このような結果を偶然として説明できる確率は約一万分の一に満たない」と書いている。

【脳の中に意識は見つからない】

仏教や他の東洋の伝統的な精神では、慈悲は普遍的なものであり、総じて人間の心に共有する性質とみなされている。アクターバーグらの研究は、一人の人物によって送られた慈悲心が、遠く離れた場所にいる他の人物に影響を及ぼしうることを、物理的な測定によって証明している。共感によるつながりは実在する。そのつながりは、「私」と「あなた」を隔てているかに見える空間をまたぐことができる。脳の内の物理的なつながりではない。目に見えず、脳の外にまで広がるつながりである。

慈悲の心は自然にわいてくることはないが、それでも、神が存在すると思うかどうかを尋ねると、アメリカ人の八〇％を超える人が「思う」と答える。神が存在するならば、神（彼または彼女）にも心があるに違いない。ならば、神の心も人間の脳内で生み出されたはずである。この主張をありえないと人は思うだろう。意識が脳を生み出す証拠がいくらあっても――物理学、脳研究、数千年来の賢者や予言者の経験によって新たな現実が示されていても――人々はこれまでの世界観を揺るがされると、落ち着かない気持ちになる。それでも、新たな現実は、私たち一人ひとりのためになるのだから、虎穴に入り、なぜ、脳が意識を生み出すことがありえないのかを説明しよう。

二〇一〇年一月、博学者・無神論者・医師などと紹介されるレイモンド・タリスは、「脳が先である」とする見解に矛先を向けた挑戦を開始した。一般向けの英科学誌『ニュー・サイエンティスト』に掲載された彼の記事には、「You Won't Find Consciousness in the Brain.（脳のなかに意識は見つからない）」というタイトルが付けられていた。〝神経科学に対する懐疑派〟として、タリスは、脳が意識を生み出すと科学者が信じる根拠となる最も基本的な証拠について反論している。それは、今ではすっかりおなじみとなった脳画像診断であり、精神的活性と相関して明るく光る脳領域が示されている。

現時点で、読者の皆さんは脳画像診断についてすでにかなりのことを知っているだろうが、タリスはいくつかの要点を繰り返し述べている。

相関関係が因果関係ではない。このことは、科学者が最初に教わることのひとつである。ラジオをつけると音楽が流れるが、ラジオが音楽を生み出しているわけではない。同様に、脳のどの領域が活性化しているのかを見ることができても、脳活性が思考を生み出しているわけではないと主張できる。

神経ネットワークは電気的活性の地図を描き出し、電気的活性を仲介するのであって、神経ネットワーク自体が実際に考えているのではない。

電気的に活性化することと、経験することとは異なる。経験は、意識のなかで起こることだ。タリスは記事のテーマに熱くなり、次のような、さらに挑戦的な指摘を行い、かなりの手応えを得ている。私たちは世界を全体として眺めながらも、必要に応じて細部に注目することができるが、なぜそのような芸当ができるのかを、科学は説明できずにいる。タリスは人間のこのような見方を「混ざらない融合（merging without mushing）」と呼んでいる。たとえば、ある群衆を前にしたとき、その群集全体を顔の海として見ることもできるが、そのなかから知り合いの顔を見つけ出すこともできる。「私の感覚は、いくつもの異なる層を持った一つのまとまった場でありながら、多様性も維持している」とタリスは書いている。この能力を神経系がどのように実現しているのかは、誰も説明できない。なぜなら、この能力は神経系に備わっているわけではないからだ。

脳に向かって記憶を「蓄えてくれ」と頼むことはできない、とタリスは強調している。科学的反応も電気的反応も、現在形でしか起きない。シナプスは、今、発火する。少し前に発火したことを示す痕跡は残らない。遠い過去のことなら、なおさらである。発火が終われば、シナプスを横断する化学物質は、元の場所に戻る。脳は「長期増強」と呼ばれる現象を通じて、ある特定のシナプスを強化したり弱めたりすることはできる。ある特定の記憶は刻み込まれるのに、他の記憶が薄れるのはこのためである。問題は、脳には脳自体が過去にしたことを覚えておく能力があるのかどうか、あるいは、過去にしたことを覚えておくような意識が脳に本当にあるのかどうか、である。塩は、水に入れてかき混ぜた瞬間にのみ、溶けることができる。一九八九年に水に溶けた、という記憶を塩は保持することができない。

タリスは、さらに基本的な問題があると指摘している。たとえば、自己の問題である。ある経験を体験している人物である「私」は、脳の中のどこを探してもいない。あなたには、ただ、自分は存在している、ということだけがわかる。脳はどこも光らない。自己の感覚を維持しつづけるためにカロリーが消費されることもない。どのような意図や目的にせよ、「自己」について科学的に証明する必要があるならば、物質主義者は、脳画像を調べることができたはずだ。そして、そのどこにも「私」は存在しないことに気づいたはずである。しかしながら、脳画像撮影を実施しようとしまいと、「私」が存在するのは明らかだ。現に、「私」が脳全体を働かせている。画家が自分の作品のなかに飛び込むことなく絵を描き出すのと同じように、「私」は、自らの世界像のなかに飛び込むことなく、世界像を生み出している。脳が自己を生み出す、という発言は、絵画が画家を生み出す、と発言するようなものだ。そんなはずがない。

また、脳はどうやって始動するのか、という問題もある。物質主義者が口をそろえて言うように、脳が生物学的機械であるなら（ある人工知能の専門家は、脳のことを「肉でできたコンピューター」というあだ名で呼んだ）、その機械は、いったいどうやって、予測しえない新しい選択肢を見つけ出すのか？　世界最強のコンピューターは、「休みが欲しい」と言ったり、「話題を変えよう」と言ったりはしない。選択などせず、ただ、プログラミングされたとおりに動く。

それでは、神経細胞で作られた機械は、いったいどうやって、心を変化させたり、自然な衝動をわき起こしたり、合理的な行動を拒んだりするのか？　どうして私たちは、気まぐれに厄介な行動を起こすのか？　機械にそんなことはできない。答えとして導き出されるのは、自由意志である。厳格な決定論者はこの答えを断固として拒否するだろう。だが、中華料理店でメニューAのなかから好きな料理を一つ選び、メニューBのなかからも好きな料理を一つ選ぶとき、私たちはみな、自由を感じる。もし、脳科学者が主張するように、脳内のすべての反応が化学と物理学の法則であらかじめ定められているとするならば、今から一週間後、あるいは十年後にあなたがどの料理を注文するかは、あなたの自由意志に関係なく決まっているはずだ。私たちは、物理の法則に縛られているのか、それとも、証拠の見えない新たな理論に縛られているのか？　ばかげているのは、どちらの主張だろうか。

タリスの論法には、圧倒的な力があった。しかし、科学ではなく哲学だとして簡単に片付けられた（一人の科学者の思考が、広く容認されている枠を越えてさまよい出るとき、つねに決まって言われる「黙って計算しろ」というなじみの文句が、頭のなかで反響する）。このような課題に答えなくても、難問はいずれどこかで一つずつ解決されていく、という抗弁を用いることで、神経科学は何事もなく順調に進んでいける。しかし、多くの人が解決しようとしているのは間違いない（ルドルフもその一人だ）。ただ、私とルドルフがせっかく出会っても、その出会いが、「原子と分子は考えることをどのように習得したのか」を解明する発見につながらない限り、科学界が抱く「現実」の概念は致命的な不備を抱えたままになることだろう。

私たちは、証明という重責を負っているように感じている。針のむしろの上を歩いているようだ。さて、本書の残された役割は、どうすれば、日々の生活のなかでクオリアを極めることができるのかをお伝えすることである。ネガティブな信号は、ポジティブな信号に転換できる。さらに重要なことに、あなたは、あなた自身がスーパーブレインの保持者として進化していくために、次の段階を喜んで受け入れられるようになる。

✦スーパーブレインで解決——幸福（ウエルビーイング）

【幸福のメカニズム】

幸せになるのは難しい。幸せを説明するのはもっと難しい。だが、幸福な状態を経験したければ——幸福を、すべてが幸せで、健康で、精神的に豊かな状態（ウエルビーイング）として定義した場合——脳はネガティブなメッセージではなくポジティブなメッセージを全身に送らなければならない。「ポジティブ」とはどういう意味だろうか？　それは、素敵な経験をしているときにこみ上げる快い衝動以上の何かでなければならない。細胞が生き抜くためにはポジティブなメッセージが必要である。そこで、「ポジティブ」をクオリアの状態として定義しよう。あなたが、生活の質を絶えず改善している場合、その外観、音、味、手触りはつねに移り変わっている。それらは雑然と入り混じるのではなく、あなたの一生を通じて、幸福に向かって変化する。

幸福に含まれる成分は、あなた自身を生み出して維持していくための成分と同じである。操縦席は「内面世界」にある。想像してみよう。職業、所得、住んでいる家、社会的背景、学歴がまったく同じである人物が二人いるとする。長い歳月のなかで経験することもまったく同じとする。ただし、この二人は、自分の経験に対する受けとめ方が違っていた。五十歳になったとき、Aさんは、疲れを感じていて、気が休まらず、現状に少し飽きていて、皮肉っぽい性格になっていた。自分の人生に対する熱意は薄れはじめている。何か新しいことが起きれば、自分の気力も回復するのではないかと思っている。一方、Bさんは、若々しく、仕事熱心で、活力にあふれている。自分の目の前にある新たな挑戦が見えている。誰かに尋ねられれば、Bさんはきっと、五十歳は人生で最良の時期だと答えるだろう。

AさんとBさんは、幸福の状態が明らかに異なる。何がその違いを生んだのか？ 脳に関して言えば、すべての経験は、かならず化学的な経路を通じて処理される。食物に含まれるエネルギーが代謝されるときと同じである。健康な細胞で行われる化学的処理は、AさんもBさんもすべて同じように見える。水、グルコース、塩など、細胞膜を通過していくすべての分子を監視して代謝の様子を測定できたなら、細胞内の処理に用いられる各分子の量は、誰と誰を比べてもほとんど同じであり、これらの経験の処理の仕方に違いがあるようには思えない。しかし、AさんとBさんの処理の仕方は、同じではない。経験の代謝――あなたの脳がしていること――は、生活の「量」ではなく「質」に左右される。だからこそ、私たちはクオリアについてこれほど熱心に学んでいるのだ。

幸福とは、経験が脳内で代謝されていくときに、その経験に全体として次のような質が備わっている状態のことである。

・すべてが順調だと心のどこかで思っている。
・今のままの自分でいいのだと受け入れている。

・新しい経験に対して新鮮さを覚えている。
・自分の経験を楽しみながら味わっている。
・ポジティブな可能性を強め、ネガティブな推測に反撃しながら毎日を過ごしている。

質は脳に記録されるが、脳が質を生み出すのではない。理由は単純で、脳は何かを経験することができないからだ。経験できるのは、あなただけだ。ポジティブな経験だろうとネガティブな経験だろうと、脳に生活の質を加えるのは、あなたである。

あなたの気分、考え、願い、望み、期待に聞き耳を立てることで、脳細胞は生活の質を見抜くことができる。神経科学では、この継続的な過程を測定することはできない。神経科学が扱っているのは、短時間の化学的かつ電気的な活性によって測定されるデータだからだ。生活の質は、時間の経過とともにゆっくりと、きわめて少しずつ私たちに生物学的なマーカーを残していく。すべての人の脳に、うつ状態、孤独感、心配、敵意、全般的なストレスなどの主観的な状態がマーカーとして現れる。ただ皮肉なことに、ポジティブな状態は、脳画像撮影では変化のない状態または正常状態としてみられる傾向にある。長年にわたって瞑想を行っている人などの例外的な場合にのみ、非凡な変化が見られる。享受できる幸福の水準が低いか高いかは、コインの裏表にすぎず、もとをたどれば、毎日、毎時、毎秒の経験をどのように代謝しているかで決まってくる。

【経験を代謝する】

要するに、主観的に表れるかすかな手がかりに注意を向けることで、あなたは自分の幸福を高めていける、というのが結論である。「これは信頼性に欠ける」と誰かが言うのをあなたはこれまでに何回くらい聞いたことがあるだろうか？　なぜ心理学者は、時間をかけた合理的な考察よりも、即座に表れる反応のほうが信頼できるといって重視するのか？　本書が示した合理的な考えは、なにも新しい発見ではないはずだ。私たちは、人間の特性とともに長く暮らしてきた。ところが、一生を通じて自分の進む道を感じ取る敏感な本能は、簡単に検閲を受け修正されてしまう。あなたの心は、あなたにとって良くないあらゆる種類の副次的な反応に飛びつく。たとえば次のような反応である。

拒否――そうは思いたくない。

抑圧――本当の気持ちにふたをし続けていて、今では本当の気持ちがわからない。

検閲――良い感情のみを記録する。悪い感情は追い払う。

罪悪感と羞恥心――あまりに痛々しいので、できるだけ早く追い出さなければならない。

自虐――不快に感じるが、私にはこれ以上の状態を望む資格がない。

これらの心理的メカニズムは、誰にとってもなじみがあるだろう。このような心理が度を越したせいで、何百万人もの人が心の病をかかえ、治療に通っている。残念ながら、基本的に大丈夫だと思えても、わずかずつ、あなたの幸福度は傷ついていることがある。日々の生活で優しいうそをついたり、何かを避けたり、判定を下したり、自分を犠牲にしたり、小さな思い違いをしたりすることはある。こうした何の支障もないように思える後ろ向きの行動の一つひとつが、実は、古代の水責めの刑のように、一滴一滴あなたに作用する。もしあなたの知る誰かが、自分の存在に苦しみやむなしさを感じているなら、彼（彼女）をそうしたのは、メロドラマのような大きな出来事ではほとんどない。幸福が日々の生活の中でゆっくりすり減らされたのだ。

幸福は、神経系で今まさに進行中の多くの出来事に左右される。その一つひとつに注意を払うことは到底できない。なぜなら、目を瞬く間に起こる出来事の数だけでも無限に近い。それほどに複雑であっても、あなたはかすかな手がかりに目を向けはじめることはできる。インドの伝統では、すべての経験に含まれるかすかな手がかりを三つの種類に分類している。

・タットワ……その経験の性質や特徴
・ラサ……その経験から感じられる味わいや趣
・バヴァ……その経験を包む雰囲気や感情の状態

それでは、このような手がかりがすべての経験にどのように詰め込まれているのかを見ていこう。想像してみよう。あなたは今、休暇の旅行先でビーチに座っている。その経験が持つ性質（タットワ）として、あなたは暖かな太陽、打ち寄せる波の音、風に揺れるヤシの木を感じるだろう——ビーチにいるときに感じる複合的な感覚である。その経験の味わい（ラサ）は、より繊細でとらえにくい。この例で言えば、甘く、気だるく、体がビーチ全体を漂うような感覚、とでも言おうか。そして最後に、その経験の雰囲気（バヴァ）は、上述の二つによって決まるものではない。ビーチで横になりながら、あなたが孤独を感じていたり、伴侶とけんかしていたりすれば、あなたにとってのビーチは、新婚旅行で幸せの絶頂にいる人や、南国で過ごす素敵な一日にただ浸っている人にとってのビーチと同じではない。

幸福は、繊細なレベルで生み出される。そのため、外の世界の情報が五感を通して流れ込んでくるときに、何が、その情報を栄養に変えたり毒に変えたりするのかは、あなたが追加する三つの手がかり（性質、味わい、感情的な雰囲気）によって左右される。私たちは脳を軽視しているわけではない。脳は当然、心と体の自己制御回路の一部として欠かせないものだ。さらに、脳には複雑な神経回路が存在し、私たちがポジティブな反応かネガティブな反応を自動的に示しやすいようにしている。とはいえ、神経回路も副次的な存在である。主役になるのは、次々に起こるすべての経験を解釈している人物、つまりあなたである。

【わずかでありながらも重要なもの】

大事なことは、自分の人生はどうするべきかをつねに考えるのではなく、別の課題に取り組むことだ。あなたに備わっている最も全人的（ホリスティック）な力、すなわち感覚に頼ることを覚えよう。感覚は、あらゆるもののささやかな基礎を内包している。

人生の味わいであるラサのなかから、一つ例を挙げてみよう。

医学および健康全般に関するインドの伝統知識であるアーユルヴェーダによれば、六つの味わいがある。甘味、酸味、苦味、塩味という通常の四つの味に、辛味（唐辛子のスパイシーさ、タマネギやニンニクの辛さ）と渋味（お茶、未熟なリンゴ、ブドウの皮に含まれ、顔をしかめたくなるような味）が加わる。

アーユルヴェーダには、舌で感じられる味だけでなく、ラサの概念も取り込まれている。人生の味わいは、もっと繊細で、もっと広く行きわたっており、それは日常的な表現にも現れている。「苦い」には、実際に食べ物が苦い、という表現のほかに、「激しい」口論や、「苦い」離婚・記憶・人間関係と言った意味合いで使う場合もある。

「酸っぱい」という言葉も、レモンが酸っぱいというほかに、嫉妬を意味したり、「機嫌が悪い」、「興冷めする」、「うまく行かない」などの表現にも使われる。

六つのラサには、それぞれに根底となる経験があるように思われる。それは生活に浸透している家族の趣を思わせる。アーユルヴェーダでは、バランスが甘味に傾けば、肥満や太り気味になるとされているが、精神面でも無気力や心配症と関連しているとされる。この問題については、本章で扱うには問題が大きすぎる（かいつまんで説明しようにも、西洋医学とあまりにかけ離れていてできない）。とはいえ、誰でも自分の生活のなかでその味わいに注目し、その違いを評価することはできる。たとえば、甘いものと酸っぱいものを比べることができる。

タットワ（性質）に関して言えば、そのつながりは個人の五感の域を越える。たとえば、赤色は、可視光スペクトルに含まれる特定の波長として測定できるが、辛味、怒り、情熱、血、警告も表す。緑色も、赤色と平行に走るスペクトル波長としての存在以上であり、冷たさ、鎮静、新鮮さ、春を連想させるものも表す。きわめて重要なのは、人間の性質というのは、科学の実験結果で表せるような測定可能なものよりも、あなたの「存在」の根幹に深くかかわっているということに気づくことだ。赤色を目にしただけで気絶したり、春の最初の芽吹きを見て浮き浮きしたりするとしたら、あなたが反応しているのは光の波長ではなく、その経験の性質、味わい、感情が組み合わさってできた一つの複合体に反応しているのである。

実のところ、あまりに複雑すぎて、少しずつ取り上げることなどできそうにないほどだが、では、この手に負えそうにない複雑さに対する最良のアプローチとはなんだろう？　人生を促進させる成分が増えていけば、あなたは、自分が幸せになれる道を感じ取れるようになる。そのような成分は、サンスクリット語ではサットワと呼ばれ、通常は「純質、善性（purity）」と訳される。サットワな人生には、全人的（ホリスティック）な効果があり、すべての領域において、あなたの感覚は洗練されはじめる。

◆純質を増やしていくには

・生活に甘味を加え、酸味と苦みを感じさせるものを減らす。
・自分と他人のあいだのストレスを減らす。敬意、品格、忍耐、心地よい交流を好むようにする。
・できるときはいつでも、愛情から行動する。相手を思いやろう（ただし、融通のきかない型どおりの前向きさに自分を押し込まないこと。笑顔ロボットの役を演じる必要はない）。
・自然に対する畏敬の念を見出す。自然の美しさを理解するために、自然のなかに出かける。
・心を静める。自分の周りに心をかき乱すものを置かないようにする。
・他人の繊細な感情に踏み込まない。どのような状況にも、尊重すべき感情と雰囲気があるということに配慮する。

・非暴力を実践する。他の生き物を殺したり傷つけたりしない。
・誰かの役に立つ。家族同様に世界と親しくなる。
・とげとげしい態度をとらずに、本当のことを話す。
・正しいとわかっていることをする。
・神の存在を探究する。

これが、動揺や無秩序を回避したシンプルで規律正しい生活の概要である。一つの方針として、かなりの部分を各自の解釈に任せている。たとえば、自分の生活に甘味を加えてくれるものが何なのかは、自分で決めればいい。インドの伝統では、食事はすべての中心であり、甘味というラサは好まれている。サットワな食事は体と心を軽くすると考えられている。果物、乳、穀類、ナッツ類、その他の甘いものを中心とした菜食が基本である。

人生はいつも甘いとは限らない。ヴェーダの賢人たちの本来の意図は、一部のラサを良いものとし、他のラサを悪いものとすることではなかった（辛味と渋味を含むすべてのラサに、経験を代謝するうえでの役割がある）。ヴェーダの賢人は、脳にポジティブな信号を与え、脳からポジティブな信号を受け取ることに専念していた。脳は意識から生み出されたものなので、サットワも、あなたの意識のなかで始まる。もしあなたが、自分で望み、満足のいく状態にするために、自ら純質を実践すれば、あなたの脳は、スーパーブレインとして、今よりはるかに高次の自己調整のもとで活動できるようになるだろう。最良の自己調整は、自動調整である。しかし、まずは自己調整を教え込む必要がある。そうすれば、徐々に自律神経系に任せられるようになり、やがては、あなたの細胞、組織、器官の幸福を支えてくれるという確信がもてるようになる。その結果、あなたの人生は今よりさらに幸せで、健康で、精神的に豊かなものになるだろう。

ルドルフ・E・タンジのあとがき

アルツハイマー病に希望と光を見る

■アルツハイマー病の根絶に向けて

心と体につながりをもたせる話は興味深いが、そのつながりが壊れると恐ろしいことになる。私の研究者としての人生は、脳の闇に隠された側面の探求に費やされている。アルツハイマー病のゲノムプロジェクトの一環として、私の研究室では、これまでに百を超える遺伝子を発見しつづけており、最も多くみられるアルツハイマー型認知症にも、それらの遺伝子がかかわっている。この本を書くことで私は、一歩引いたところから、より広い視野で脳について考える機会を得た。心について知れば知るほど、脳に対する探求心は高まり、脳の新しいあり方と可能性が具体的な形を持ちはじめる。

がんの研究者は、治療法の発見に緊急性を大いに感じているが、それはアルツハイマー病の研究者も同じである。時間が切迫する厳しい状況をかかえている。平均寿命が延びるにつれて症例の数も増え、すでにアメリカでは、患者数が五百万人を超え、世界でも、三八〇〇万を超える人々がこの病気に苦しんでいる。有効な予防や治療法が開発されなければ、二〇四〇年までに米国の患者数は一四〇〇万人を超え、世界では一億人を超えるものと推定されている。

現在のところ、アルツハイマー病を根絶する可能性が最も高いのは、遺伝子研究である。アルツハイマー病の発症に影響するすべての遺伝子を発見することで、私たちはいつの日か、自分がアルツハイマー病になる危険性を人生の早いうちに高い信頼性で予測できるようになるだろう。危険性が最も高いと思われる人々については、おそらく三、四十歳ごろから発症前診断のための検査を開始する必要があるだろう。脳の変化は、記憶消失の最初の兆候が出始めるより十年も二十年も前に生じている。アルツハイマー病が無情にも進行していくと、記憶と学習をつかさどる脳領域が破壊される。私たちがまず望んでいるのは、認知症が始まる前に、そのおもな原因とされるアルツハイマー病のさらなる進行を食い止めることで、発症の危険性が高い患者を治療できることである。

この望みをかなえる薬ができたら、次に望むのが、認知力の低下という臨床症状が現れはじめる前に、アルツハイマー病を予防することである。このような、患者個人の遺伝的性質に応じた予防戦略は、「早期予測、早期発見、早期予防」が基本となる。この三つが連携すれば、うまくすると、アルツハイマー病が始まる前に止められるだろう。これは、幼児期の予防接種による天然痘予防に端を発する広範な戦略であるが、その適応範囲は、今では喫煙に起因しない肺がんにまで拡大している。予防による戦略は、心疾患、がん、脳卒中、糖尿病など、加齢とともに発症することの多い他の疾患にも適用できる。

アルツハイマー病には生活習慣的な要素がかかわっているのだろうか？　その質問にはまだ完全には答えられないが、私としては、その可能性はあると考えて研究の準備を進めたいと思っている。その先には、心が控えている。なぜなら生活習慣の変化は、心の中から始まるからだ。まず、変わりたいと思わなければならない。そのうえで、決意を支えてくれる新しい神経回路を生み出すように、脳を導いてやらなければならない。私たちはすでに「使わなければ失われる」という原則が脳にもほぼ当てはまることを知っている。とくに、記憶力を一生涯、鈍らせずに健全なまま維持する場合は、この原則がそのまま当てはまる。ディーパックとチームを組むことによって、私たちは心と体のつながりについてより深く検証することができた。私たちなりの「脳にとっての理想の生活習慣」を思いついたとき、私たちには、それがアルツハイマー病に限定される話とは思えなかった。また、私たちは、アルツハイマー病にかかるという言い方はしない。なぜなら、患者は自分の人生を、脳にとっての理想の生活習慣どおりに生きていたわけではないからだ。ほとんどの場合、遺伝的素因と生活習慣が組み合わされて、この病は生じる。遺伝的素因のなかには、たとえ健康な生活を送っていても克服できないほど難しいものもある。

ほぼすべての人が、アルツハイマー病の発症を増大または減少させる遺伝子変異を受け継いでいる。そのような遺伝子変異が環境要因と組み合わされて、あなたが生涯においてアルツハイマー病になる危険性を決定している。主要な危険因子は、うつ状態、脳卒中、外傷性脳損傷、肥満、高コレステロール症、糖尿病、あるいは孤独まで……。考えられるすべてのことが、危険因子として当てはまる。

アルツハイマー病の発症に関与する遺伝子は、二つに分類される。決定論的なもの（直接の原因となる遺伝子）と、感受性を高めるもの（間接的に作用する遺伝子）だ。アルツハイマー病患者のほんの一部（五％未満）は、六十歳未満で発症している。そのうち最も発症頻度が高いのは、私が同僚と共に発見した三つの遺伝子のうちの一つに生じている変異に起因するものだ。これらの変異を遺伝によって引き継いでいる場合、四十代か五十代になると、ほぼ確実に発症する。幸運にも、これらの遺伝子変異はきわめてまれである。大多数の症例では、アルツハイマー病は六十歳を過ぎてから発症する。この場合、感受性に影響する遺伝子に変異が見つかっている。これらの遺伝子変異は、アルツハイマー病を確実に引き起こすわけではないが、遺伝により引き継がれている場合、その人が年齢を重ねるにつれてアルツハイマー病の発症を高めるように作用する。感受性にかかわる遺伝子変異には、発症を低めるように作用するものもある。

うれしいことに、アルツハイマー病の大半のケースでは、生活習慣が遺伝的な素因に打ち勝てる可能性がある。同様な状況は、心疾患、脳卒中、糖尿病などの加齢とともに発症することの多い疾患のほとんどにみられる。ある特定の行動が、早期治療につながる脳活動を示すことができるのだろうか？ 自閉症の研究者のなかには、まだ障害の兆候はみられないが、自閉症の前兆である特有の首のもたげ方をしている幼児について、この疑問を投げかけている人もいる。脳研究の最大の進歩の一つは、一般社会にあまり注目されずにいる。それは、シナプスからネットワークへの転換である。数十年間、神経科学は努力の大半を単独のシナプス、すなわち、二つの神経細胞が情報交換を行う接点が、実際にどのように作用するのかに注いできた。そのような研究は、非常に骨が折れ、細心の注意を要するものだった。空を切り裂いて光る稲妻を止めようと努力しているところを想像してみてほしい。それと同じことを数百万分の一のスケールで行おうというのである。突破口を開く重要な発見は、遅れてやってきた。その発見には、脳組織を凍結し、神経伝達物質として知られるようになるメッセンジャー分子を抽出する手法が関与している。発見された神経伝達物質のうちの二つ、セロトニンとドーパミンに関する研究によって、うつ病からパーキンソン病まで、幅広い障害の治療に大きな進展がもたらされた。

しかし、シナプスの研究だけでは十分な進展は得られなかった。たとえば、うつ病には数多くのタイプが存在し、その症状一つひとつに特有の化学的特徴が見られる。ところが、広域性の抗うつ薬は各タイプに狙いを定めるには有効でなかった。患者Aと患者Bはどちらも、悲愴感、無力感、疲労感、睡眠異常、食欲不振などの一連の症状に陥ってはいても、症状の中身は同じではない可能性が高いからだ。うつ病は患者ごとに異なる独自の神経回路を形成している。

だからこそ、一つひとつの症状に対処するのではなく、すべての症状をひとまとめにして見ようとする考え方が浮上しており、シナプスを大きく越えて広がるネットワークのあり方に目が向けられているのだ。あなたの家でも、ブレーカーボックス内のヒューズ一個を調べるのと、家屋全体の配線を調べるのとでは、まったく異なる。脳でも同じだ。神経回路は生きて活動しており、配線の一つが変化すると神経系全体の至る所に影響するような形で相互に関係している。

いかにも難解そうに聞こえるだろうが、実際にそのとおりで、全体を一つのネットワークとして見る考え方には、現象の数だけ入り口がある。私たちは脳を実在する物体ではなく、流動的な過程ととらえて向き合う。考えたり感じたりするのも流動的な過程であり、それはまるで鏡に映る二つの宇宙を見詰めるようなものである（無意識の心は「目に見えない」物質やエネルギーとして、「目に見える」宇宙での出来事を神秘的に支配する）。このような広い見方をすれば、神経細胞はあなたに起こるすべてのことに同調して振る舞い、そこに遺伝子までもが関与する。細胞の心臓とも言える核の凍てつく静寂のなか、遺伝子はじっとしているどころか、人生で起こるあらゆる種類の出来事に応じて、遺伝子スイッチのオンとオフを切り替えて、異なる化学物質を生み出している。行動が生態（生物の状態）を形づくる。そんな合言葉を用いて、食事、運動、ストレス管理、瞑想にみられるポジティブな生活習慣による変化は、四百から五百――おそらくもっと多く――の遺伝子に影響するということを研究は示している。

■アルツハイマー病予防のためにあなたができること

アルツハイマー病の発症を予防したり食い止めたりするために、あなたに何ができるだろうか？

①運動

まずは、多くの障害に良い働きをしている生活習慣に従おう。初心者には、運動といったようなことだ。親しい同僚であるショングラム・シソディアは、動物モデル（ヒトのアルツハイマー病遺伝子変異を組み込んだマウス）を用いて、運動を回転車で誘導すると、脳の病状が劇的に減少することを示した。運動は実際に、脳内のβアミロイドの量を低下させる遺伝子の活性を高めた。疫学的な研究でも、適度な運動（週三回・一時間）がアルツハイマー病の発症を低下させる可能性があることが確かめられている。ある臨床試験では、体力を要する運動を週二回・一時間実施すると、病気の進行を遅らせることが示されている。

②食事

二番目に重要なのが、食事である。おおまかな経験則として、あなたが食べたものが心臓に良ければ、脳にも良い。バージン・オリーブ油が豊富に使われ、適量の赤ワインとビターチョコレートが供される地中海食は、アルツハイマー病の発症の低下と関連づけられている。もっと簡単な予防法は、食べる量を減らすことだ。動物モデルでは、カロリー制限によって寿命が長くなり、脳の病状が軽減される（もっと最近では、バージン・ココナッツ油がアルツハイマー病の治療と予防のために提唱されている。しかし、この主張を受け入れるには、さらなるデータが必要である）。

③知的刺激・社会参加

三つ目の予防法は、この本を読むことで達成されていく。それは、知的な刺激であり、脳内の新しいシナプスを刺激する。あなたがつくる新しいシナプスは、すでにあるシナプスを強化する。銀行にお金を預けるのと同じで、より多くのシナプスをつくれば、アルツハイマー病になる前に、そう簡単に枯渇することはない。アルツハイマー病患者の学歴は、高校中退者から博士号取得者まで全範囲に広がっているが、ある研究では、学歴が高いほど予防できる可能性があることが示唆されている。ひょっとしたら、知的刺激よりも重要なのが、社会参加かもしれない。積極的に社会との対話に参加しようとする姿勢と発症の危険性の低さには関連が認められている。一方で、孤独はアルツハイマー病になる危険因子の一つとして報告されている。

アルツハイマー病もがんと同じように、治療から予防へと意識の転換がなされたなら、素晴らしいことである。十年前、がん治療は早期発見に全力を注ぎ、そのあとに薬物治療、放射線治療、外科手術が続いた。米国疾病対策予防センター（CDC）の二〇一二年の推計では、がんの三分の二は、ポジティブな生活習慣、肥満の回避、禁煙によって予防が可能である。他のがんセンターも、その見積もりを九〇〜九五％に引き上げている。

すべての面に見られる進展の兆し——化学的にも、遺伝学的にも、行動学的にも、生活習慣でも——は、どれも明るい。しかし、私が「スーパーブレイン」について本を書くに至った理由はそれだけではなかった。私の分野では、卓越した技術を身につけ、病気の非常に狭い側面を詳細に解析し、まだ誰も手をつけていないすき間をねらった領域を開拓することが、成功につながる。思索して仮説を立てるのを中断し、「黙って計算しろ」という格言に従っていたのでは、科学とはほど遠いものになりかねない。客観的な検証を前提とするハードサイエンスは、その社会的地位を誇っているが、同時に、プライドも度を越せば傲慢になることを、私は自分の目で見てきた。殊に、科学理論の発展に対する形而上学《けいじじょうがく》と哲学の貢献を考えればなおさらである。測定が不可能で、データに還元できないものをことごとく却下する姿勢は、あまりに了見が狭く、私に衝撃を与えた。そもそも科学とは、最初から最後まで精神的な過程であるのに、目に見えず、とらえどころがなさそうだからといって心を否定することに、何の意味があるだろう？　未来の偉大な科学的発見は、過去の夢想のなかから始まることが多い。

■アルツハイマーに打ち勝つ脳をつくる

「スーパーブレイン」という概念は、医学出身のまじめな研究者二人が、心と体のつながりについてできる限り先を見通そうとした努力の結晶である。ハードサイエンスを信奉する脳の研究者にとって、「意識が先である」という見解を受け入れるのは険しい一歩となるだろう。だが私は、自分の考え方を進化させていくことで、徐々にこの見解にたどり着いたのだ。私より前に、脳神経外科医ワイルダー・ペンフィールドや神経生理学者ジョン・エックルスのような著名人も、この見解へと導かれている。私の意見では、神経科学者は、脳が、意識と現実をつなぐインタフェースであることを、いつまでも無視し続けることはできない。なぜなら、それを無視して「脳が先でなければならない」と主張すれば、真実の痕跡をどこまでも追究する真の科学者としての行動に反し、自分の縄張りを守る、という罪を犯すことになりかねないからだ。

意識に関する真実には、脳内の電子と電子の衝突以上の何かが関与していなければならない。私がアルツハイマー病の研究に足を踏み入れたのは、生理学的難問を解くためだったが、それと同じくらい重要なこととして、慈悲の心がわいてくるのを感じていた。とくに、自分の祖母がこの悲惨な病気に屈するのを見たあとは強く感じていた。アルツハイマー病に襲われたとき、患者とその大切な人たちは、完全に裏切られた気分になる。初期の段階であっても恐ろしいものだ。最初の兆候は「軽度の認知機能障害」であり、ほとんど害がないように聞こえる。ところが、実際になってみると、人間に及ぶ影響は、軽度どころか、患者はただ日常生活を送るのも困難になりはじめ、もはや複数の作業を同時に行うことはできない。言葉を見つけるのが難しくなるにつれ、患者は話すのも書くのも困難になっていく。

しかし、それよりもっと悪いのは、破滅感にさいなまれるようになることだ。病気の進行が始まったら、後戻りすることはない。昔の記憶は消えてゆき、新しい記憶は作られない。最終的には自分が病気であることもわからなくなるが、そのころには、多くの場合は、肉親が付きっきりで世話をしなければならなくなっている。今現在も推定一五〇〇万人もの人が無報酬で介護にかかわっている。この悲惨な心泥棒は、この病気にかかわるすべての人を苦しめる。

この病気にかかった多くの患者を目の当たりにした人は誰でもあわれみの気持ちでいっぱいになるが、私たちはそのような同情や悲哀を別の見方に転換して対抗することもできる。アルツハイマー病の現実をひとつのきっかけとして受け入れ、歳をとる前の数十年間のように自分の脳を最良の方法で使うように発破をかけてみてはどうだろうか。アルツハイマー病は、高齢期は人生の満たされた時期になるという夢を壊す。しかし、充実感を得るべく自分の脳を使うことによって、あなたは治療の勝者となる前に、別の勝利をつかむことができる。それは、私たちの理想とするスーパーブレインを得ることであり、本書において最も重要としていることである。この取り組みは、小児期からでも可能である。

宇宙に生を受けた一つの種として、人類は、頭のなかでざわめくこの驚くべき器官である脳に感謝しながら、毎日を生きていくべきである。脳は世界をあなたに伝えているだけでなく、その世界を実質上、生み出している。脳を使いこなせれば、あなたは現実を極めることができる。心がひとたびその意味深い力を解き放てば、その結果は、より拡大した意識、より健康な体、より幸せな気質、そしてあなたの無限の成長として返ってくる。脳の回線を再生し再配線する脳の能力については、新たな発見があるたびに、私たちは驚かされる。再配線は物理的な出来事だが、それは意識に応じて起こる。人間という存在が座すべき真のいすは心の中にあり、脳は、最も献身的で最も親しい側近のように、そのいすの前にひざまずくのだということを、私たちは決して忘れてはならない。

ディーパック・チョプラのあとがき

限界を超えて

■心を形ある物体として表す脳

スーパーブレインが持つ完全無欠の影響力は、もしかしたら、この先、何十年も理解されないかもしれない。私たちは本書の冒頭で、脳と新しい関係を築き、その驚くべき複雑さを使いこなすよう、読者に求めた。脳を扱う最良の使用者は、脳に刺激を与えるリーダーでもある。その役割の達成に、あなたが近づいているよう願っている。それができれば、あなたは未来を動かす波となる。人間の脳の進化における次の飛躍を成し遂げつつある。

神経科学は、黄金期を迎えながらも、いまだに解明の道半ばであり、特定の行動と脳の活性領域とを適合させるのに夢中になっている。脳画像の解析は実り多い研究課題であるが、その先には矛盾が待っている。心の仕組みを物質的に説明しようとしたときに、かならず矛盾に行き当たる。人間は、脳に操られる人形ではない。ところが、脳科学者はこの点について、心を決めかねている。たとえば、薬物依存症に関する最新の研究は、コカイン、ヘロイン、メタンフェタミンがアヘン受容体部位に及ぼす損傷について非常に詳しく扱っている。受容体の損傷は永続すると考えられ、それによって、より大量の薬物をより強く求めるようになる。

この図式は、依存症というものが、常習者が薬物を使うのではなく、薬物が常習者を使うという残酷な例であることを示す強力な証拠となっている。専門家のなかには、この研究を引用して、依存症からは、ほぼ抜け出すことができないと主張する人もいる。毒性の化学物質は強固な握力を発揮するからと。それでも、人々は依存症を克服する。薬物でぼろぼろにされた脳と向き合い、自分の意志にどうにか無理を強いて。「きっとやめられる」という叫びは失敗に終わることも多いが、時には成功することもある。これは心の叫びであって、脳の叫びではない。これは私たちに、選択と自由意志があることを表している。選択と自由意志は、神経科学者の間では人気がない。このため、本書の一つ目の目標として、私たちはこの二つの人気を何とか回復させようとしてきた。

本書の二つ目の目標は、高次の意識というものを信じてもらうことである。私は、ルドルフという優秀な研究者と一緒に本を書ける機会を歓迎した。なぜなら、現代の人々は、根拠となる事実がなければ、悟りを受け入れようとしないだろうことは明らかだからである。事実は豊富に存在する。脳は、どこであろうと心が導く場所に向かう。それが神の領域であったとしてもだ。脳から送り出されるすべてのメッセージのうち、最も繊細なメッセージは、ほぼ無言ながらも、静寂のうちに神の存在をほのめかしている。大多数の人は、そのようなメッセージに耳を傾けない。日々の生活の忙しさと雑音のなかでは静寂は見過ごされるからだ。しかし、科学の思潮そのものも、神という、物質界には痕跡を残さない目に見えない存在を信じることを難しくしている。

目に見える物質的証拠によってすべてを測定しようとすれば、音楽、数学、愛の終わり、思いやりをはじめとする多くのものが実在しないように思えるのも当然である、と私たちは考える。本書を書き終えて、私は、神がぜいたく品ではなく、かといって日々の生活に付け加えられたおまけでもないことに気づいた。組織化された信仰は、今や多くの人に見捨てられつつあるが、人々は、そのような信仰の枠を超え、自分たちは一つの起源を持つ存在なのだという意識を必要としている。

そうでなかったなら、私たちは、一九七八年公開の映画「スーパーマン」の笑える場面でヒロインのルイス・レーンが置かれた状況に立たされる。ルイスは空飛ぶマントをはぎ取られ、地面に向かって真っ逆さまに落ちていく。主役のクラーク・ケントは彼女が落ちていくのを見ながら電話ボックスに飛び込み、スーパーマンの服に着替える。彼が初めてスーパーマンの姿を披露したシーンだ。彼は滑るように空を飛び、ルイスをキャッチすると、「お嬢さん、もう安心です。私につかまって」と言う。ルイスは目を見開いておびえ、「でも、あなたは誰につかまっているの？」と言って泣く。

同じ質問が、意識にも付いて回る。意識を高く保つには、何か、または誰かの支えが必要である。その「誰か」とは、無限の意識であり、それを私たちは伝統的に「神」と呼んでいる。神が存在しなかったとしても、神は創られる必要があったのだ。なぜ？　「脳が先である」という表現で私たちが説明した議論のことを思い出してほしい。意識が脳内の化学的相互作用から生じたのであれば、この議論で主張されているように、神は必要ない。心の問題も、原子と分子だけですべて面倒をみられるだろう。

しかし、脳が意識を生み出すのは不可能だと、私たちは主張してきた。塩、グルコース、カリウム、水が考えだすような、そんな魔法のような変化を示すことに近づけた人は誰もいない。現代社会は、私たちの遠い祖先が樹木や山や偶像に宿る霊魂を崇拝したこと――精霊信仰として知られる風習――を原始的だと感じている。私たちの祖先は、心を、目に見える物体に帰するものとして考えた。しかし、脳内の化学物質が考えていると主張するなら、神経科学もまた、精霊信仰と同じ過ちを犯しているのではないか？　物質は考えたりはしない。「意識が先」とする考えは、これよりはるかに、よりもっともらしいだろう。意識は、目に見えない心の実体であり、意識が脳を生み出した。最初の生命体が世界を感じはじめたその時以来、ずっと、意識が脳を使っている。意識が進化するにつれ、意識は脳を、その目的に合わせて改変した。なぜなら、脳は唯一、形ある物体として心を表しているものだからだ。意識によって心が変われば、脳も変化する。

■存在するのは、ひとつの心

神経科学について、このように形勢を一変させると、最初は衝撃を受けるだろう。しかし、この考え方は、神の寿命を延ばすことになる（神が死ぬというわけではないが）。しばらくは、あなたが神に対して抱いている精神的イメージを取り払おう。かわりに、あなたの心と同じ性質を備えた心を想像しよう。その心は考えることも、創造することもできる。新たな可能性を享受している。

愛することもできるし、その心が何よりいとおしんでいるのは、「生きている」ということだ。それこそが、神の心である。そのような心が議論の的になる理由は、存在する場所を特定できないからだ。神の心は、あらゆる境界を越えて広がっている。過去、現在、未来を問わず、すべての次元に働いている。精神性を重んじる伝統では、いずれも、そのような神を思い描いてきた。ところが、この概念は、時間とともに退廃してきている。現在私たちは、自然の事実ではなく、信仰する対象を「神」と呼んでいる。

脳は、神を自然の一つの事実として回復させる。「脳が先である」という議論が落ち着けば、残るのは、心だけである。心が心そのものを持続させる。心はこれまでもつねに存在し、宇宙に浸透している。この考えを簡単には飲み込めないようなら、磁気を帯びた磁鉄鉱（磁石）の使い方を自然に覚えた中世の冒険家に思いをはせてみよう。ひもの先にぶらさげた磁石は北を指し、原始的な羅針盤として機能する。中世の冒険家に「磁力は一つの石の中だけでなく、至る所に存在する」と告げたとしても、冒険家はあなたの話を信じるだろうか？

現在、私たちは、誰もがみな心をもっていると想定し、かつての航海士が方位磁石を握りしめていたように、貴重な意識のかけらを握りしめて、歩き回っている。しかし本当のところ、私たちは皆、一つの心でつながっている。その心は、一人ひとりの人間という小さなパッケージに小分けされても、その無限の状態を失わずにいる。

私たちは、自分の考えや願望に執着しすぎるあまり、「私の心」と言いがちである。だが、意識は電磁場のような場であり、宇宙の至るところに存在する。電気的シグナルは脳に充満しているが、私たちは「私の電気」とは言わないし、それを「私の心」と言うべきかどうかも疑わしい。量子物理学の先駆者エルヴィン・シュレディンガーは、いくつかの場面でこれを平易に表現している。例を三つ挙げよう。

「意識を割り算したり掛け算したりするのは意味のないことである」

「本当のところ、存在するのはひとつの心だけである」

「意識は単数形であり、複数形は存在しない」

抽象的で難解に思えるなら、こう考えると少しは理解しやすくなるだろう。たとえ、日々の便利さを考えて自分を小さく切り分けたとしても、私という存在はこの宇宙の一つの場所、一つの時間にしか存在しない、ということだ。

いつの日か、科学はこのような問題のすべてに追いつくだろう。このような問題に直面するのは避けられない。なぜなら、すでに起きていることだからだ。岩が池に落ちる。その波紋がどこまで広がるのかは、誰も知らない。百年以上前の量子革命の始まりに名を連ねるマックス・プランクは、「私たちが来ることを、宇宙は知っている」という、不思議と謎に満ちた言葉を残している。心の場は、少なくとも宇宙と同じ年齢であり、人間の脳は進化による産物である。次はどこに進化するのか？　誰も知らないが、私は、古代サンスクリットの言葉を受け入れ、きっと大きな飛躍に違いないと考えている。その言葉とは、アハム・ブラフマスミ、「私は宇宙である」という意味である。これは、時間をさかのぼる飛躍のようにも思えるが、古代インドの教典ヴェーダで、予言者は高次のレベルから意識について語っていた。時間の経過は「私は誰？」という問いを時代遅れにはしない。平凡な現代人が古代の英知に追いついたなら、それは驚くべきことではないか。

ブッダ、イエス、ヒンドゥー教の聖仙、悟りを開いたインドの賢者の脳は、何世紀にもわたって私たちを刺激するほどの境地に達していたが、生物学的な創造物としては、彼らの脳は、現代の健康な成人の脳とまったく違わない。ブッダの脳は心の導きに従った。高い精神性をもった偉大な導師たちが、誰もが自分たちと同じ旅路を歩むことができると断言するのも、そのためである。その道を歩みはじめ、脳が受け取るほんの小さな信号に注意を払いはじめるかどうかだけの問題である。あなたの脳は、量子レベルの信号にも反応できるように調整されているため、創造によって提供されるものは何でも受け取ることができる。その意味では、偉大な聖人、賢者、予言者も、あなたや私と条件は同じである。彼らはただ、自分たちを意識の源へと導いてくれる手がかりがわずかでも見つかれば、私たちより勇敢に、その跡を追ったのだ。

悟りを開いた賢者が科学の話題に精通していたなら、こう言ったかもしれない。「宇宙は全体で一つであり、分割できず、絶えず変化して流れゆく」と。賢者のかわりにこの言葉を述べたのは、先見の明のある英国の物理学者デビッド・ボームだった。この言葉は、「あなたは川に足を踏み入れるとき、同じ流れのなかに身を置くことは二度とできない」という言葉と同じことを言っている。こうして、神秘の難問は科学的仮説として再び姿を現わす。

私は楽観主義者である。この先十年の間に、意識の検証が進み、科学的に完全に容認される段階に達することを願っている。私たちを地上にしばりつけている限界は、私たち自身が生み出したものだ。そのような限界には、「内面世界」と「外部世界」を分ける境界も含まれる。また、別の境界は、人間を宇宙の唯一の創造物として孤立させ、知性を分断している――と主流の宇宙論では主張されている。しかし、思索のポケットのなかでは、宇宙を別の角度から眺め、知性、創造性、自己認識にあふれた宇宙として見る勇気を見出した宇宙学者の数が増え続けている。そのような宇宙なら、確かに、私たちが来ることを知っていたことだろう。

■脳には無限の可能性がある

本書では、多くの難しい概念に触れている。しかし、そのなかに特別な概念が一つあり、他のすべての概念は、その一つに依存している。その概念とは、「現実化はすべての人に与えられた課題である」というものだ。この概念が私たちにいかりを下ろすことができなければ、私たちは世界を本当に見ることはできない。現実は進化し続け（神に感謝）、その最大の手がかりはあなたの脳の中にある。次々に現れる現実が、脳の中に詰め込まれている。爬虫類脳は今もまだあなたの脳に存在し、低次の現実を映し出す。しかし、より高次の現実へと進化する際に、それらは組み込まれ、そのたびに新たな神経回路によって適合される。

脳は、今この瞬間にそれぞれの人が作り上げている現実を映し出す。あなたの心は騎手であり、あなたの脳は馬である。馬に乗ったことのある人なら誰もが知っているように、馬は時に、尻込みして動かなくなり、馬具を嫌がって逆らい、周囲を怖がらせ、草を食《は》むために道端で立ち止まり、馬小屋を目指して急に走り出す。騎手は馬にしがみつくが、たいていの場合、馬は騎手の命令に従う。私たちは、脳に組み込まれた印象、欲求、衝動、習慣に支配されている間も、自分の脳の手綱を握ることによって脳とかかわっている。どんな馬も、暴走する脳ほど野性的に暴れることはない。薬物依存症、統合失調症、他の多くの障害の物質的な破たんの影響を否定することはできない。

しかし、ほとんどの時間は、心が主導権を握っている。意識的な支配は、今もこれまでも、私たちのものだ。私たちが刺激を与えれば、脳は何でも達成してくれる。その能力に限界はない。あまりに信じがたいからというだけの理由でスーパーブレインから目を背ける人がいたとすれば、それは皮肉なことだ。まだ開発されていない自分の可能性に目を向けることさえできていれば、自分もすでにスーパーブレインをもっているのだと実感できただろうに。

謝辞

ディーパック・チョプラ

本書は、今では家族のようにつき合っている多くの人々の支えがなければ完成しなかった。彼らはつねに人の役に立とうとし、思いやりがあり、感謝祭の日には決してけんかをしない。チョプラ・センターは私の生活同様、キャロライン、フェリシア、トリのおかげで、私が運営するよりもずっとうまく運営されている。同様の心遣いを、ジュリア・パストーレ、ティナ・コンスタブル、タラ・ギルブライドは私の原稿にも注いでくれた。心からの感謝と愛情を、協力してくれた皆様と、そして、いつも変わらずそばにいてくれる家族に贈りつづけたい。

協力者と一緒に本を書くことを考えるようになって、二十年以上がたつ。今ようやく、この段階が始まった。共著者のルドルフについて紹介しよう。彼はつねに最高の協力者であった。人生の可能性について、スピリチュアルなビジョンも持ち合わせる洗練された科学者であり、彼のような科学者もいるのかと驚かされるばかりであった。

ルドルフ・E・タンジ

本書への私の貢献は、愛する妻ドーラの尽きることのないサポート、アドバイス、インスピレーションと、美しい娘ライラの愛情がなければ、ありえなかった。私のこれまでの人生は実に幸運に恵まれており、家族はいつも私に愛情の大切さ、心と魂のバランスを保つことの大切さを強調してくれる。本書を執筆するにあたり、私たちの情熱とビジョンを共有してくれたジュリア・パストーレ、ティナ・コンスタブル、タラ・ギルブライドにも、感謝の意を表したい。

そして最後に、ディーパックにお礼を申し上げる。本書を共に執筆する間、彼はパーフェクトな協力者でありつづけ、私たちは親愛なる友にも兄弟にもなれた。世界のスピリチュアルな側面と科学的な側面に対するディーパックのユニークで驚きにあふれた見解と、その見解を見事に表現する非の打ちどころのない能力のおかげで、本書の執筆を心から楽しむことができた。

解　説

今の自分を変え、乗り越える素晴らしい旅へ

茂木健一郎（脳科学者）

学校の勉強が役に立つかどうかという問題については、論争がある。役に立つと言う人もいれば、意味がないと言う人もいる。一つだけ確かなのは、人生で大いに役に立つはずなのに、実際にはまったく教えられていないことがあるという事実である。

それはつまり、人間の脳がどのように働き、脳の潜在能力を伸ばすためにはどうすればよいかということ。

学校で勉強の中身は教わるのに、前提となる勉強の仕方は案外教わらない。どのように脳を使えば、自分の能力が成長するのかも教えてくれない。仕事や人とのコミュニケーションのやり方も、脳の仕組みを知ればずいぶんと改善されるのに、それが学校のカリキュラムに入っていない。もったいないことだと思う。

私自身の話で恐縮だが、長い間、人とのコミュニケーションが苦手だった。今思い返すと、「引

きこもり」みたいなものだった時期もある。

二十代は、他人との関係で悩んでストレスがたまっていたのか、健康診断でよく心臓が引っかかっていた。変な音が聞こえるという。精密検査をすると、とくに異常がない。それで、医者が首をひねって、「君、ストレスためやすい性格なんじゃないの」と言っていた。

それが、三十歳になって、脳の研究を始めてから、徐々に人間の脳がどのように働くのかが理解できるようになって、他人とのコミュニケーションのポイントも、見えてきた。だんだん、ストレスをためないための脳の働かせ方も、わかってきた。

おかげで、今では人の前に出てやる仕事も平気だし、多くの友人、知人に恵まれている。気づいてみると、ほぼ二十年間、医者の厄介になったことがない。脳の働きを知ることで、自分の脳の働きをより良いものにすることができたのである。

心の持ちよう、自分の脳に対してどのようなイメージを持つかで、人生は変わる。そのためには、脳を知らなければならない。本書に掲げられた「現実化はすべての人に与えられた課題である」という命題は、重要である。本書を通して、脳の神経可塑性や、自己治癒能力、脳の老化の個人差、感情の働き、幸福を成り立たせる要素、そして、意識のメカニズムについて知ることで、あなたは、自分の脳をよりよく活かす、大切な英知を獲得することができるだろう。

ところで、『スーパーブレイン』というタイトルに込められた著者たちのメッセージは、「今の自分をいかに変えるか」、「いかに乗り越えていくか」というものであると思う。この点について、私自身の立場から、いくつか補足したい。

本書でも触れられているように、脳の中には、ドーパミンという神経伝達物質がある。これが放出されると、よろこびを感じる。さらに、ドーパミンが放出されると、その前にやっていた行動の回路が強化される。これを、強化学習という。

たとえば、英語の勉強をしていて、ドーパミンが出ると、英語の回路が強化される。ドーパミン放出の階段を上っていくことで、次第に、英語に強い脳回路ができあがっていくのである。

つまり、学習するためには、そして今の自分を変えるためには、ドーパミンを出すのがいい。それでは、どうやったら、ドーパミンは出るのだろうか。

ドーパミンは、実は、「誤差信号」を表している。自分ができないと思っていたことができた。意外な喜びがあった。そのようなときに、「予想」と「実際」の間の「誤差」を示すために、ドーパミンが出るのである。

したがって、ドーパミンを出し続けるためには、自分が慣れ親しんだ「ホーム」のことばかりやっていてはダメで、まだやったことがない、成功したことがない「アウェー」に挑戦しなければならない。そのようにして初めて、私たちは「スーパーブレイン」を十分に活かすことができるのである。

男子四〇〇メートルハードルの世界陸上選手権で、二度にわたって銅メダルを獲得するという偉業を成し遂げた為末大さんに、こんな話を聞いたことがある。アスリートは、いつも、自分自身の限界に挑戦している。今までできなかったことができると、自身で驚く。その「驚き」こそが、苦しい練習に耐え、成長するための原動力になるのだと。

読者のみなさんは、日常生活の中で、あるいは仕事や勉強の上で、どれくらいの「驚き」を経験されているだろうか？「えっ、私に、こんなことができたの？」「僕に、あんなことができるなんて」という「驚き」を積み重ねているだろうか？

人間の脳の可能性は、素晴らしい。本書で記述されているように、脳には、自分自身を変える素晴らしい力がある。自分の脳なんて、この程度だという固定観念を乗り越えて、ぜひ、持っている可能性を十二分に発揮していただきたい。

結局、人間にとっての一番の幸福とは、今までの自分が乗り越えられること、成長することである。そのためには、「ドーパミンの階段」を、何回も上っていかなければならない。

集中して、一つのことに取り組んでいる時、脳は「フロー」と呼ばれる状態に入ることがある。フローに入った人は、時間の経過を忘れる。自分自身の存在も忘れてしまう。そして、今やっていることが、最も素晴らしく奥行きのある、喜びの源泉となる。

ドーパミンを出すこと、自分自身に「驚き」を与えることは、決して苦しいことではない。心を込めて、目の前の課題に集中することで、私たちは「フロー」を体験し、取り組んでいることから、無限の喜びを引き出すことができるのだ。それこそが、「幸福」への何よりもの道筋である。

以上の補足は、本書で学ぶことができる脳科学の最先端と人とのつながりの知見であり、ぜひ多くの人たちに知ってほしいことである。人間は、一人につき一つの脳を持って生まれてきているのに、その可能性を活かさないのは実にもったいない。本書を通して脳の実際を知り、自分自身を乗り越える素晴らしい旅へと、飛び込んでいってほしい。

◆著者略歴

ディーパック・チョプラ　Deepak Chopra

医学博士。ニューヨークタイムズのベストセラー22冊を含め、70冊を超える書籍を執筆。「二十世紀の英雄と象徴100人」に選出された。米国の世論調査会社ギャラップの研究主幹も務める。内科医学と内分泌学を学び、米国内科学会のフェロー会員、米国臨床内分泌学会の会員、ケロッグ経営大学院の経営管理プログラム「ソウル・オブ・リーダーシップ」の講師、コロンビア大学コロンビア経営大学院の著名なエグゼクティブ研究者。1997年より年1回、ハーバード大学医学大学院の継続教育学科とベスイスラエル・ディーコネス・メディカル・センター医学部が後援の内科医学最新情報イベントで講師を担当。

www.deepakchopra.com

ルドルフ・E・タンジ Rudolph E.Tanzi

ハーバード大学のジョセフ・P＆ローズ・F・ケネディ神経学教授、マサチューセッツ総合病院の遺伝学および老化研究ユニット長。1980年代より神経学的疾患の遺伝学を研究。最初に参画した研究で遺伝子マーカーを用いて疾患遺伝子（ハンチントン病）を発見。初のアルツハイマー病遺伝子を単離後、他にもいくつかのアルツハイマー病遺伝子を発見。アルツハイマー病ゲノムプロジェクトの代表。現在はアルツハイマー病の有望な新治療法の開発に取り組んでいる。数十の編集委員会、科学諮問委員会に参画。アルツハイマー病治療基金研究コンソーシアムの議長。受賞歴多数。メトロポリタン・ライフ・アワードとポタムキン賞というアルツハイマー病研究の2つの最高賞を受賞。ハーバード大学の「最も影響力のある卒業生100人」に選ばれたほか、ジェフリー・ビーン基金の科学ロックスター賞を受賞。米国におけるアルツハイマー病の影響を扱う米国および連邦諮問委員会の委員。400を超える科学研究論文および書籍の章の共著者。共著書に『痴呆の謎を解く：アルツハイマー病遺伝子の発見』(文一総合出版、2002）がある。

◆訳者略歴

村上 和雄　Kazuo Murakami

筑波大学 名誉教授
公益財団法人 国際科学振興財団バイオ研究所 所長

1963年京都大学大学院博士課程修了。米国オレゴン医科大学研究員、米国バンダビルト大学医学部助教授、筑波大学応用生物化学系教授などを経て現職。筑波大学時代に、高血圧の黒幕である酵素「レニン」の全遺伝子暗号解読に初めて成功。バイオ研究所では、イネの全遺伝子暗号の解読を成功させた。遺伝子工学で世界をリードしてきた研究者の一人。その後「心と遺伝子研究会」を設立し、心の持ち方が遺伝子のオンとオフに関与することを科学的なアプローチから挑み続けている。日本学士院賞、マックスプランク研究賞，瑞寶中綬章など受賞。一般向けの著書として『生命の暗号』『アホは神の望み』『スイッチ・オンの生き方』『人を幸せにする「魂と遺伝子」の法則』『科学者の責任』『望みはかなう　きっとよくなる』他多数。

大西 英理子　Eriko Ohnishi

公益財団法人 国際科学振興財団バイオ研究所 研究員

1997年筑波大学大学院博士課程修了。日本学術振興会特別研究員、公益信託山村富美記念女性自然科学者研究助成基金「山村フェロー」、東京医科歯科大学難治疾患研究所特任助教、筑波大学大学院人間総合科学研究科助教（産学連携）などを経て現在に至る。大学院時代は、村上和雄研究室で、高血圧、妊娠高血圧の遺伝子研究に努め、日本高血圧学会若手研究者賞、井上研究奨励賞を受賞している。

スーパーブレイン

―脳《のう》に使《つか》われるな　脳《のう》を使《つか》いこなせ
　最高《さいこう》の人生《じんせい》をあきらめない心《こころ》のパワー

2014年5月25日発行　第1版第1刷©

著　者　ディーパック・チョプラ
　　　　ルドルフ・E《イー》・タンジ
監　訳　村上《むらかみ》 和雄《かずお》
　訳　　大西《おおにし》 英理子《えりこ》
発行者　長谷川 素美
発行所　株式会社保育社
　　　　〒532-0003
　　　　大阪市淀川区宮原3-4-30
　　　　ニッセイ新大阪ビル16F
　　　　TEL 06-6398-5151
　　　　FAX 06-6398-5157
　　　　http://www.hoikusha.co.jp/
企画制作　株式会社メディカ出版
　　　　TEL 06-6398-5048（編集）
　　　　http://www.medica.co.jp/
編集担当　藤野美香
編集協力　久保尚子
　　　　（株式会社アスカコーポレーション）
装　幀　上野かおる（鷺草デザイン事務所）
印刷・製本　株式会社シナノパブリッシング プレス

ISBN978-4-586-08531-6　　Printed and bound in Japan